悬壶杂记

民间中医屡试屡效方

唐伟华 著

二十载 屡治屡验效见奇
科 治或针灸汤药
人病 偏方痊危疾

中国科学技术出版社
·北京·

图书在版编目（CIP）数据

悬壶杂记 / 唐伟华著 . — 北京：中国科学技术出版社，2017.10（2024.12 重印）

ISBN 978-7-5046-7611-5

Ⅰ . ①悬… Ⅱ . ①唐… Ⅲ . ①医案-汇编-中国 Ⅳ . ① R249.1

中国版本图书馆 CIP 数据核字 (2017) 第 187471 号

策划编辑	王久红　焦健姿
责任编辑	黄维佳
装帧设计	长天印艺
文字编辑	龚丽霞
责任印制	徐　飞

出　　版	中国科学技术出版社
发　　行	中国科学技术出版社有限公司
地　　址	北京市海淀区中关村南大街 16 号
邮　　编	100081
发行电话	010-62173865
传　　真	010-62179148
网　　址	http://www.cspbooks.com.cn

开　　本	710mm×1000mm　1/16
字　　数	268 千字
印　　张	14.5
版　　次	2017 年 10 月第 1 版
印　　次	2024 年 12 月第 8 次印刷
印　　刷	北京博海升彩色印刷有限公司
书　　号	ISBN 978-7-5046-7611-5/R·2058
定　　价	35.00 元

（凡购买本社图书，如有缺页、倒页、脱页者，本社销售中心负责调换）

刘　序

唐君伟华，与余交往四十余年，情谊甚笃，乃同仁中之挚友也。20世纪60年代，君高中毕业，因出身原因，与大学无缘。然身处逆境而不气馁，誓与命运抗争，遂愤而学医。

唐君出身于中医世家，其父在中公，早年毕业于京都名医陈逊斋先生创办的南京国医内科讲习所，继又深造于中国医药教育社中医高级研究班。

唐君少时，受父影响，耳濡目染，诵读过四小经典等中医名著。1963—1967年，在其父的悉心教导下，系统学习中医。遂矢志岐黄，夜读经典，日随临证，数年间，尽得其传。这期间，他还不断搜集民间验方，遍访名师。曾赴成都，问道中医学院吴棹仙、张安钦、文琢之教授，并向针灸名师杨景成（针灸大家承淡安弟子）学习针灸，为他后来临床奠定了坚实的基础。在中公仙逝后，即克绍箕裘，悬壶乡里，开始了为之奋斗一生的中医生涯。年未而立，医名渐起，求诊者日众。正所谓"失之东隅，收之桑榆"。

唐君为中医启蒙教育呕心沥血，获得了社会认可。退休后，将历年经验收集整理，编著《悬壶杂记》问世，近日以再版书稿示余，拜读后不胜欣喜，感慨良多。观所载，皆临床实录，朴实无华，真实可信，在学术造假时有发生的当今，尤其难能可贵。《悬壶杂记》虽属草根，但却稀有，原汁原味，读之令人耳目一新。唐君临证范围甚广，大凡中医内外妇儿、五官痔漏、跌打伤科等，无不涉及，实为全科中医。书中所记，轻则伤风咳嗽、伤食吐泻；重则高热神昏、痉厥谵妄、阻塞性肺气肿、肺炎、脑炎、中风、癌肿等，皆有成功案例。无论是肝硬化、骨结核等疑难杂证；抑或脑溢血、肠梗阻等危急重症，均能举重若轻，从容应对。在无化验检查和抢救设施的情况下，全凭深厚的中医功底和熟练的诊疗技能，运用中医传统绝招，或针或灸，或放血，或拔罐，或用草药，或投偏方，内服外治，竟能起死回生，救危急于顷刻。举凡爆灯火治疗婴儿脐风；关元拔火罐平定哮喘；委中放血治疗重症腰扭伤；点刺少商十宣治乳蛾肿痛；生姜芋子膏外用治骨瘤；

蚕豆荚烧灰治天疱疮；少林接骨丹治断指再植……凡此种种，皆无须先进设备，就地取材，方法简便快捷，费用低廉，信手拈来，却能立竿见影，迅速解除患者的痛苦，真神来之笔！唐君有胆有识，敢于接诊重危病人，按传统中医理论，明辨病因病机，权衡标本缓急，遣方投药，法度严谨，使一些重危病人转危为安，获得了临床缓解或治愈，是书有案例为证。孰谓中医只能治小病不能治大病，只能治慢性病，不能治重危病耶！

惜当今某些人士，视传统中医的治病绝招，为江湖郎中之雕虫小技，不屑一顾，甚或贬为不科学，不能登大雅之堂。现在一些医生看病，忽视望、闻、问、切，全凭化验检查，动辄查血、B超、CT、磁共振，极尽折腾，费用天价，病人苦不堪言。现实平民百姓需要的是仁心仁术的"喜来乐"，而非服务权贵的"王太医"。唐君乃纯正草根中医，既能看得好病，又使百姓看得起病，唐君伟华真良医也。当今医药费用不断攀升，国家和个人都难以承受，倘使能有更多这样既有医术又有医德的草根中医惠及百姓，实民之福、国之幸也！

回想20世纪六七十年代，农村极为艰苦，唐君行医勉能糊口，无论门诊出诊，不分白天黑夜，顶寒暑冒风雪，跋山涉水，早出晚归，但凡有求诊者无论长幼妇孺，不分贫贱富贵，辄全力以赴，细心诊治，务使病人早日获愈，恢复健康。这些情景在《悬壶杂记》中都有记述，当地群众亦有口碑。斯时诊费微薄，虽每天看病不少，却收入不多，仅够家人温饱。然当下某些"医生"，四处招摇，恃医术坑病人而自肥，成天小报鼓吹，网上炒作，实则虚张声势。唐君年逾古稀，行医一世，却少有积蓄，常对余说："不望发财，但求心安，温饱足矣。"唐君不仅活人有术，医德高尚，且怀恻隐之心，令人敬佩。在医患关系紧张的当今，全社会正大声呼唤这种精神的回归，希望医生是真正的白衣天使，而不是白狼。

而今某些执业中医之年轻人，崇尚浮华，急功近利，不潜心静气，刻苦攻读中医经典，浅尝辄止，一遇重病便乱了方寸，中西药杂投，不效便委求西医，自身毫无底气，长此以往，将何以生存，何以发展。现在中医不乏其人，唯乏其术。中医之生存在于疗效，中医之振兴在于继承和创新，与时俱进，中医事业才能薪火相传。《医学心悟》的作者程国彭说："医学繁难，不许浅涉者问津；学贵沉潜，岂容浮躁者涉猎。"非特学医如此，但凡做学问者，概莫能外。唐君伟华铁杆中医，矢志求索，"焚膏油以继晷，恒兀兀以穷年"，为中医奋斗一生，道路艰辛却无怨无悔，所著《悬壶杂记》先由人民军医出版社出版，后又由中国科学技术出版社再版，其临床价值得到编辑认可。虽为草根之作，却有几缕芬芳；非若耀眼明珠，却似藏碧和璞。愿读者朋友看了这本《悬壶杂记》，能对民间中医少一些偏见或歧视，多一点理解和信任；使执业中医的年轻朋友增添一点信心，或学几招活人之术，使传统中医的绝活不致断代失传，为祖国医学的伟大宝库添一砖片瓦。殆唐君著书之企盼也。

　　本书之著，为著者初试牛刀，不妥之处在所难免，某些观点为著者个人看法，是也，非也，读者明鉴！

刘亚光
丁酉年早春于川北医学院

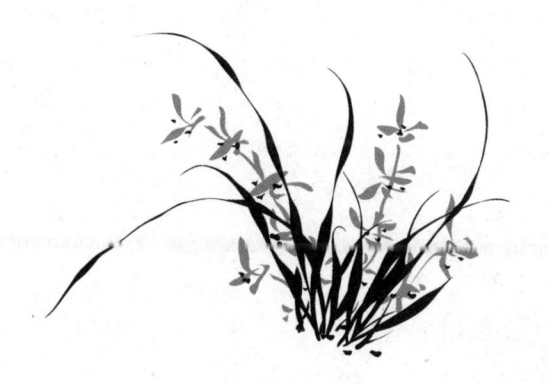

出版说明

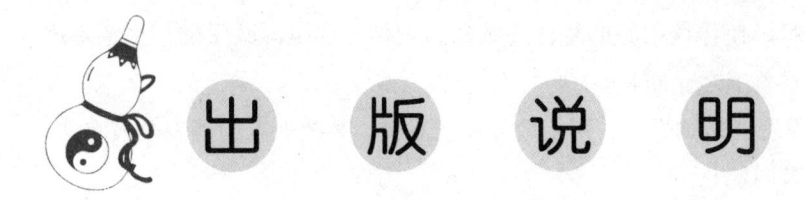

《悬壶杂记》曾于2016年在人民军医出版社出版，之后得到不少读来信、来电鼓励，也对书中错误及不足之处，提出了宝贵的建议和意见。今借重新出版的机会，对军医版《悬壶杂记》进行了仔细梳理，错讹者正之，义未尽者引申之。并从平时整理的脉案中，又遴选出十余例病例，增入书中。这些病例的辨治方法，多系家传师授，方药简便，价廉效捷，别于教材。因来自临床的经验，对后学或许有所裨益，故补入书中。增补后全书所载医案医话仍分为"针灸篇""医药篇""重症篇"三个部分编入书中。此次重新出版《悬壶杂记》，特邀川北医学院刘亚光先生作序，在此一并感谢。

著者　唐伟华

丁酉鸡年　甲辰月

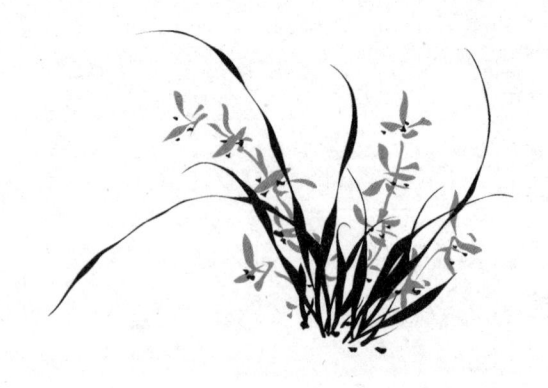

前　言

余幼年读书之余，常侍诊于先君子在中先生左右，临证见习，学习脉诊及辨证用药，然后抄方。尔后，又教以病历书写：每病须记患者姓名、性别、年龄、住址、诊病时间、舌脉症状、辨证、立法、方药、剂量等项内容。处方完毕，尚须交代中药煎服方法，服药禁忌。复诊时，除上述内容之外，还须询其疗效及药后反应。其效者录为经验，无效或病情加重者，当查阅资料，或请教师友。务求不效之因，如此方有长进。

弱冠后，悬壶乡里，遵父训每病均记病历。临证或有所得、所悟，亦随记案后。久之，积案已多。20世纪80年代初，余奉调岳池中和职业中学，从事中医启蒙教学。妻儿随往，病历杂记，存放家中，或受潮霉烂，或鼠虫毁坏，甚为痛心。除残去损，尚存数本，退休后将其整理。又从近年脉案中，选出百余则病历杂录，叙之方案，详其经过。俾读之者，俨然亲临其证，灵机或有启发，读后或有获益，或能融为己用，此余整理此稿之初衷也。因系行医记录，内容纷杂不一：有医有药，医不分科，重难病证，凡验均记。药不分类，内外新用，有效辄录。针灸敷熨，临证体会，亦有记载。杂乱成叠，故名《悬壶杂记》。

全书凡一百六十余则医案医话，分为"针灸篇""医药篇""重症篇"三个部分。针灸篇所录者，多为早年行医乡下，针灸应急病例。鉴于当年，农村经济困难，医药缺少，每遇重急病症，首施针灸，多能愈病或缓解病情。其未愈者，再进汤药，如此治病，收效迅速，疗程较短，费用低廉，颇受病家欢迎。此当年乡村行医之治病特色也。

医药篇，有早年病案，有近年治验，兼收父辈经验。病涉内外诸科，治或针灸汤药。所记多为农村常病，亦录罕见病例，有复方愈大病、偏方痊危疾，有临证感悟、用药心得。还有不少疑难病证，证候错综复杂，病情千头万绪，书本难寻答案，父辈未曾传授，冥思苦想，有幸获痊愈者，亦有因识短阅微，久治不愈者。这些经验与经历，实不忍丢弃，整理出来，对后辈或许有所借鉴，有所启发。

病案脉症方药，悉依原样，以求真实，毋论对错，直言实录，阅者裁之。

重证篇所录，均系他医久治不愈病例（我亦有久治未愈，而经他医治愈者），余录此篇，非炫才华，尚浮夸。意在鼓励后学，坚信中医确可治愈许多重症顽疾。平时若能勤求古训，融会新知，临证遵循中医理论，细心体察脉症，不少重病顽疾，亦可治愈。

《悬壶杂记》之整理，原本作为家传，留给子侄。前年有友人看后，认为《杂记》内容，颇资初学借鉴，嘱我网上贴出，再为中医传承做一份切实工作。闻之颇觉有理，遂将部分内容贴于"民间中医论坛"。不意被人民军医出版社编辑看到，联系并鼓励将书稿整理出版，俾更多初学受益。学薄如余，闻之惶恐。每则短文，虽以理论绳之，仍觉词不达意，文不显情，杂沓成篇。书稿虽成，自视歉仄，舛谬难免，疏漏亦多。谨作引玉之砖，就正于海内贤达。

拙稿在整理过程中，川北医学院退休教师刘亚光医师，四川省南充卫生学校退休教师邓宗南医师，以及新建卫生院退休医师蒲正茂先生等，对文稿提出了许多宝贵的意见和建议，在此一并致谢！

唐伟华
2015 年 5 月 13 日于岳池

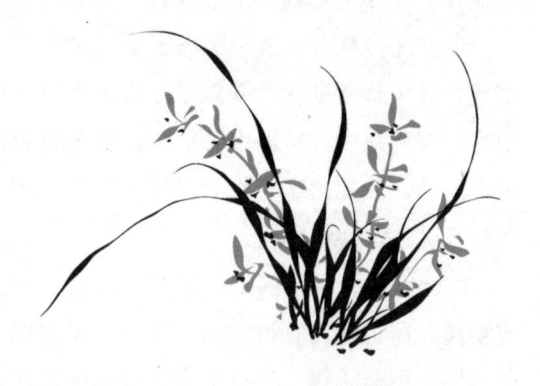

目　录

上篇　针灸篇

一、脐风 2
二、风邪郁闭 3
三、胁痛 3
四、针灸救急四则 4
　（一）刺络救急二则 4
　（二）昏厥灸熨二则 5
五、针灸发汗二例 6
六、龋齿疼痛 7
七、暑温颈项剧痛 8
八、关元拔罐平喘息 9
九、火罐乃伤科要术 9
十、眉棱骨疼痛 10
十一、肩周炎（肩凝症） 11
十二、鬼魇 13
十三、聋哑 15
十四、痔疾肿痛 17
十五、子宫脱出（阴挺） 18
十六、小儿麻痹症（小儿痿证） .. 19
十七、化脓性扁桃体炎（乳蛾） .. 22
十八、灸二间穴治睑腺炎 22
十九、风瘾疹 23
二十、经络电冲击治疗疮痈
　　　12例小结 24

中篇　医药篇

一、感冒三例 28
二、感冒琐谈 31
三、肩痹证 33
四、痹证五例 34
五、腰痛二例 38
六、面瘫 40
七、风　痹 41
八、痰湿型偏瘫忌用补阳还五汤 .. 42
九、热极似寒 43
十、阳虚发热 44
十一、夜间发热 46
十二、定时寒热（类疟） 47

I

十三、发热日久不退 ………… 49	四十一、久病脉洪大，孤阳已外脱… 81
十四、上热下寒 ………………… 51	四十二、舌光无苔 ……………… 82
十五、阴虚腹痛 ………………… 52	四十三、抽芯苔 ………………… 82
十六、初治臌胀 ………………… 52	四十四、鹤膝风 ………………… 82
十七、蛇药可疗乙肝病 ………… 53	四十五、千锤膏愈流痰 ………… 84
十八、肺结核穿孔验方 ………… 54	四十六、生姜芍膏 ……………… 85
十九、顽固头痛用药枕 ………… 56	四十七、少林接指丹断指再植 … 86
二十、定时头痛二例 …………… 57	四十八、桃红四物桂枝汤治
二十一、定时尿频 ……………… 59	外伤后遗症三例 …… 86
二十二、定时定位觉冷 ………… 59	四十九、肥疮 …………………… 88
二十三、小便自溢 ……………… 60	五十、疳疮二例 ………………… 89
二十四、夜间口渴二例 ………… 62	五十一、习惯性下颌关节脱位 … 91
二十五、寒积腹痛 ……………… 63	五十二、妙用干姜杀痈蛆 ……… 93
二十六、寒　疝 ………………… 64	五十三、人尿续筋骨、消痔疮 … 94
二十七、疝气术后复发二例 …… 65	五十四、寻常豆荚壳可救危 …… 94
二十八、阳痿证治有别 ………… 67	五十五、治疗良药苍耳虫 ……… 95
二十九、肢端变白 ……………… 68	五十六、猪胆可治蛇头疔 ……… 96
三十、指（趾）掌发黄 ………… 70	五十七、痔疾验方 ……………… 97
三十一、不寐 …………………… 71	五十八、痤疮、扁平疣
三十二、肌肤黑斑 ……………… 72	（粉刺、疣赘）……… 97
三十三、活血耗气 ……………… 72	五十九、白癜风 ………………… 98
三十四、眩晕 …………………… 74	六十、生半夏消骨瘤 …………… 100
三十五、湿阻头昏 ……………… 75	六十一、梦得良药愈顽疾二则 … 100
三十六、不育证治二例 ………… 76	（一）蜻蜓止漏下 ………… 100
三十七、肠痈 …………………… 78	（二）阿胶治痢疾 ………… 101
三十八、脚气 …………………… 79	六十二、木槿皮可治顽癣 ……… 102
三十九、湿邪阻滞 ……………… 79	六十三、狗脊茸毛金创良药 …… 102
四十、起病见散脉，死候现端倪…… 80	六十四、丁香止吐泻除湿痒 …… 103

六十五、当归治咳逆并补肾 …… 103	九十一、麻疹再出 …………… 131
六十六、蝉蜕解漆毒 …………… 103	九十二、小儿喘咳、下痢 …… 131
六十七、桑叶可补虚 …………… 104	九十三、喉痧 ………………… 132
六十八、石膏琐记 ……………… 105	九十四、宿食久积 …………… 133
六十九、寻常葱白可救急 ……… 107	九十五、小儿肝脾肿大
（一）消痈毒肿痛 …… 107	（虚损、积聚） … 134
（二）通癃闭 ………… 107	九十六、小儿惊风 …………… 136
七十、黄土汤灶心土不能缺 …… 108	九十七、小儿肝风 …………… 137
七十一、甘草消肿、止痛生肌 … 109	九十八、滞颐 ………………… 138
七十二、大黄为保健良药 ……… 110	九十九、暑泻伤阴 …………… 139
七十三、经行浮肿 ……………… 111	一〇〇、小儿泄泻四例 ……… 140
七十四、经行乳房胀痛 ………… 111	（一）寒热错杂泄泻 … 140
七十五、经行头痛 ……………… 112	（二）风邪入肠泄泻 … 141
七十六、经行后阴 ……………… 113	（三）婴儿顽泻治乳母二例 … 142
七十七、交接出血 ……………… 114	一〇一、虫症三例 …………… 144
七十八、乳腺小叶增生（乳癖） 115	一〇二、白睛上浮（气轮肿胀）… 146
七十九、梦交 …………………… 116	一〇三、瞳仁散大 …………… 147
八十、不孕二例 ………………… 116	一〇四、匐行性角膜溃疡
八十一、习惯性流产（滑胎） … 118	（凝脂翳） ………… 147
八十二、胎漏二例 ……………… 120	一〇五、虹膜睫状体炎
八十三、川芎消老妇"孕腹" …… 122	（瞳仁紧缩） ……… 149
八十四、孕妇舌黑胎已死 ……… 122	一〇六、中心性视网膜炎
八十五、阴挺有实证 …………… 123	（视瞻昏渺） ……… 150
八十六、小产血崩 ……………… 124	一〇七、频频眨眼（目劄） … 152
八十七、交肠症 ………………… 126	一〇八、喉痹 ………………… 153
八十八、胎黄 …………………… 127	一〇九、喑哑 ………………… 153
八十九、麻疹逆证 ……………… 128	一一〇、牙宣 ………………… 154
九十、麻后音喑 ………………… 130	一一一、顽固性口疮四例 …… 155

一一二、鹅口疮 ………… 160
一一三、舌生痰包、痰核 …… 161
　　（一）痰包（左舌下囊肿）… 161
　　（二）舌根痰核 ………… 162
一一四、情志与肝硬化 ……… 163
一一五、"微似有汗"新解 …… 165
一一六、"苦极"可两解 …… 166
一一七、学习《伤寒论》应用
　　　桂枝的体会 ………… 167
　　（一）发汗解表 ………… 167

（二）调和营卫 ………… 167
（三）通阳利水 ………… 167
（四）通脉逐瘀 ………… 167
（五）温助心阳 ………… 168
（六）温阳除饮 ………… 168
（七）温经散寒 ………… 168
（八）散寒止痛 ………… 169
（九）建中补虚 ………… 169
（十）降逆平冲 ………… 169

下篇　重症篇

一、脑挫裂痴呆 ………… 172
二、肝硬化腹水（臌胀）…… 174
三、水臌 ………… 177
四、肝硬化伴腹水（臌胀）…… 177
五、早期贲门癌（噎膈）…… 179
六、贲门腺癌（噎膈）…… 181
七、胃窦低分化腺癌（胃痛）… 183
八、胃低分化腺癌并肺、
　　直肠转移，不完全性肠梗阻
　　（积聚、痢疾）………… 185
九、喉癌（喉菌）………… 188
十、腰椎结核（骨痨）…… 190
十一、重症肌无力（痿证）… 194
十二、低位肠梗阻（关格）… 195
十三、右颞叶顶叶胶质瘤
　　（痿证、偏瘫）………… 197

十四、左小脑半球肿瘤、脑血管多发性
　　硬化、脑萎缩（眩晕）… 199
十五、右肾囊肿（腰痛、水肿）… 200
十六、原发性高血压、脑溢血
　　（中风）………… 202
十七、高血压、脑溢血（中风）… 204
十八、右颞部脑梗阻（中风）… 206
十九、脑萎缩（中风）………… 208
二十、脑梗死（中风）………… 209
二十一、"乙脑"后遗症
　　（暑温后期）………… 211
二十二、血精自溢 ………… 214
二十三、阻塞性慢性肺气肿
　　急性加重期（虚喘）… 215

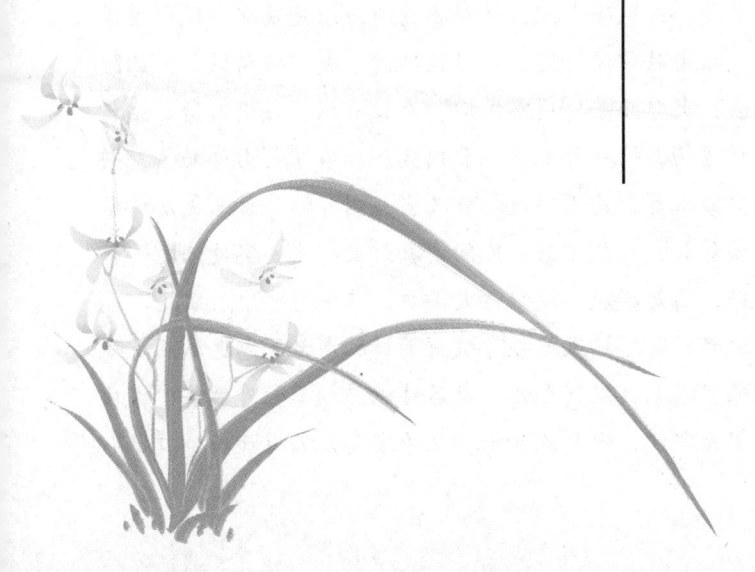

上篇 针灸篇

一、脐　风

邻人文绍博之次女纪琼，于1970年6月初，足月顺产。方交四日，早饭后忽啼哭不已，口撮如囊，不能吮吸乳头矣。文家即求邻妪视口，妪视之曰："此孩恐染脐风耳！"乃以灯火焠之，不效，举家皆忧。

傍晚，余方归，绍博急邀诊视。见患儿面色蜡黄，环口青暗，唇如朱染，舌赤口撮。指纹青粗，直透气关。母以乳头近其口，儿急欲吮之，而终不能吸住乳头。是以哭声终日不绝，以至嘶哑。余令解褓视之，见腹中青筋两条，自脐两侧直上心下，腹部按之胀满。余曰："此脐风也。"儿母又闻"脐风"，悲泪立出。余慰之曰："病尚初期，犹可图治。"乃用灯芯蘸菜油点燃，急焠儿腹上青筋上端，各一壮，脐中一壮，脐轮六壮，人中、承浆、双侧地仓、颊车、翳风、少商，各一壮。继以28号毫针，点刺患儿乳头，挤尽黑血（按：脐风患儿乳头，捻之有硬核，健儿乳头之柔软），复于乳头及乳头左右上下，相距五分处，各一壮。焠毕，再以鲜夏枯草捣为膏，重汤炖温，包敷脐上。另以花蜘蛛散分许内服，尔后温覆取汗。

次日天尚未明，绍博叩门相告曰："昨晚夜半，我儿头身大汗，已能吮吸母乳矣。"余启扉，绍博踊门而入，已喜形于色矣。余随往视之，果如所言。患儿面转红润，腹部转软，青筋消失。遂以平肝祛风、理气和中之剂，调理三剂而痊。

当年，尚有高姓孩、王姓孩，亦患脐风，均按此法治之。

按：脐风，民间称之为"脐带风""撮口风""四六风"。考其致病之由，莫不由断脐不善，为不洁之物，或风冷水湿，污秽毒物所浸而致病也。现代医学称之为"新生儿破伤风"，谓由破伤风杆菌侵入身内所致。夫"破伤风"，凶险症也，成人患之，百无一生，况婴儿乎！医界民间，众口一词，咸谓不治。细析病因，无论风寒水湿，污秽毒物，均自外来，绝非内生，故当祛之由外而去，若得邪去，病安不解？然则口撮难开，药石难进，故又当另图外治。外治之法，首推针灸取效最速，然后药物外敷，疗效亦著。民间素有灯火疗法，实灸法之一种也，其祛风散寒，消肿散结，均是其能。故以灯火焠之，其中灸脐中、脐轮，能温散脏腑之风寒；面部诸穴者，所以祛风解痉，缓解面口肌肉之挛急也。而少商为治咽病要穴，焠之可解咽喉痉挛，以利吞咽。灸后辅以夏枯草膏外敷脐中，攻毒散结，而利气血流通。温覆取汗，俾邪随汗出，至为重要。若得汗出，口撮即解，便能吮乳矣。再进祛风解痉汤，逐出余邪，无不愈者。余用此法，已救数孩。其父母无不额手为儿庆幸也。

二、风邪郁闭

顺良寨下，唐某之妻，年四旬，体素健。1971年仲春，一日晚饭中，突觉周身麻木，四肢尤甚，心中不适。顷刻人事不省，四肢不温。急延"赤医"某君为治，某君注射咖啡因1支，并予西医灌服。约半小时许，神志渐清。乃谓周身奇痒，四肢麻木重着，不能动弹，心中难受，有如食下生半夏棘心之状。"赤医"技穷告退，唐某乃深夜迎余往诊。

切其脉，沉细而缓，舌苔薄白，口和不渴。面赤如醉，头晕，周身颤抖，不能自已，余症如前。初，余亦茫然，良久不知何证，乃详究病因，细询病情。问："恶寒否？"答曰："微恶风寒。"余曰："得之矣！此风邪外郁肌表，内结胸中之证也。"遂于十宣点刺出血，又刺双内关透外关。留针数分钟，妇曰："身不颤抖矣。"十余分钟后，又谓："身不痒，四肢不麻，心中舒畅矣。"遂不药而愈。观者数人，无不叹服针灸治病之神速。

按：针灸治病，亦当辨证施治，且须取穴准确，配穴得当，补泻随迎，手法正确，其疗效之神速，往往令人难以置信。本例病人，乃是风邪内闭神窍，故昏不知人；外郁肌表，故头晕、恶寒、颤抖、痒麻并作。本病起病急，变化快，出现头晕、麻木作痒、颤抖等症，符合风"善行而数变"、主动、瘙痒等特点。针十宣、外关，透表祛风，内关通里祛邪，且十宣犹能开窍透邪，故能针到病除。

三、胁　痛

周中立先生，年六十有五，赛龙人也。其父辑五先生，清末民初时，医名闻于周邻诸县。日则门庭若市，夜犹乘肩舆奔走于远地病家。年未花甲，过劳而逝。中立先生哀其劳累早逝，誓不业医，而以课童为业。然平时耳濡目染，亦颇知医。

1970年6月，先生患左胁疼痛。初，自配方药，数剂不效。又延医调治，辗转两月，胁痛未减。8月11日，先生挂杖来诊。查其左胁，不红不肿，按之亦不甚痛，唯活动用力，疼痛立剧。诊毕谓曰："先生已服药多剂，其效均属不显。莫若改用针灸，不知畏惧乎？"答曰："余未曾用过银针，今可试之"。乃取其左支沟，强刺以泻之，俾针感上行而再下达病所，次针左阳陵泉，施以补法。

留针约半小时，中间行针两次。出针后令其活动身躯。先生闻言，先轻试活动，后又用力前后俯仰，左右扭转。喜曰："胁不痛矣。吾平生未曾见过银针治病，岂料如此神速。"临别再三致谢，弃杖以归。

按：盖支沟为手少阳三焦经之腧穴，五输中为"经"穴，经穴属火。胁为肝之分野，实则泻其子，肝子火也，故取支沟而泻之。阳陵泉为足少阳胆经之"合"穴，合穴属土。肝虽属木而克土，然木却置根于土中，土旺则木荣，土虚则木枯，故于阳陵泉行补法，实培土荣木法也。或问："胁为肝之分野也，肝属厥阴，胁痛何不取肝经之穴，而独取少阳经穴欤？"答曰："此里病治表也。"

四、针灸救急四则

（一）刺络救急二则

刺络者，即于穴位之浅表静脉点刺放血也。医者以三棱针，或皮肤针，点刺或散刺之，令出适量血液，即收疗效。此法适于实证热证，如中暑、高热、小儿急惊风，火眼；头痛、咽喉肿痛、腰扭伤等多种疾病，均可刺之。其效立竿见影。现录两例，以证其效。

1. 急惊风

邻人徐仁禄之幼女，年甫周岁。1969年3月8日，晨起即现发热咳嗽，精神不振，家人未予重视。延至上午，突高热神昏，面赤唇红，牙关紧闭，四肢厥冷，而频频抽动。即遣人来家招余，适余方出诊邻村，追而返之。比及，已有罗姓老者为患儿"退煞"矣。徐妻搂儿坐于窗下，且哭且叫患儿。余静坐旁观。罗某手持雄鸡，掐冠出血，以涂儿额，并拔鸡毛粘其额上。又从缸中舀来凉水，指水比划，口念咒语，咒毕，令徐妻灌水儿口。候十余分钟，患儿仍昏迷不醒。罗乃曰："此儿煞魔凶险，吾法力不够，须另请高明。"言罢欲去。余笑谓罗某曰："老先生请留片刻，看我法力如何。"遂用三棱针，点刺患儿右手十宣出血，患儿仍昏迷未醒，又刺左手十宣，方两刺，儿大啼而醒。仁禄夫妇见小女苏醒，愁云顿开，面色始霁。余再用毫针速刺合谷，得气出针。温覆于床，须臾周身汗出，诸症即解。罗见状，大惭而去。

按：小儿惊风实属儿科中之危重疾病。故《幼科释谜·惊风》云："小儿之病，最重惟惊。"是以不可小觑。十宣为经外奇穴，穴在十指头，去爪甲一分许，每指一穴，两手共十穴。十宣为急救要穴，功能醒神通脑，开表逐邪。故为急救昏迷、晕厥、中暑、高热、小儿惊厥等症要穴。合谷为手阳明经原穴，高热无汗者，泻之可令汗出。

2. 腰扭伤

陆家沟陆某之妻，年四十许，体健而任劳。1973年7月，秋收大忙，男人田中收割水稻。陆妻负责晒场，兼炊午饭，时近中午，晒场家中，两头奔走，不慎灶房失火。七月流火，天干物燥，火势迅速蔓延，窜上茅屋。时家中已有收储玉米一大木桶，当年粮食，甚是珍贵，遂奋不顾身，将储有六百余斤之木桶，拖出房外，并抢出部分衣物。众人闻讯赶至，火焰已成燎原之势，瞬间三间茅屋及家具衣物悉为灰烬。而陆妇已卧地不起矣。其夫忙扶之欲起，陆妇大呼腰痛。

后三日，余出诊过其家，十余人正忙于为陆家重建茅屋，陆妇跪地洗菜。

余讪而笑之曰："陆嫂何罪之有，怎得罚跪洗菜？"

彼苦脸答曰："抢火扭腰，痛不可稍弯也。"

余曰："可欲速愈乎？"

答曰："何处觅此神医？"

曰："神医便在此。"

遂令人扶持站立，高卷裤脚，露出委中，消毒后以三棱针先右后左，迅速点刺。起针血喷如射，湿地大片，初为紫黑瘀血，渐次血色转红，乃用棉球按其针孔，令其血止，嘱其俯仰摇腰。陆妇试着摇动，喜曰："腰不痛矣。"

遂不药而愈。

按：《四总穴》云"腰背委中求"，是知委中为治疗腰痛之要穴。然此例腰痛，系用力扭伤所致，瘀血必阻于腰间，瘀血不去，疼痛不止。《灵枢·小针解》云"菀陈则除之者，去血脉也"。因而取委中点刺出血，瘀血去，经气通，腰痛自然止矣。

（二）昏厥灸熨二则

例1 李传云，年20余岁，体素羸。香山人也。

1966年冬，"文革"延及农村。12月3日，公社召开"文革誓师大会"，社员干部务必一早赴会。是日，小雨夹雪，寒风凛冽。时逾午后四点，会仍继续。忽一人昏仆及地。众见是某队会计李传云，便不断呼喊："李会计，李会计！"李瞑目若死。大队众干部，慌忙将其抬至公社卫生院。院中医生悉出诊未归，唯药剂员在焉。众人不见医生，惶然不知所措。余见而悯之，遂奋勇自荐抢救。药剂员见状，忙与众人将患者抬卧于床上，并用被子保温。余见其面色苍白，昏迷不醒，扪之头额冷汗，四肢厥冷，气息微弱。切脉不显，重按细微欲绝。知因天寒地冻，腹中饥饿所致。盖腹饥则气馁，气馁则阳衰。元神失其温养，则神昏；四肢失其温通，则厥逆；卫外失其固摄，则冷汗自出。救急者莫快于针灸，而卫生院中，既无医生，又无针灸用具。仓皇间，寻得香烟数支，权以代替艾炷，生姜数片，即点燃香烟，隔姜而灸百会。烟灸四支，汗收始苏。

按：夫百会者，百脉交会之处也。手足三阳及督脉诸经，皆交会于此。灸此一穴，即可温通诸阳经之经气，且生姜尚可通畅神明，故而仅灸百会一穴，便收回阳醒神之效。

例2　邻人杨某某，年逾不惑。1973年8月11日，早晨劳作归家，方欲就餐，忽小腹剧痛，痛连前阴，冷汗淋漓。瞬间，急呼："阴茎内缩矣！"言罢昏不知人。其妇慌乱间，急用手握拉丈夫阴茎。

其弟急驰吾家招诊。随至其家，全家慌乱无主矣。或哭、或呼、或摇拍病人。余屏去闲人，令房中安静。见病人蜷卧于床，扪之，小腹与四肢逆冷，神志昏迷。静诊其脉，沉迟而细，且有结象。乃刺人中、涌泉，殊无反应，急灸关元、神阙。又叫其母炒食盐两碗，布包轮番乘热上自脘腹，下达前阴熨之。十余分钟厥回、人苏、阳物亦出。遂疏当归四逆汤加附片、吴萸善其后。

按：盖厥阴主宗筋。阳物，筋之大者也。以寒主收引，寒入厥阴，故令阳物内缩也；寒凝气滞，故小腹疼痛，痛甚则昏迷也。寒邪内阻，阳气不得外达，故四肢厥逆。寒则热之，故以灸熨之法，立起垂危。岂可视其小术哉！

五、针灸发汗二例

例1　邻人严祯胜，年60余。1970年冬月，偶感风寒，见头痛身痛，恶寒无汗，时现微热微咳等症。自购安乃近等西药，三服病情如故。次日招余诊之，症状如昨。脉沉细而缓，舌苔薄白而润，诊为风寒感冒。疏荆防败毒散加减，两服仍未得汗，诸症无一稍减。晚饭后，其妻来询："可有发汗止痛之针药乎？"余曰："我只中医，不用西药。"妇曰："他爹头身痛甚，今晚难熬啊。"余曰："一试银针若何？"彼诺之。乃取银针随往其家。遂补其双合谷，约十分钟，恶寒减轻，再泻其双复溜，得气后又行针数分钟，严曰："背热矣。"与饮热米汤一碗，汗出如雨，诸症随之而解。次日严妻晾晒患者昨晚所湿衣被。余怪而问之："何不洗涤晾晒？"彼曰："窃闻病人汗湿衣被，须病愈七日方可洗涤，否则家人次第患病，故先晾之，待七日后洗涤。"余笑曰："此说不足信也。"彼遂洗而晒之。

按：《玉龙歌》曰："无汗伤寒泻复溜，汗多宜将合谷收。"《拦江赋》亦云：

"无汗更将合谷补，复溜穴泻好施针。"余常以二穴配伍，治外感恶寒无汗或壮热汗多。若发热汗多者，又当补复溜，泻合谷，反以行之，每收良效。至于二穴针刺先后次序，作者以为无关紧要。

例2 有文某者，而立之年。头痛甚剧，伴发热恶寒。见余以银针治愈严某感冒，亦求以针刺治之。为针印堂，进针二分，再沿皮向下，透达山根，针感达于鼻尖。约三分钟头汗出，渐次胸背腰腹汗亦出，周身顿觉轻松。休息半日而愈。

按：冬季感冒，多因风寒束于肌表，阳气不得外达，故恶寒；阳遏于内，故发热。风寒踞于头部，经气受阻，气血不通，故见头痛。印堂虽为经外奇穴，实与督脉有内在联系，督脉能总督一身之阳经。取印堂，既是就近取穴，又有通畅诸阳经之功效，沿皮向山根进针者，随而针之也。《灵枢·小针解》曰："迎而夺之者泻也。追而济之者，补也。"随经而针，助其阳经之气也。阳气得以外伸，故能作汗而祛邪，愈其感冒也。

六、龋齿疼痛

例1 严贤永，邻人严祯明之子也。自儿时便患牙痛，常以索米痛片治疗。1969年5月，时年13岁，牙痛又作，服止痛消炎西药数日，疼痛不解。是日牙痛加剧，痛引右耳中。其母引来求用银针治疗。查系右下两牙龋齿成孔，牙龈肿胀，张口不利，说话进食，其痛难忍。此龋齿作痛也。为针患侧下关、翳风、牙痛、太溪，对侧合谷。除太溪用补法外，余穴均用泻法。诸穴进针毕，牙痛即止，留针约半小时，其间运针两次。嘱其平时适寒温，少进甜食酸物。

按：下关为手足阳明、少阳之会。主治"下齿龋，下牙痛。"（晋·皇甫谧《针灸甲乙经·卷十二》）翳风为手足少阳之会，针之疏通少阳经气，疗张口不利，耳中疼痛。"面口合谷收"，因手阳明经上交人中后，左脉止于右，右脉止于左，故取痛牙对侧合谷施针。太溪为治肾虚牙痛要穴，古人有"牙齿痛，吕细（即太溪）堪治。"（元·窦汉卿《针灸指南·流注通玄指要赋》）盖肾主骨，齿为骨余，肾虚齿骨不坚，故易"龋"而作痛也。诸穴配合恰当，手法补泻兼施，是以收效迅速。

附记：2000年暑假，严因病来校求诊，谈及当年牙痛。谓：自您针灸，迄今31年，未再患牙痛云。

例2 王国秀，邻人也，年逾不惑。素有龋齿宿恙，1971年6月，旧病复发，针药并进，概无稍效。一日，来舍求治。告谓：右下牙剧痛，致右头面耳中亦痛。

令其张口，见右下牙两枚大齿均有龋孔。乃为针太溪，灸泽田温溜（穴出《针灸真髓》，取穴：两手虎口交叉，其余四指搭于手腕上，中指尖处，即是本穴，为日人泽田健灸治龋齿要穴）。7壮，疼痛顿息，又灸7壮，后未复发。

七、暑温颈项剧痛

1965年初夏，族弟华禹家人，相继病温。华禹起病头晕且痛，周身酸楚，发热口渴，水谷不进，舌苔黄厚。病数日不得稍减。一日上午口渴甚，房中无人，扶床自起，欲寻水解渴，岂料头重脚轻，跌于床下，昏不知人。二哥华顺，正房外翻晒柴草，闻得屋内跌仆之声，急进屋将其抱至床上，经十余分钟，华禹方苏。醒后即觉自胸乳两侧，过锁骨上行，至颈项达两耳中，疼痛如锥如燎，项强不能顾盼。唯面仰颈伸，卧不稍动，颈痛可缓。虽微风吹拂，或衣物触之，其痛又剧，嚎呼达三昼夜。先后以清热除湿解毒、祛风通经止痛等剂投之，均无疗效。时余正师从杨景成先生，学习针灸，经络腧穴尚多了解。乃从经络闭阻考虑，查胸颈至耳一线，系足少阴经脉所过。凡疼痛剧烈者，实证也。足少阴实，当泻其井穴涌泉，遂用三棱针于涌泉点刺，放出黑血杯许。数分钟后，病人呻吟渐息，继之鼾声如雷，自上午睡至傍晚。醒后，胸颈耳中，已无疼痛，颈部亦活动自如矣。

按：《灵枢》云："足少阴之脉……其直者，从肾上贯肝膈，入肺中，循喉咙，夹舌本；其支者，从肺出络心，注胸中。"（经脉篇）其经别，"直者，系舌本，复出于项。"（经别篇）其经筋"上至项，结于枕骨。"（经筋篇）可见足少阴之经络，布达于胸乳至颈项间。今足少阴经络，为病邪所阻，气血壅滞不通，故见胸颈间疼痛也。在井荥经输合五输穴中，涌泉为足少阴井穴，阴经之井属木。肾为水脏，肾经实，实则泻其子，故取足少阴之井木穴放血以泻之。邪随血泻，气血得以畅通，因而疼痛立止。

1968年，余在成都中医学院进修时，与吴棹仙教授（著有《子午流注说难》）毗邻而居，晚餐后，常诣吴老家问难聆教。尝谈及此病之治疗经过。先生谓余曰："涌泉不可轻易放血，若出血不止，可危及生命。"后查文献，果有涌泉慎针灸之说。如："涌泉刺深杀人。"（《千金翼方》）"涌泉不可伤，伤即令人百神俱散。"（《圣济总录》）"铜人针五分。勿令出血。"（《针灸聚英》）自是，凡取涌泉，但用毫针轻刺，不敢贸然放血也。

八、关元拔罐平喘息

1967年5月12日，余夜宿香山公社五大队友人家。夜半，闻叩门甚急，友人启扉，邻人王姓之妻踵门而入，求余速救其夫。告谓：其夫患哮喘宿恙20余年，近3年喘咳日剧，每日需服氨茶碱、百喘朋等西药3次，方能气息平和。昨因感邪伤食，夜来喘息大作，服上药两次皆不效云。

余随往诊，见患者50余岁，拥被而坐床中，张口抬肩，喝喝喘促，呼多吸少，喉中痰鸣。扪之，汗出肤冷肢凉。畏风恶寒。询其所苦，一字一顿答曰："气－壅－塞－胸，气－息－难－续，心－悸－心－累。"说话甚是费力。唇紫舌淡暗，苔白厚腻，切脉浮大而数，重按无力。据脉症分析，证属痰浊壅盛，阻滞气机，肺气不降于上，肾气不纳于下，乃上实下虚之危笃证候也。在此僻村深夜，针药俱无之际，为救燃眉，乃觅广口大瓶一个，先于太阳、督脉二经，及胸部任脉，自上而下拔走罐10余分钟，意欲疏邪平喘，然喘喝如故。因思关元有"下气海"之称，为元气会聚之所，上病取下或许有效。遂于是穴拔罐，经十余分钟，气息渐平，胸膈宽舒，语言自如，诸症缓解，去罐后即能平卧入睡。

按：关元亦名丹田，乃元气聚藏之所，吴棹仙老师曾谓余曰："名关元者，谓其能关藏元气耳。"承淡安先生亦谓："（关元）固下元，益精气，治诸虚百损。"（《针灸薪传集·穴性虚门》）盖气虽主乎肺，而实根于肾，肾虚则气不纳于丹田，故见喘促大作。关元拔罐，上病取下，借罐内之负压，施穴位之刺激，摄纳上逆之冲气，而收"固下元"、藏元气之作用，因而真气归宅，浮阳下敛，气降喘平，与用药物平喘纳气，实有异曲同工之妙。然见效之速，又非针药可比拟也。

九、火罐乃伤科要术

1974年6月，余赴渝省亲，住江北石门连襟田兄海云家。田兄出备酒菜，遇昔日同事张某。张腋杖跛行，右足上缩，不能落地。田兄见而问之："老张脚患风湿疼痛？"

张见熟人招呼，驻足答曰："非风湿作痛，实三月前硫酸罐所扎伤也。"

"磕碰小伤，已过三月，怎还夹杖跳跃行走？"

张遂大吐苦水：二月底，堆放硫酸空罐时，突罐堆坍塌，一罐自顶滚落，扎中张某右脚，破口出血，疼痛甚剧，静坐良久，方可忍耐。厂友见状，扶至厂内医院，包扎治疗，送回家中。次日，伤处肿胀，延及小腿。经输液服药，小腿肿消，而足背之肿，始终如故。平放殊无痛觉，站则胀痛立作，迄今三月，离杖则不能行。车间领导，见久未上班，乃去医院询其病情。医生告谓："拍片检查，未见骨折，肿亦消退，殆无大碍。"领导闻言，催促上班。张无奈，忍痛上班，搬运未及半日，足肿又起，疼痛复剧，遂又请假养病。按厂方规定，病假三月，工薪当须扣减。

田兄闻言唏嘘，曰："余妹夫乡间行医多年，今方至，老张可愿让他一试？"张欣然同意，随田兄至其家。田兄向余言其受伤治疗经过，并求为医治。余嘱患者坐于院坝，查其患肢，见脚背微肿，肤色正常，按之微痛，询其所苦，则曰："看似无病，立则脚胀，行则刺痛。人皆以装病目之，苦不能辩耳。"余问："可曾针刺拔罐？"曰："未也。"

遂在田兄家，觅得一广口玻瓶，权作火罐。先于脚背重按，找出痛点，白酒淋洗，取三棱针密集点刺，视黑血溢出，扣上火罐，再于四周穴位，向罐中平刺。见瓶中血喷如射，须臾，血溢半瓶。取瓶倒血，原处再拔。经约二十分钟，取罐出针，揩净血迹，令其站立。张某放脚于地，稍稍移步，不觉疼痛，来回慢行，亦无痛感。喜曰："吾脚不痛矣！吾脚不痛矣！"一手握余，一手拉田兄，连连致谢。提杖以归。旋引十余邻人至，求余诊病。

按："痛则不通，通则不痛"。张某外伤，必致血瘀气滞，患处点刺拔罐，吸出瘀血，气血得以畅通，故可止痛于顷刻。拔罐虽属小技，临床却有大用，用之得当，确能解困救危。

十、眉棱骨疼痛

1967年冬，先父病逝，为谋生计，设案赛龙，逢场坐诊。荫父医名，求治者渐多。次年三月十一，赛龙逢场，近午，有唐某者来询："本家医生，可曾治过眉毛风？"余曰："眉毛风，未之闻也，有何症状？"彼指左眉头，曰："此处痛耳。初时隐隐作痛，此后渐次加重，痛剧则呕，须服索米痛片，疼痛方能缓解。伴眼珠作胀，目不欲睁。"余笑曰："此眉棱骨疼痛也，书上见过，治以选奇汤。然余初涉医道，治病尚少，未曾遇见。"彼闻书上见过，便曰："烦请按书上开方吾服。"遂疏选奇汤原方予之。

羌活9g 防风9g 黄芩6g 甘草6g。水煎温服。嘱服二剂。

三日后逢场，唐某再至。余问："眉痛愈否？"曰："痛稍缓，未愈也。"

见余正为一头痛患者扎针。须臾出针,患者曰:"头不痛矣。"

唐闻而问之:"汝头痛几多时日?"

答曰:"已有数月。"

又问:"针灸几次?"

曰:"今方两次。"

唐某见针灸见效如此迅速,便求余为其针灸治之。

遂取左侧攒竹,向鱼腰透刺、睛明、四白、风池;右侧合谷。平补平泻,留针约30分钟。出针后疼痛大减。后逢场针刺一次,共针三次,眉棱骨疼痛遂除。此后未再复发。

按:眉棱骨痛,乃风邪上攻于头,下注于目,邪从目系与眉棱骨相并而痛。攒竹、鱼腰,为就近取穴,二穴均可治眉棱骨痛。四白为足阳明经穴,"主目痛"。(《甲乙经》)睛明,为手足太阳少阳、足阳明五脉之会。针此一穴可通五经气血,亦可治目痛。风池,为足少阳经穴,可祛风止痛。"面口合谷收",故取合谷针之。诸穴配伍,有祛风止痛,疏通经络之效,故能三刺而愈其病。

十一、肩周炎(肩凝症)

杨某,赛龙人也。年方五秩,须发已白,视若六旬老翁。1971年春,觉右肩酸痛,活动尚无大碍,未予重视。经"双抢"农忙后,疼痛逐日加重,以致右手上举外展,皆不可能。终日唯垂手而已,用餐则改左手持匙进食。求治月余,疼痛不减。6月12日,余出诊其邻家王某者。杨见余至,即来询余:"医生有止痛片否?"余答曰:"吾只中医,未用西药。"彼曰:"别药亦可,但求痛止,吾肩痛实难忍也。"余始注目杨某,见其满面苦容,右肩下垂。遂曰:"尔若不畏针灸,吾可立除尔苦。"旁有王家老母,闻言便道:"银针无药,岂能止痛?扎之或旧痛未除,又增新痛。"余曰:"老人家稍候片刻,便知分晓。"

诊毕王家病人,便询杨某病痛。杨曰:"右肩臂终日疼痛,唯垂手痛可稍缓,苟稍活动,痛如锥刺。"

余问:"可平举或外展乎?"

答曰:"不能,腋下僵滞如有胶粘,活动费力,且疼痛立剧。"

又问:"可举手摸头否?"

彼试举右手,却终屈肘摸头,手指仅达耳上,便觉疼痛难忍。

余扪其患侧肩臂,肌肤不温,稍捏直呼痛甚。嘱移步门侧,嘱其忍痛举手,尽力上摸门框。杨倾身贴于门框，屈肘而摸，高可等头，且连声呻吟。余在杨某指尖所达之处，留下标记。随即引杨某坐坝中凳上，卷右裤管至膝上。于条承穴（即条口透承山）消毒，取四寸长针，向承山方向直刺，俾针尖达于承山穴位皮下。用捻转、提插手法，使针感强烈持久，上达腰背，并让患者忍痛甩动手臂。针约五分钟，杨喜曰："痛已缓，腋下松解矣。"随即加大甩动幅度，渐次可甩动划圈，累则歇息，尔后间断甩动。余见痛减，留针10余分钟即出针，次针肩髃、肩井、天宗、曲池、手三里。针毕，杨某手可平展。嘱再试摸门框，则无当初之痛苦之容，且标记上升尺余矣。杨家老母见而笑曰："此针果真能治病。"

后又照此针二次，遂愈。

按：条口透承山治疗肩凝症，非笔者所创见，系得益于20世纪70年代出版的《针灸学》，原书因搬迁而丢失，作者及版本皆不可记。唯其"条承穴"名未忘。验之临床，确有实效。唯针此穴时，须强刺激，使针感上达腰背，患者亦须甩动患肢，其效始著。80年代，又有时贤介绍"中平穴"（足三里下一寸），治疗本病亦有良效。余亦验过。

附记：针灸配合中药治疗脊柱弯曲一例。

本案系吾儿一桓在成都中医药大学读书时，参加临床实习之治验。

1998年暑假，笔者（即吾小儿一桓）在成都某医院针灸科实习时，曾遇一脊柱弯曲的患者，在家父唐伟华老中医的指导下，经过近两月的治疗，获得治愈，因此类病种少见报道，故将治疗经过实录于后，供师友指教。

张某，女，17岁，成都市某中学学生，1998年8月7日初诊。

患者自幼喜侧背靠物而坐，或卧床高枕看书，坐卧姿势日久不良，遂致脊柱弯曲。1995年夏，始为其母发现，多处求医，及手法矫正，均未获效。1998年7月30日，经某医院X线检查，胸椎向右弯曲，明显可见，乃于8月7日来我实习医院求针灸推拿一试。查患者形体纤瘦，发育欠佳，脊柱高凸，第2至7胸椎向右弯曲，呈一弧形，正立垂肩，右肩略高于左，背部肌肉右侧明显高于左侧，脊柱弯曲处，按之不痛不胀，右侧肌肉松弛，左侧而有绷急之感。自诉：端坐过久，便觉腰酸背胀，背靠物体则舒。平时不爱活动，每堂体育课后，便觉疲乏。舌苔薄白，脉象细缓，重按无力，食眠尚可。老师认为，脊柱弯曲因坐卧姿势不良。乃于督脉及太阳经取穴，点按揉推，然后再施以针灸，有时兼用皮肤针叩击夹脊穴。经治月余，效果不显。乃忆幼时，尝闻家父谈及脊柱弯曲之治疗大法，征得实习指导老师同意，电告家父，请他指导治疗。

家父认为：脊柱弯曲虽因坐卧姿势不良有关，但与肝脾肾亏虚不无关联。

建议我们从温补三阴入手。可取大椎、身柱、灵台、至阳、督俞、肝俞、厥阴俞、脾俞，以通督温肾，调补肝脾。先施电针中等刺激，每穴10～15分钟，针后以小炷艾灸，每穴5～7壮，间日一次，若有灸疮，停针而改用艾条温和灸。

又拟右归丸加减方，以增温肾补督，壮骨强筋之力。

处方：鹿角片12g 龟甲12g 龙骨30g 淮山药20g 山茱萸15g 当归12g 肉桂10g 狗脊12g 千年健15g 补骨脂12g。水煎，早晚各温服一次，二日一剂，缓以图治。并嘱平时以猪脊髓佐餐。同时嘱其每日早晚拉吊环，做牵引运动20分钟左右，平时注意纠正不良坐卧姿势。

我们以上方为主，较少变动穴位，或针灸并施，或但灸不针，或直接灸，或温和灸。中药则守方缓进，治疗一月后，脊柱弯度明显变小，患者治愈信心倍增。治疗两个月后脊柱端正，10月15日经医院X线检查，脊柱恢复正常。

患者获愈后，实习老师也十分高兴，特购一精致手杖，一定要我回家时，转送家父。

按：少年时期，脏腑未壮，形气未充，筋骨未坚，而发育又较迅速，若此时养成不良的坐卧姿势，时日过久，势必影响骨骼生长发育，甚或形成脊柱畸形。一旦脊椎出现变形之后，治疗方面，古今典籍较少论述。家父则认为，脊柱弯曲，与肝脾肾三脏之亏虚均有关。盖肾主骨，为"作强之官"，而督脉又与肾脏联系密切，肾亏则督脉空虚，骨髓不满，骨质不坚，安能作强？肝主筋，为"罢极之本"，肝虚则筋弱，抱骨无力。脾主肌肉，为后天之本，气血生化之源。脾虚则肌肉不丰，护骨无力。筋骨肌肉，俱不坚实，非但不能耐劳，即使是静坐稍久，亦易生疲，因而常欲背靠物体而坐。针灸除取肝俞、脾俞扶助肝脾之外，又加身柱、大椎、灵台、通督壮脊，督俞、厥阴俞，调补三阴，通畅气血。精不足者补之以味，故又以右归丸加减内服，并佐猪脊髓以助精血，则筋骨自然趋于强壮。治法得当，是以多年之脊柱畸形，而能短时期内得以治疗纠正。

十二、鬼 魇

族嫂代秀，华丰兄之妻也。华丰行三，吾等弟妹敬其夫妇为"三哥""三嫂"。二人同庚，时年三十有奇。1969年农历四月，割麦插秧，甚是繁忙。一日晚归，三嫂疲甚不支，嘱三哥做饭，便欲上床假寐片刻。乡间夏夜，蚊虫甚多，嫂将欲扇蚊罩帐，便昏仆及地。孩听房中跌仆有声，进而见母昏倒，惊而呼之。嫂不应，乃大声哭喊："妈妈昏倒也！"族兄等闻孩哭喊，急趋里屋，将嫂抱卧于床，众人围而呼之，且拍且摇，嫂毫无反应。兄掐其人中，伯母灌以姜汤，入口即溢，唯昏睡如死。三哥忙差人请罗某"退煞"。

罗某"法事"未毕，三嫂忽连声大笑，旋又昏迷不语。稍间，却呜呜啼哭，抽泣不止，颇有伤心之态，继而又昏迷。如此或笑，或哭，或昏睡，罗某见状辞归。延至夜深，仍不苏醒。急招余胞弟强华往诊，经刺十宣、人中等穴，全无反应。方知病情沉重，弟乃提灯迎余诊视。至其家，嫂正"呜呜"长啼。众人愁眉紧锁，唉声叹气。余详询发病经过。三哥云："傍晚归家，未闻不适，孰知进屋不久，便昏倒于地，其先毫无征兆。"伯母突谓："莫非鬼魅缠身，何以退煞、针灸，全无效果？"余对曰："百年老屋，几代安居，何曾见说闹鬼。"伯母又谓："贤侄有所不知，汝三哥房门破烂，今去集市，贪图便宜，购回一门，乃墓中棺木所为。岂非请鬼入家欤？"余侧视门侧，果一木门倚墙而放，尚未安装，手电照之，确系墓中棺木所做，尚见斑驳漆迹。因思世间果有鬼乎？抑巧合乎？无论其何，均当用孙真人之法，方可解救也。乃谓众人曰："苟有鬼魅，我亦有制鬼之法。"遂搜索枯肠，回忆十三鬼穴。《孙真人十三鬼穴歌》，系古人针治"鬼魅缠身"效验之穴。可惜余昔日颇觉古人迷信，未曾深记脑中。仅依稀记得歌诀前部内容："百邪颠狂所为病，针有十三穴须认，凡针之体先鬼宫，次针鬼信无不应，一一从头逐一求，男从左起女从右。一针人中鬼宫停，左边下针右出针；第二手大指甲下，名鬼信刺三分深；三针足大趾甲下，名曰鬼垒入二分；四针掌上大陵穴，入针五分为鬼心……"不妨一试。便依次针人中、承浆、少商、上星、大陵、针至劳宫时，嫂便哭息笑止，继之鼾声渐起。知已中病，留针约半小时，出针后，嫂睡犹酣，乃辞别回家。

次日专访其家。伯母见而喜曰："汝嫂睡至天明方醒，今已无恙。昨晚，汝三哥已将门弃之野外矣。"余见嫂正料理家务，言谈举止，与昔无异，殊无生病之容。余近而问之："三嫂可曾记得昨晚之事否？"嫂言："记得，记得。昨晚归家，疲惫不堪，意欲早寝，跪床扇蚊，膝刚着床，状若触电，遂无知觉。恍然入梦，见一壮妇，闯入家门，抢夺器物，吾怒与争，胜则大笑，败则哭骂。争斗良久，精力殆尽，恐惧万分，幸家人齐归，贼惧而逃，后遂不知矣。"

按：此病谓"鬼魅缠身"，有悖科学，然病起突然，且与购回"棺材木门"颇多巧合，怎不令人疑窦顿生。伯母家及邻人，悉以"鬼魅缠身"宣之，事闻周邻。余虽怀疑，世间是否有鬼魅存在，但病虽愈，却不能名之。忆《洄溪医案》，有"祟病"案三例，但均非睡梦中所得，与本案颇不相侔，故不可以"祟病"名之。后读《杂病源流犀烛·邪祟病源流》，有"鬼魇"病的记载，其文曰："何谓鬼魇？人睡魂魄外游，或为鬼邪魇屈，其精神弱者，往往久不得寤，至于气绝。此症于客舍冷屋中得之为多。但闻其人梦中吃吃作声，便叫唤，如不醒，乃鬼魇也。"揆诸本案，颇为相似，遂定为"鬼魇"。

鬼祟致病，两书言之凿凿，岂世上真有鬼耶？吾颇疑之。

"十三鬼穴"出自《千金要方》，是唐代著名医家孙思邈（后人尊为孙真人）通过长期临床实践，用治神志疾患之经验穴，亦为昔日治"鬼病"特效穴。明代医家杨氏继洲《针灸大成》收录此穴，并编成歌诀，以利后人学习记忆。

余行医五十余年，仅此一遇。特录此案，以广见闻。

十三、聋 哑

内子表侄贺孩，两岁前本可言语，忽患病致哑，至四岁不能呀呀成语。其祖母系内子族姑，1977年冬月，内子族兄寿诞，族姑归省并为其贺寿，族兄留住数日。一日，姑母闻余为何姓孩治哑，已初见疗效，乃亲临观之。时何孩针后，正随余学说话语。何孩已可随我说出单字音，姑母见状惊谓："早知贤侄婿能疗哑儿，小孙何至今无语！"余见姑母到来，忙迎入上座。姑母乃谓余曰："贤侄既怀此术，定要帮我治愈孙儿。"询之，乃曰："小孙两岁时患病致哑，已两年无语矣。"余当即同意一试。

越数日，表嫂引哑儿至。余询其病因，则曰："吾儿两岁时，患高热、咳嗽，数日不愈，后连日打针，热退咳已。吾儿则哇哇直叫，不能成语矣。"

询其所用何药，答曰："时隔已久，不知当时所用何药。"并言患儿平日哭笑与往昔无异。

遂令患儿伸出舌头，与正常无别，眠食、二便均属正常，唯听力较病前有所下降。乃先治其聋，因年龄较小，取穴宜少。嘱咐其母扶患儿取正坐位，针双侧耳门透听宫、翳风、中渚。留针约30分钟，每10分钟，轻度行针一次。日针一次。

针三日，仍话语哇哇，但患儿似可闻母亲呼叫。乃加针哑门、廉泉。

取穴哑门穴时，令患儿低头，向下颌方向，缓慢进针，不捻转提插，得气后即出针。出针后再针其他各穴。

当第五天针刺时，患儿突然高叫："唉哟！痛。"众闻患儿惊叫，无不喜上眉头。其母连声呼儿小名："黄葛，黄葛！"吾恐儿再次呼叫，张口折针，立即止之。出针后，嘱其母教儿说些简单词语，并每天多练说话。针刺凡10次，语言即已恢复。

唯其说话稍迟缓耳。

哑因聋致，故治哑当先治聋，一俟听力恢复，则可慢慢训练语言。

附记：1968年笔者在成都中医学院进修时，获悉吉林省辽源市中国人民解放军3016部队卫生科治疗聋哑，取得很好的疗效，便去信求教。11月30日该部队卫生科回信，介绍治聋哑穴位及手法。因按图索骥，曾于20世纪70年代治疗十余例聋哑。我体会若系后天性聋哑，只要能坚持治疗，耐心配合语言训练，疗效较好。对于先天性聋哑，未愈一例。

附录：1968年11月30日收到吉林省辽源市中国人民解放军3016部队卫生科复函（油印）原文如下：

根据同志们的要求，现将我们在治疗聋哑病过程中的一些做法，向首长和同志们汇报如下，仅供同志们参考。同志们在当地就医时，也请同志们把各地的好经验多多向我们介绍，使我们在今后医疗实践中，更好地为人民服务。我们用的是以新针为主，配合五官科检查治疗，结合语言训练，治疗聋哑病的。

1. 治聋穴位配方

（1）主穴：听宫、翳风。配穴：中渚或外关，每日交替。

（2）主穴：耳门、翳风。配穴：中渚或外关，每日交替。

（3）主穴：耳门，直刺得气后退针皮下向听宫，听会斜刺。配穴中渚或外关每日交替。

【注】对（1）法治疗有效可继续使用，无效可改用（2）法，再无效可改用（3）法。

2. 治哑穴位配方

哑门或上廉泉，每日交替，配穴合谷，翳风向喉结方向斜刺，每日交替。

3. 取穴法和操作法

（1）听宫：张口取穴，耳前凹陷处，直刺1.5～2寸深。

（2）翳风：耳垂后凹陷处，向耳尖或颧骨下缘方向斜刺，也可向喉结方向斜刺，有助治哑，可刺1.5～2寸。

（3）耳门，耳屏上切迹前凹陷处，耳前切迹后，直刺1.5～2寸。

（4）中渚：轻握拳，手背第4、5掌骨间，掌指关节后凹陷处，向腕部斜刺5分～1寸深。

（5）哑门：颈后正中入发际五分处（或第2颈椎棘突上缘）针向喉结方向斜刺1～1.5寸深，此穴位深浅度因人而异，大人，小孩，胖瘦都是应考虑的重要因素。

（6）上廉泉：仰头取穴，下颌颏部与舌骨之间（下颌颏部一横指处）。针向舌根部斜刺 1.5～2 寸深。还可向两侧斜刺，有如刺金津玉液之效。

4. 手法

（1）每日针刺一次，每疗程十天，停针 4～5 天。

Ⅰ 第一疗程：中强刺激（开始一两次用弱刺激，患者易接受）；

Ⅱ 第二疗程：用中刺激。

Ⅲ 第三疗程：用弱刺激。

Ⅳ 第四疗程后：强中弱交替。

（2）耳旁穴及哑门不宜提插，以捻转为主，不留针。

5. 五官科治疗

1. 有助恢复听力部分

（1）有中耳炎者用针刺及药物治疗。

（2）有异物者，取出异物。

（3）耳鼓膜内陷者进行耳咽管通气术。

2. 有助舌运动部分（后面残缺）

十四、痔疾肿痛

严君祯善，邻人也。年逾不惑，有痔疾宿恙，每因劳累复发。1970 年 6 月，冒暑收割早稻。稻田蓄水甚浅，田中鲫鱼经人搅动，受惊乱窜。众人不时抓得，收工时，人皆有获，严抓最多。中午，亲自烹鱼，味甚辛辣，严啖鱼甚多，饮酒微醺。午后又晒场忙碌，夜半痔疾复发，疼痛渐增，翌日自采草药煎服，不效。痔痛不能行，连日卧床，呻吟不绝。

6 月 20 日晚，其妻来询余："针灸可否缓解痔疼痛？"余曰："可也。"遂请往针，未至其家，便闻呻吟，及近床榻，睹严君侧身露臀而卧。严见余至，急欲提裤遮羞。并谓："裤揩痔疮，痛剧且出血。"余急止之，提灯查看，见痔核红肿如桃，翻露肛外，痔面及肛周，血迹斑斑。严谓余曰："肛门灼热如燎，疼痛如锥，日子难熬啊！"

此系热毒壅滞大肠，血络瘀阻，结于肛门而成痔。令其俯卧，为针长强、会阴、承山，再嘱伸双手，针刺二白。俱用强刺留针，以泻热通经，消肿止痛。留针方数分钟，严便谓曰："肛门似有凉风吹拂，甚是爽快。"经十余分钟，严又曰："疼痛缓矣。"半小时后，痛止出针。

次日严专来告谓："连夜未得安枕，昨晚幸入梦乡。今行走已不觉疼痛，唯肛门尚觉如塞一物。"言罢，求再次针刺。余又按昨日穴位，针刺一次。此后数年未再复发。

按：痔为常见肛门疾患，生于肛门内者为内痔，生于肛门外者为外痔。内外兼有者，为混合痔。严重时痔核红肿痒痛，出血流水。虽为小恙，却也难受。针灸治疗痔疮，有立竿见影之效。方中诸穴俱治痔疮，其中长强、会阴为就近取穴。承山不但可治痔，还治大便难。二白为经外奇穴，位于掌后大陵穴直上四寸，桡侧腕屈肌腱两侧各一穴。左右两臂凡四穴。为治痔疾肿痛下血的要穴。

十五、子宫脱出（阴挺）

莫妇，裕民人也。年三十有五。其夫陈某，毕业医校，操西医，任职在外。养儿育女，家务农活，莫妇一人任之。为多挣工分，少补粮钱，争与男性同工同酬。粗重农活，在所不辞。1970年麦收时，扛拌桶挑麦子，不让须眉。一日挑麦途中，突觉阴道作胀，有物坠出阴门。瞬间行走作痛，忍痛挑至晒场。回家察之，阴门如嵌一茄，且因负重行走，外脱子宫已为内裤擦伤，胀痛难忍。次日，其夫闻讯驰归，亲为调治近月，擦伤虽愈，而子宫不能内收。旋去某医院住院治疗，诸凡中西药物，针灸、穴位注射及埋线，一一试尝。历20余日，子宫下垂反有加剧之势，以致行走疼痛。失望出院，肩舆回家。途遇熟人李某，叙谈中得知莫妇患"子宫脱出"，乃极力荐余治之。李告知莫妇：其妻年前亦患此疾，经余治愈。莫某夫妇闻言，将信将疑。便问："乡间医生能愈此病？"李曰："吾亲见求治者多矣。"又问余年纪几何，行医几年，家住何处。李并告之。临别李再三嘱咐："速去求治，可获早愈。"

7月10日上午，陈托表亲黄某山老先生来寒舍相邀，黄老年已七旬，与先父向为至交。见面寒暄后，便曰："今来烦少先生移趾裕民，愈我侄媳顽疾。"遂将伊求治始末相告。余爽允偕行，近午至其家。

莫夫陈某见余至，出门迎入，落座便问："闻听先生专治子宫脱出，果之否？"

余曰："非专治也，曾治几例。"

"可曾有治愈者？"

"有愈者，亦有未愈者。"

"然则何可愈，何不可愈？"

"新病而年轻者易治，久病而年老者难疗。"

"如拙荆之重度子宫脱出,不知先生可有把握？"

"尚未经治,实难预料,更不敢夸口许诺。"

余见陈医视余年轻,且系乡间郎中,疑虑甚多。为释疑虑,须让其亲见疗效,方定其心。乃谓陈曰："尊夫人现可在家？"

答曰："行走不便,正卧床上。"

"可否让余一试针灸？"

陈闻言不敢自专,急趋里屋与妻商议。出而告谓："请先生里屋针灸。"

乃令莫妇仰卧于床,屏气提肛,为针关元、中极、还宫、维宫、子宫、三阴交等穴,长针斜刺,气达小腹阴中,均用补法,每10分钟左右,捻针灌气一次。针完诸穴,患者即觉子宫阵阵上缩。妇曰："阴中频频向上收缩,感觉甚舒。"旋又云："阴中宽松矣。"

留针约半小时,令其吸气,按指出针。须臾莫妇出,喜曰："子宫已回收矣！"即杀鸡烹肉,治馔款待,情意甚殷。余曰："恐久立复出,宜多卧床休息。"为疏补中益气汤加益肾之品与服。仅三剂而瘳。

按：20世纪六七十年代,因生活原因,中年妇女患子宫脱出者甚多,余常针灸与方药兼施,收效迅速。三阴交为足三阴之会,主"男女生殖器患"（朱琏《新针灸学》）。还宫、维宫、子宫均为经外奇穴,早在唐代孙思邈的《千金方》中便有子宫穴治"妇女胞下垂注阴下脱"的记载。至于关元、中极便是就近取穴。承淡安《针灸薪传集》称："关元固下元、益精气、治诸虚百损""中极治下元虚冷。"故二穴为疗子宫脱出之要穴。维宫穴与还宫穴均为经外奇穴。维宫穴位于下腹部髂骨前上棘的内下方凹陷处,与关元相平。还宫穴为吾针灸业师杨景成先生经验用穴。位于子宫穴（中极旁开4寸）外五分再下五分处。向前阴方斜刺2～3寸。

十六、小儿麻痹症（小儿痿证）

例1 代君,赤医也。1971年5月,其子甫5岁,突发热头痛,咳嗽咽痛,昏昏嗜睡,纳谷呆滞,时而呕吐腹泻。经治数日,诸症悉除,而现右下肢痿废矣。代君仓皇无计,背负幼子至公社卫生院,寻求院内医生助其治疗。院长及诸医,相继捏腿按足。审视良久,某医乃曰："此臀部注射,伤及坐骨神经而致瘫也。终生残疾,不可治也,"诸医闻之,亦随声附和。

代君行医十余年,且在区县"医训班"学习西医年余,臀部肌注,部位及操作流程，已是轻车熟路。因对其断言，颇不认同。当即负儿来我家中，求为诊治。脉之，浮细而缓，舌苔薄白，纳食尚可，二便正常，右下肢痿软无力，掐之尚有痛觉。双脚比较，左温而肌肉结实；右凉而肌肉松弛。乃谓代君曰："此小儿痿症也，即现代医学所称之小儿麻痹症，亦称小儿脊髓灰质炎之后遗症。此症初期，极似风热感冒，每易误诊，俟其发热身痛等症消除，则瘫痪成矣，患之每使小儿致残终生。此儿所患，即如是也。"

代君闻言，忧心顿生。曰："我亦闻说患之必残，而今如之奈何？"

余曰："病程尚短，或可图治。可针灸汤药，双管齐下。"

代君然之。遂针患侧环跳、髀关、伏兔、梁丘、足三里、阳陵泉、解溪、殷门等穴。每日一次，每次取3～4穴，上穴轮番针刺，平补平泻，针后温灸。

内服取虎潜丸合当归四逆汤加减。

处方：龟甲12g　猴骨12g　黄柏9g　知母9g　怀牛膝9g　当归9g　白芍9g　锁阳9g　桂枝6g　北细辛4.5g　木通6g　甘草3g。水煎温服，两日一剂。外用黑色鹅卵石（黑石英），打碎煎汤趁热熏洗患肢，以增强健筋骨之力。如此治疗10余日，便可站立，并可扶床缓慢移步。月余后，可独立行走，唯其留有行走脚向外翻之弊。

此为余治疗小儿麻痹证之首例，尔后十余年间，余与三弟强华，愈此类病几遍周邻十余公社。其中治啸马山下一张姓患儿，起效最速，特记述之。

例2　张君，煤矿工人也。其子三岁时，患"小儿麻痹症"致瘫。辗转求医，寒暑两易，殊无起色，而痿废之足，肌肉日削，瘫儿遂成张君夫妇心结。

1972年初秋，张君休假回家。一日上午，去公社商店购物，遇公社开会，各队干部在焉。张熟识甚多，递烟闲聊，谈及病儿，唏嘘叹息。有熊某者闻言谓曰："张君休得烦恼，窃闻代某之子，亦患此病，现已治愈。病虽缠绵，却非绝症，张君可再寻良医，慢慢调治。"张闻言谓众人曰："诸君有知善治小儿麻痹症者，但可荐来，苟令吾儿行走于地，某当以原煤一车，谢医士与荐举者。"

时有何某者在场，闻而动心，且何某与余相邻，知余数愈此病，当即向张荐举。张闻言大喜，即托何代为延请。

8月22日，何某来家，邀余赴诊，并转述张君当众许偌。余笑曰："病急许诺者，我见多矣，切勿挂怀。"因路途较远，遂带三弟强华同行，以便日后让其续诊。

日午抵其家，患儿席地而坐，不时以手代脚，房中爬行。无人专管，小便随地而遗，以致肢体衣裤污秽，尿气熏溢。张妻见余至，忙抱儿洗濯换衣。须臾，放儿于床。

余近观患儿，面色淡黄，左下肢肌肉萎缩松弛，扪之不温，虽平卧亦无力动弹，掐之微有痛感。右下肢发育正常，活动自如。切脉沉细无力，舌淡苔薄白。询其母，知纳食尚可，口渴喜饮。据其脉症，诊为小儿痿证。证属气血亏虚，肝肾不足。筋脉肌肉，失于温养，以致肌肉萎缩，痿软无力而不知痛痒。遂针环跳、髀关、阳陵泉、伏兔、梁丘、足三里、下巨虚、解溪、三阴交、绝骨等穴。均用补法，同时熏以艾火。留针约半小时，每10分钟左右，捻针行气一次。出针后，患儿即可下床站立，并于房内扶墙蹒跚行走一周。张氏夫妇欣喜若狂，遍呼邻人来睹。一时观者如墙，无不讶然叹服针灸神奇。

药疏补阳还五汤，加入补益肝肾之品。此后三弟每逢三、六、九，肖家逢场天，顺道为其针灸一次。以上穴为主，或加针肾俞、肝俞，或灸关元及背部腧穴。中药守方继进。月余后，病儿即可户外独步慢行，遂停针灸。药物、饮食调其气血阴阳，又月余，乃行走自如，唯患足稍外翻耳。

张某见治疗如此"简单"，且儿病已愈，遂爽前诺。何某愤而骂其"忘恩负义、过河拆桥。"古往今来，怀德之医，何曾企望病家谢仪？不尔，怎有"杏林"美谈，流传千古！

按：20世纪六七十年代，"小儿麻痹症"较为常见。初期多难辨识，或误投方药，或迁延时日，多数患儿终致残疾。给其家庭带来诸多烦恼。八十年代，国家推行预防为主的方针，定期给儿童服下预防药丸，此证日见稀少。本病后期瘫痪，应按中医痿证辨治。无论针灸、汤药，均应以峻补气血，强筋壮骨为法，多数患儿可以治愈。

方中环跳为足少阳、太阳之会，主治腰胯疼痛，下肢痿软，为治下肢痿软要穴。遵《素问·痿论》："言治痿者，独取阳明。"选髀关、伏兔、梁丘、足三里、下巨虚、解溪等足阳明胃经穴位为主。且髀关穴"主痿痹，不得屈伸"。（《千金要方·卷三十》）伏兔"主股膝发冷，麻木不仁"。（《针灸学简编·第二编·第二章》）足三里乃强壮脾胃要穴，补脾胃，益气血。下巨虚"治足不履地"。（《针灸大成·卷六》）解溪，五输为经，属火，针之有火生土之意。阳陵泉为筋之会，"筋病治此"（《难经·四十五难》）可使筋骨强健。三阴交，为足三阴之交会，能"补三阴之虚，益精、生气血，灸之补阳气"。（承淡安《针灸薪传集》）绝骨亦名悬钟，虽为足少阳经穴，但为髓之会，补益骨髓却是要穴。且主"四肢不举"（《千金方·卷三十》），"足不收履，坐不能起"（《铜人·卷五》）亦属治痿要穴。如此配伍，悉遵古法，验之临床，洵有确效。

十七、化脓性扁桃体炎（乳蛾）

曾孩，年方周岁。1987年9月，突高热不解，烦啼声嘶，呛咳阵作，纳呆口渴，其母见儿病重，急入当地医院求治，诊为"化脓性扁桃体炎"。经服药打针，高热三日不退，又转入枧子沟医院（时为华蓥山兵工厂总医院，后迁成都）医治，住院数日，病犹未解。然花费已逾百元，患儿父母均系教师，二人月入不足百元。其母甚急，因来询余："吾儿病化脓性扁桃体炎，中医可有法治？"

余曰："可也。"曾孩遂出院回校。

诊其指纹浮紫，舌红苔黄欠润。双侧扁桃体红肿，上披白腐；口渴喜饮，偶有咳嗽，扪其皮肤灼热。其母谓："近日体温，常逾摄氏38度。"诊毕乃曰："令郎所患，乳蛾也。系肺胃郁热，煎熬成痰，搏结咽喉，发为本病。"其母曰："可得速愈乎？"余曰："服药可得速愈。"遂疏竹叶石膏汤加味。（此方药味不苦，利于小儿服用）

淡竹叶10g　生石膏30g　北沙参10g　清半夏10g　麦门冬10g　金银花10g　连翘10g　桔梗10g　甘草5g。水煎，少量频频予服。

疏方毕，即出三棱针，点刺患儿三商、商阳、十宣。孩痛大啼，汗出周身。其父捡药未归，身热已降。

次日，儿母抱孩，求观咽喉。察之，红肿已消。其母曰："昨日中药，不足一元，效胜百元耳！"

按：三商，即少商、中商、老商。乃治咽喉急症要穴，为我县针灸名师杨景成先生所传。少商为手太阴经井穴，在大指内侧，去甲角分许处，中商位于拇指背侧正中线，去指甲根分许，为经外奇穴；老商位于拇指外侧，去甲角分许处。亦为经外奇穴；治咽喉肿痛，俱用三棱针点刺出血。其中少商治"喉中闭塞，水粒不下。"（《铜人腧穴针灸图经·卷五》）而中商、老商，人多不知。商阳为大肠经井穴，点刺出血，有泻阳明邪热，治咽喉肿痛之功效。十宣，不但可治高热不退，且"治乳蛾，用三棱针出血，大效。"（《针灸大成·卷七·经外奇穴》）

十八、灸二间穴治睑腺炎

学生王某，年已十八。一日问余曰："我右上睑痛痒不适，已逾二日，老师可有速效之法治之？"余见其右眼上睑正中，有一深赤色硬结，轻按即呼疼痛，遂曰："此疮昔谓偷针，今称睑腺炎是也。喜啖辛辣之人易患之，乃脾胃积热所致。"王生曰："我自幼喜食辣椒，以致偷针此愈彼发，求老师开一断根药方，以杜此疾。" 余曰："学校煎药不便，可以艾灸治疗。"彼诺之。遂取双侧二间穴，以米粒大艾炷各灸五壮，灸毕，患处痒痛大减。翌日，王生喜来相告："偷针消散矣。"余嘱其日后少食辛辣。此后在校两年，未再复发。

按：灸二间穴治睑腺炎，为我县已故名老针灸师杨景成先生所传。验之临床，疗效确切。其法简便，易于推广。取双侧二间穴，以米粒大小艾炷各灸3~5壮，灸时务让艾火自然熄灭，不可用手按灭。睑腺炎脓未成者，施灸一次，即可肿消痛止；肿大脓成者，施灸一次脓即溃出，间日再次施灸，即可获愈。若兼目赤疼痛者，可于灸后点刺患侧太阳穴，令其出血数滴，以助泄热之力。

灸二间穴，何以可治睑腺炎？盖二间为手阳明荥穴，阳经荥穴属水，故二间能清解阳明热邪。然灸火须令自然熄灭，方能引毒火下行，达清解阳明积热之目的。

十九、风瘾疹

文生小东，年已十七。自幼易发风瘾疹，初数月一发，后则一月半月一发，发则数日不愈，瘙痒难忍，多处医治，未能根除，唯服息斯敏可得迅速控制，故常备之，病发则服。父母见其宿疾难愈，鼓励儿子长大学医。后考入我校中医专业。

一日，与我谈及此病。问余："可有根治'风疹块'之良方否？"余谓："良方虽有，然在校煎药不便，此病亦可用针灸治之。"文生闻言，求视针灸用具，余解针包予视。彼一见长长银针，便生畏惧，不敢言试。

1998年11月20日夜半，文生宿疾又发，奇痒难忍，搔之不息，直至深夜，痒仍不止。然囊中备药已罄，无奈黉夜敲门，求用针灸止痒。余令灯前视之，面赤如醉，风团累累，解衣察看，胸腹四肢尤多，风团连片，扪之灼热。自谓周身刺痒，搔不停手，揭被凉肤，痒得稍缓。伴心中烦躁，不能入睡，舌红苔薄白，脉浮稍数。

诊毕谓文生曰："此中医名风瘾疹，民间或称风疹块，或称风丹，现代医学则称之荨麻疹。"并为析其病因、治法："凡腠理疏泄、表气不固之人，风邪骤然侵袭，搏于肌肤而发此病；亦有因肠胃郁热，再感风邪引发而致病者。中医处方大法不外疏风止痒，血瘀者兼活血，血热者兼凉血，气血虚者兼益气养血，随证加减。针灸亦有祛风止痒之穴。尔今初试银针，我当少取穴位。"

遂取双侧曲池、血海针之，平补平泻，并于曲泽点刺出血数滴。同时于神阙拔一火罐。针后10分钟痒止，除去火罐，留针30分钟，中间行针一次。出针后文生高兴而去。次日谓同学曰："银针看似惧怕，刺入肉中并不疼痛。"

间日为其针刺双侧曲池、血海一次，连续7次。其后在校两年期间，风瘾疹未再复发。

按：曲池为手阳明经合穴，有疏风热、调气血、利关节之功。血海又名百虫窠、百虫窝，位于大腿内侧，髌底内侧端上2寸（中医学院教材《针灸学》将血海与百虫窝分为两穴，即百虫窝在血海上1寸），有祛风调血、除湿止痒之功。二穴合用能疏风邪，迅速止痒。因皮肤灼热，故初诊时加曲泽点刺出血，泻其热邪，止痒更速。又神阙拔罐，亦有祛风止痒之效。

二十、经络电冲击治疗疮痈12例小结

笔者于1989年夏季，采用"中国经络诊疗器"治疗多例疔疖疮痈，取得满意疗效，现将有完整记录的12例小结如下。

一般资料

本组12例，均为红肿灼痛之阳性疔疖疮痈，其中男性9例，女性3例；病程最短者1天，最长者7天；属疔疖者10例，属痈疡者2例，未成脓者11例，已成脓者1例；生于头面8例，上肢1例，下肢者1例，臀部1例，锁骨下1例；单纯使用本法治愈者8例，配合外用药物治愈者4例；未成脓11例中，冲击1次治愈者（肿消痛止）4例，冲击2次获愈者5例，冲击4次获愈者2例；已溃流脓的1例，配合外用药物冲击8次（4天），也结痂而愈。平均治愈时间约2天。

治疗方法

首先查看疮痈所生位置，以确定所属经脉，然后找到该经脉在手足指（趾）上的起、止穴位，进行治疗。治疗时将诊疗器的无关电极，安放在疮痈顶部，将治疗极接触在该经脉的起（止）穴上，采用疏密波型，然后扭开电源开关，进行电冲击治疗，电流由小到大，以患者能忍受为度，每次治疗10～15分钟。疔疖小疮初期，治疗一次即消，痈肿较大、疼痛灼热较剧而欲化脓者，每日可治疗2次，治疗时间也可适当延长，一般治疗3～5次可愈。

病例举隅

唐某某，男，45岁，1989年8月10日诊。

患者右臀部生一大痈，红肿灼热，疼痛不已，站坐行走均已不能，唯侧卧痛缓，已有3日。曾服红霉素及清热解毒中药，肿痛不减，并有化脓趋势，因见其疼痛

难忍，建议试用电冲击疗法治疗。患者为求疼痛缓解，同意一试。

查其疮痈生于右侧臀部下方，为足太阳经脉所过部位，乃将无关极安放于疮痈顶部，将治疗极尖端，点在足太阳经之止穴至阴上，采用疏密波型治疗，通电后患者立即感到有"凉麻"之气直窜痈肿周围，疼痛迅速减轻，治疗30分钟，患者即可下地行走数步。次日肿消过半，又治疗一次，第3日肿痛全除。治疗期间，一直未用任何药物辅助治疗。

体会

《黄帝内经》云："大暑流行，甚则疮疡痈肿。"（素问·五常政大论）又云："膏粱之变，足生大丁。"（《素问·生气通天论》）可见疗疖疮痈，多因感火热湿邪（暑中夹湿），或过食肥甘厚味，致使湿热火毒蕴积；营卫失和，气血凝滞，经络壅遏而成痈肿疮毒。本法取十二经在手足指（趾）上的起穴或止穴，进行电冲击治疗，是因其为五腧之井穴。古人认为，井穴乃经气所出之地，就像溪河"源头"。在此进行电冲击，能助长"经气"，俾"井水"涌出，流速增快，经络壅遏得以疏散，病邪因除，营卫因和，气血因通，疮肿疼痛也随之而消，是以收到立竿见影之效。

运用本法治疗疮痈，以疮径小之疗疖疗效最佳。一般冲击一次即可止痛，两次红肿消退。疮径偏大或已成脓溃烂者，疗效较差，若能配合外用药物进行冲击，疗效可明显提高。

对疮痈位置未在经络循行线上者，可用按就近经络之井穴冲击，若疮痈生在两条经脉之间者，可取两经之井穴冲击治疗。

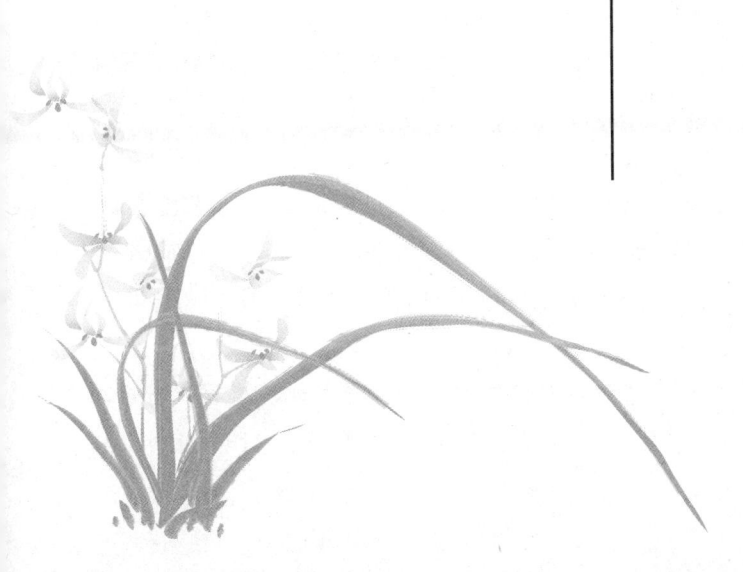

中篇 医药篇

一、感冒三例

例1 王君连进，吾之同乡也。余乡居时，时有过往。其家有病，恒招余视之。王君有女晓蓉，1985年嫁与中和李某。李务工攀枝花，婚后李携妻远赴攀市，参与工地杂活。攀市四月，便已炎热，工棚、卧室，电扇启用。一日午休，王女贪凉卧吊扇下，醒后头痛身楚。下午坚持上工，夜半高热寒战。其夫即送医院治疗，经服药输液等对症处理，治疗月余，寒热稍减，身痛不除，且头晕目眩，心悸不宁，咳嗽痰稀，纳谷呆滞，失眠多梦。医院又诊为"风湿性心脏病"。李某闻而心惊，六神无主，且花费已多，积蓄告罄，再无支撑之力，乃电告岳父。王君闻而不安，即日赴攀，接女回家调治。1988年6月25日，车经学校，下车求余治之。

观王女面黄肌瘦，精神萎靡。询之，头晕脑涨，项强身痛。稍微活动，则肢体骨节作响，咳嗽心悸，动辄气喘。右耳及左胁疼痛，发热恶风，时时汗出而肤冷，夜难入寐，梦扰纷纭。口淡乏味，纳谷呆滞，口渴不欲饮。舌淡苔黄腻，脉象沉缓。诊毕，谓王君曰："此感冒流连耳，以其风寒之邪，未曾外解，滞于太阳少阳之间。"王君闻系感冒流连未愈，心稍宽，问曰："如此可得速愈否？"余曰："可也。当调和营卫，和解少阳，邪去则愈。"遂疏柴胡桂枝汤加减。

桂枝15g　白芍15g　柴胡18g　半夏12g　黄芩12g　泡参15g　葛根20g　薏苡仁30g　藿香15g　甘草6g　生姜10g。水煎温服，并温覆取微汗出，避风寒、忌油腻生冷。

越日，王君陪女复至。女云：项强、身楚、耳疼胁痛、发热恶风、自汗、咳嗽等症均除，心悸缓解，睡眠亦稳。唯头尚重胀，周身乏力，饮食未开，右耳如塞。察其舌苔稍退，脉左大右小，沉而略显数象。风邪已随汗解，湿邪羁留未除。原方去葛根，加苍术、佩兰、石菖蒲，芳化湿浊。

柴胡15g　半夏12g　泡参12g　黄芩12g　桂枝15g　白芍15g　薏苡仁30g　藿香12g　苍术12g　佩兰12g　石菖蒲10g　炙甘草6g　生姜10g。水煎温服。

后以本方加减，又进三剂，诸症悉除，唯纳谷欠香，运化乏力。乃以六君子为主，加建曲、莱菔子，益气健脾，助运化湿。四剂后，纳食渐复，睡眠亦佳。王君方放心返家。

按：夏季天热，过吹电扇，易致内热外寒之感冒。治疗此类感冒，当辛凉疏风透热，若过用寒凉，或大量输液，不但表邪难去，且易损伤中阳，致外邪内陷，使一简单易治之病，转而成为复杂难医之疾。本例感冒，大量输液后，热退而病何不解？以病邪为寒水冰伏，未能外透也。并由太阳波及少阳，故出现项强身楚，发热恶风，时时汗出，左胁疼痛等太少并病之症。输液过多，内湿困脾，又及太阴。出现口淡乏味，纳谷呆滞，口渴不欲饮等症，故二诊以柴胡桂枝汤，加藿香、佩兰、苍术、薏仁，和解透邪，醒脾渗湿，表解里开，病邪得以外出而获愈。后以六君子汤调补脾胃，以善其后。

例2 贺某，男，26岁，中和人也。

九月中旬，收割晚糯。时近中午，突遭暴雨。挑谷冒雨回家后，复下河洗澡。是夜，见高热寒战，头项强痛，周身酸楚等症。次日迎村医治疗，村医输液1000ml（用药不详），又予服索米痛片等药，头痛身楚得以缓解。夜半，诸症复作。天明，再迎村医，医又以输液为主。一瓶液尽，病未得减，以为病重药轻，又输二瓶。孰料药液输入，头痛益剧，村医束手。更医，服药打针，病仍不减。邻人教其改服中药。遂于9月23日，其妻背负丈夫，上公路搭车来校求诊。

患者两手捂头，呻吟不已。询其所苦，则曰："头脑胀痛欲裂，尤以两侧、头后为剧，每闻外界声响，头痛尤烈，静卧疼痛稍缓，起坐则天旋地转。项背强急，不能顾盼。目胀欲闭，周身酸楚，往来寒热，始终无汗，微咳胸闷，大便微溏，纳谷稍可。"舌淡红，苔淡黄厚腻，脉象弦缓。余见其头痛剧烈，遂令端坐。取针刺百会及双侧列缺、风池、昆仑，均用泻法。留针30分钟后出针，头痛稍缓，项背稍舒。随后按风寒湿邪侵袭太、少二阳辨治，唯其输液过多，用葛根汤合柴胡汤酌加小剂量五苓散。

葛根30g 麻黄12g 桂枝12g 白芍12g 细辛6g 白芷15g 柴胡15g 法半夏12g 黄芩12g 杏仁12g 薏苡仁30g 泽泻10g 白术6g 茯苓6g 猪苓6g 甘草6g 生姜10g。水煎温服，温覆取汗出。忌风寒及油腻之物。

次日，贺某独自来诊。告谓：昨午服药，半小时后小便增多，至今晨小解达10余次，尿液盈盆，微得汗出，头痛身楚大减。刻下微有寒热，苔转白腻，脉缓而浮。上窍得开，下窍得利，病邪亦可随小便而出。（发汗、利水系治疗太阳病两大法门，故利小便可解表邪）再宣利三焦，透达寒湿。用柴胡桂枝汤合三仁汤加减。

杏仁12g 白豆蔻10g 薏苡仁30g 半夏12g 厚朴12g 滑石20g 桂枝12g 白芍10g 葛根20g 柴胡15g 茯苓15g 防风12g 川芎10g 苍术12g 木通10g 枳壳12g 甘草5g。水煎温服。

药后微有汗出，诸症随之而解。后贺某谓余曰："常言中药治病缓慢。今知不然。前日以为输液效速，却反增痛苦。"

按：近来治病输液，习以为常。医者乐于施，患者乐于受。用之恰当，效同桴鼓。用之不当，贻害无穷。本例患者劳力汗出淋雨，感受风寒湿邪。治当辛温解表，佐以燥湿散寒，风寒湿邪，可随汗解。前医不审病因，不辨表里寒热，动辄大量输液，不但表邪不解，反助内湿滋生，毛窍郁闭，病邪不出，不仅延误病情，亦增病人痛苦。

例3 黎某者，年已半百，渠河人也。1987年春节，偶感风寒。民间风俗，新年忌药，小病强忍，节后方图医治。正月初二，妹家宴客，特邀黎某作陪。席间敬酒劝菜，盛情难却，大进酒肉。晚归病加，恶寒咳嗽，头身强痛。次日招医治之，投以安乃近、甘草片、利君沙等西药，病未得解。又更数医，中西迭进，治将及月，终未汗出病解，头痛恶寒，反有加重之势。3月14日，来校求余治之。

时近春分，天气已暖，患者仍袭衣棉帽，犹啬啬寒颤。余问曰："黎君怎如此畏冷？"答曰："周身寒冷，如卧冰床。"再询诸症，则曰："头项强痛，周身酸楚，咳嗽胸痛，痰多易咯，初吐白稠，继稀如水，脘闷纳呆。"稍停又云："患病至今，未曾汗出。苟能令我出汗，病可松矣。"察其舌，苔白腻，中根甚厚，脉象沉缓。据其脉症，病属风寒夹湿感冒，治当辛温解表，发散风寒。

遂疏荆防败毒散加味予服。谁知次日患者来告：恶寒，头痛，咳嗽，纳呆如故，反增气喘，小便短黄，苔转黄腻，脉象沉缓。因忆叶天士有"通阳不在温，而在利小便"之训。且苔厚腻，小便短黄，脉象沉缓，乃湿滞于内，阳气不得外伸所致。遂改用三仁汤加减，宣通三焦，或可治其不解之寒。

处方：杏仁10g　薏苡仁20g　白豆蔻10g　滑石20g　竹叶10g　半夏12g　瓜蒌仁12g　藿香10g　佩兰10g　黄芩12g　藁本12g　川芎10g　茯苓15g　通草3g。水煎温服。

3月16日患者来告：服药半日，小便9次，量多色清，诸证随之而减，但仍未出汗。刻下头痛缓解，微恶风寒，尚咳逆气喘，舌苔薄黄，脉象弦缓。

原方去滑石、竹叶，加羌活、苍术、厚朴各10g，再进一剂，遂愈。

按：外感风寒，最忌油腻滞邪。本例患者便犯此忌，以致毛窍不开，风寒郁闭，因而出现恶寒不解，头身强痛等症。且油腻也易伤脾生湿，而出现脘闷痰多，纳谷呆滞，舌苔白腻等症。初诊未曾细辨，按常法治疗，以致病情反增。二诊宣通三焦，通利小便，内湿外寒，俱随之而去。此治外感又一方法。其实《伤寒论》治疗太阳病，就有"发汗""利水"两大法门。古人将发汗分为五法：认为麻黄汤发皮肤之汗；桂枝汤发经络之汗；葛根汤发肌肉之汗；大青龙汤发胸中之汗；

小青龙汤发心下之汗。又将水停三焦分而治之：即五苓散、小青龙汤治水停上焦；十枣汤、大陷胸汤逐中焦之水；下焦之水，去桂枝加茯苓白术汤（我用此方未去桂枝），引而去之，可作参考。

二、感冒琐谈

感冒为最常见疾病，世人一生，概莫幸免。此病四季均可发生，而以冬春为多，虽为小病，若治不得法，或失于治疗，往往引发其他疾病。谚云："伤风不醒便成痨。"清代名医徐灵胎尚且认为："不知此（感冒）乃至难之疾，生死之所关也。"而撰写《伤风难治论》（见《医学源流论》）进行论述。郑树珪在《七松岩集·伤风》中，列举世人忽视伤风感冒，造成不良后果者，达十种之多，其中致使不救者，就有五种。由是观之，切不可将感冒视为轻浅小疾，而不予重视。

感冒，是从致病途径而命名。"感"，是感受，"冒"，是冒犯。所感受的是六淫，所冒犯的则是六气，统称"感冒"。何以言之？盖四时之气，春温（风），夏暑（火），长夏湿，秋燥，冬寒，应时而至，是为六气。六气本为有利于万物生长发育之正气。六气一旦太过或不及，或不应时交替，便是致人发病之六淫邪气。对于六淫，若避之不及，"感受"则病；即使是有利于万物生长发育，本不致病的六气，若有意去"冒犯"它，同样可以致病，所以无论是感受六淫，或者冒犯六气，都会发病。其中因天道反常，感受六淫发病者，多有季节性、普遍性；冒犯六气而发病的，则与季节无关，也仅个别发病。用"感冒"二字作为病名，简明扼要，不但点明了发病原因，也蕴涵了预防方法，符合中医防治并重的思想。

"感冒"一词，最早见于宋代杨士瀛的《仁斋直指方》，如"冲和汤治感冒风湿之气。""大辰砂丸清头目，化痰涎，及感冒风寒声重。"而用作病名，则首见于明代医家虞抟的《苍生司命》，书中有论述"风寒感冒"病的章节。稍晚，儿科名家万全，在其《育婴秘诀》中，便用"感冒四气"作为病名。但"感冒"仍未被医家广泛作为病名使用，依然袭用"外感""伤风""伤风寒""冒风"等不同的病名。而正式独立为一个病名，则是在清代吴谦主编的《医宗金鉴·幼科心法要诀》里。将感冒独立为一门，称其为"感冒门"。与"惊风门""泻下门"等相提并论，并论述了感冒的兼夹证型。同时代的沈金鳌，在《杂病犀烛源流》中，也有专章论述"感冒源流"。此后，感冒成为一个病种，为广大医家认可，并沿用至今。

感冒以鼻塞、流涕、喷嚏、头痛、恶风、周身不适、脉浮，为其临床表现。

主要病因是感受风邪。因四时气候不同，故风邪袭人或夹寒夹热，或兼暑兼湿。因而四时感冒的临床表现，也有差异。医家们大致将它分为，风寒感冒和风热感冒两大类别。风寒感冒，病邪首犯太阳；风热感冒，病邪先伤太阴；至于夹湿感冒，病邪则多犯脾胃。这是感冒的大致规律。同时，感冒还与人的体质有关，阳盛之体，则易感受风热，而成风热感冒；阳虚卫弱之体，每易感受风寒，而患风寒感冒；素蕴内湿之人，常致湿邪或暑湿感冒；一向阴虚之体，多罹燥邪感冒。

感冒既是风邪为病，病位又在肌表，遵《内经》"其在皮者，汗而发之"之旨。于是疏风解表，便是中医治疗感冒的大法。但季节有寒暑，体质有强弱，因而具体到病人，又有别焉。风寒感冒，常用疏风散寒，辛温解表为法。风热感冒，常用疏散风热，辛凉透表为治。若夹暑者，则当清暑解表；夹湿者，则须祛湿解表；体虚者，又当扶正解表。法因证立，方随法变，活法圆机，正是中医治疗感冒的特色。

然而，感冒病邪的去路，又绝非汗解一法，有服解表药后，不见汗解，而现鼻衄，病邪随之而解。古人称之为"红汗"。盖"血汗同源"，故病邪可随衄而解。这在临床中亦颇常见。服药后若仍寒热无汗，可点刺内迎香，令其血出，亦收表解热退之良效。

也有病人，因寒遏湿阻，阳气难伸，屡进疏风解表之剂，始终不得汗出，病情缠绵难解。此型感冒，恶寒特甚，舌苔白腻而厚。作者遇此，每利其小便，使病邪从小便出而愈。盖风寒感冒，乃邪犯太阳。陈修园认为太阳病的治法，不外发汗利水两大法门。寒为水之气，水为寒之极，利其水，寒邪随之而去，太阳经气得伸，正气来复，自然获愈。

近二三十年，西医队伍迅速壮大，西药随之广泛运用，感冒输液几成常法。输液作为一种投药途径，用之对证确有速效，因而不少中医也竞相效仿。殊不知，感冒有风寒风热暑湿之分，若系寒束湿困，阳气本难外伸者，再输过量水液，于是湿因寒遏，寒因水困，病邪岂得外出？感冒又怎能速愈？近年来，作者亲见不加辨析而输液，致使病情加重者，不在少数。如贺某案，便是如此。此外，有的感冒误用输液后，反致湿困伤中，或致咳嗽喘满，或致腹胀纳呆，不一而足。所以感冒输液，当因人因病而异，可用则用，不可滥用。

电扇空调的普及，夏季感冒有增多趋势。此类感冒因贪凉而得，属内热外寒之阴暑，亦称夏季伤寒，用加味香薷饮，开表散寒，利湿祛暑，本不难医。然而有的医者却违背开表逐邪之旨，以为病因暑热而致，理当清热为务，大剂寒凉，冰伏热邪，结果适得其反。如王某感冒案，便是如此。

随着社会的进化，人们生活发生了根本性的改变，致使感冒也有一些新变化。

如由于工作学习繁忙，餐桌鱼肉增多；一些人纵欲而滥用壮阳药物，这就易致阴虚内热之体增多，所以不少人一旦感冒，便引发内热。初现微恶风寒，旋即高热不退，口渴饮冷，舌红咽干等风热重症。此时若仅投以辛凉解表，难克热势，需与辛寒合用，并加入养阴之品，方能解内外之邪。实则在疏风解表中，又导入了清热、养阴之法。

感冒病邪在表，宜见浮脉，忌见沉脉。见浮脉，是为脉证相符，主病易治；若见沉脉，则是脉证不符，乃正气偏虚，或外邪偏重，紧固其表，正气一时无力外出抗邪，主病情流连，难以速除。

三、肩痹证

余妇成英者，伏龙人，年近五旬，邻人余君成德之姊也。患左肩痹痛，已有一年，近数月来，病情日见加重，以致痛无休止。求医多处，中西迭进，病情未减，却渐重笃。自谓无愈期矣！

1968年9月初，适余赴蓉进修返里。其弟成德，与我毗邻，闻吾已归，来舍商治姊病。余详问病情，许之可愈。成德遂接姊来家，10月8日陪其来诊。

自谓：左肩疼痛已久，初时遇寒则痛，近数月来痛无休止，且不能受纤毫之压，虽单衣触之，亦如百斤重担压肩，痛不可忍，故常以右手托衣，使不接触左肩。观其左肩下垂如废，凡上举平伸、外展后反、屈肘抬肩，均不可能。诸如梳头、穿衣、解衣，均需人帮助。幸胃纳未衰。

诊得脉象沉缓，舌淡红苔薄白，脉证合参，当属痹证，即今人所谓之肩周炎是也。夫痹证致病之因，盖由风寒湿三气杂至，客入筋骨肌肉，使经络痹阻，气血不通，而成斯疾。今观患者肩痛不移，遇寒痛甚，乃寒客筋骨之痹也。论治当温经散寒，祛风通络。惟其病经日久，当取汤药、针灸并进之，其效方著。

针灸穴取：肩髃、肩井、肩髎、手三里、曲池，均用补法，针后施以小炷艾灸，每穴5～7壮。

中药处方：秦艽15g　续断12g　威灵仙15g　防风15g　五加皮15g　桂枝12g　海桐皮24g　姜黄9g　鹿角霜15g　松节30g　当归15g　泡参15g　山药24g。水煎温服。

10月10日二诊。经前日针灸并服药一剂，左肩疼痛稍减。知药已中病，毋庸更方，原方继进。仍于前穴增损针灸之。

10月12日三诊。肩痛大减，可任衣服触压，但以手重按，仍觉疼痛。前方酌加丹皮活血消瘀，羌活祛风止痛，茯苓除湿健脾，豨莶草、忍冬藤、丝瓜藤疏经通络。针灸同前。

10月14日四诊。针灸、方药仍按三诊方。

10月16日五诊。肩痛已除，即使重物相加，亦不复痛。左手亦可随意屈伸举展，活动较为自如。患者急于回家，求疏巩固之方。余宗前意，为疏：

秦艽15g　防风15g　防己12g　威灵仙12g　五加皮12g　桂枝12g　姜黄9g　海桐皮24g　鹿角霜15g　松节30g　当归15g　白芍24g　乳香9g　没药9g　石楠藤12g　川断肉12g　豨莶草15g　忍冬藤24g　丝瓜藤9g。嘱服3～5剂。

后数月，余荐邻人来诊，告谓：彼肩痛愈后，未再复发。并代为致谢。

按：肩痹症又名肩凝症、漏肩风，西医名为肩周炎，属中医痹证范畴。其致病者，多系素体偏虚，腠理不密，卫外不固之人。若调摄不慎，一旦外感受风寒湿邪，则使气血痹阻，经隧不通，肌肉僵滞，关节不利，痹痛生焉。方中以防风、秦艽、桂枝、海桐皮、五加皮祛风除湿，且桂枝配灵仙温通经络；姜黄横行手臂引药达于肩臂；松节利关节，鹿角霜、续断、泡参、当归、山药益气血壮筋骨。诸药合用，共收祛风通络，散寒止痛，壮筋健骨之效。针灸诸穴，亦有通经络，利筋骨的作用。针灸汤药配合，疗效更捷。

若系寒邪凝固者，可采用火疗法。其效立竿见影，轻者一次即愈，重者不过三四次。若系外伤所致者，可配合放血拔罐。

四、痹证五例

例1　林君某亮，年已四旬，小学教师。两年前身患湿热，愈后遗右下肢酸痛，痛引腰尻。若蓦然转身，腿痛不能行。医治年余，药逾百剂，兼用针灸，症状不减。林有从兄某银者，曾患膝关节痹痛，为余所愈，见弟病久治不愈，荐来诊治。

1989年7月18日，林君搭车至。见其行走缓慢，步态蹒跚。询之，右脚酸胀痛麻，腓肌尤甚，举步沉重。按其患肢，肌肤绷紧而痛甚。伴三餐纳少乏味，小便短赤，大便时溏，舌苔黄腻，根部尤厚。切脉沉弦而缓。乃曰："此湿热痹也，类属著痹。《三因》云：'湿多则著，在骨则重不举，在脉则血凝而不流，在筋则屈伸不利，在肉则不仁，在皮则寒'。而君所患者，乃湿热之邪，阻滞肌肉关节，致使气血运行受阻，不通则痛也。"遂按清利湿热，通络止痛立法。

处方：薏苡仁30g　黄柏15g　苍术15g　川牛膝15g　木瓜30g　当归15g　白芍20g　北细辛6g　木通12g　海风藤15g　防己15g　海桐皮30g　秦艽15g

独活15g 甘草6g。水煎温服。

并为其针刺承山、委中、昆仑、足三里、阳陵泉，平补平泻，留针30分钟，每10分针行针一次。次日，余回乡休假，嘱其守方服用。至9月1日开学，林君再至，谓上方连服15剂，下肢疼痛已除，唯腓肌仍觉酸胀。舌苔转为薄白，脉沉而缓。遂疏一散剂方，嘱缓慢服之，以图全功。

苍术50g 黄柏50g 薏苡仁60g 川牛膝30g 厚朴40g 木瓜50g 独活50g 草果30g。研为细末，每日饭前服10克，开水送下。若服完一剂，病未全愈，可照方配制，继续服之。

10日后林君来告：一剂药散尚未服完，脚痛已获治愈。

按：《内经》曰："风寒湿三气杂至，合而为痹也。其风气胜者为行痹，寒气胜者为痛痹。湿气胜者为著痹也。"而林君感受者，非独湿气，且兼热邪，故治之当清利湿热，通络止痛。方中四妙散，健脾清热除湿，独活、秦艽、防己、海风藤、海桐皮，祛风除湿，通痹止痛；当归、白芍养血柔筋，北辛散寒止痛；木通、木瓜利湿通痹，缓解拘挛；甘草缓中和药。湿邪为病，留连难去，故二诊用四妙散加厚朴、独活、木瓜、草果。合为散剂，持续进药，慢病缓治，终获全功。

例2 彭翁某荣，临溪人，年六十有四。四肢关节酸痛，已历年余。每遇阴雨，酸痛加重。今年8月，冒雨抢收水稻，遂致周身骨节疼痛，肘腕膝踝关节浮肿，并逐日加重，服药3个月，肿痛不减。闻林君病愈，于1989年11月21日，乘车来诊。

见其活动不利，行走脚跛。肘腕膝踝等处肿大，皮色不变。扪之不热，但自觉骨中烘热。坐卧痛缓，立行痛增。手指屈伸不利，肩背腰尻及髋关节但痛不肿。饮食尚可，二便正常，舌质偏淡，苔薄黄腻，脉象沉缓。

此著痹也。乃湿寒痹滞关节，气血运行受阻，不通则痛。法当燥湿散寒，疏筋利节。用麻黄加术汤合麻杏薏苡甘草汤加味。

麻黄15g 桂枝15g 杏仁12g 苍术15g 薏苡仁40g 二活各15g 秦艽15g 木通10g 甘草6g。水煎温服，取微汗出。2剂。

24日再诊，上方二剂，得微汗数次，身痛稍缓，拇指稍可活动。然上肢仍不能反摸腰背。腕肘关节晨肿夕消，膝踝关节晨消夕肿。关节痛处仍觉发烧。舌淡苔薄白腻，脉象沉缓。此乃风湿相搏，郁结不通。

改用甘草附子汤合麻杏薏甘汤加味。桂枝12g 附片（先煎）12g 苍术12g 炙甘草10g 麻黄10g 杏仁10g 薏苡仁30g 葛根30g 防己10g 秦艽12g 松节30g 木通10g。水煎温服。2剂。

11月27日三诊。肿痛大减，行无跛步，手可屈伸，指可半握。脉弦略滑，舌淡苔白，舌体反而胖大。二诊方去木通，加灵仙15g。2剂。

12月1日四诊。尚见左侧肩臂酸痛，手指关节肿胀，尚未全消，余无不适。脉浮缓，舌胖淡苔淡黄。投甘草附子汤合桂枝加葛根汤加减。

炙甘草10g　附片（先煎）12g　桂枝12g　干姜12g　白芍12g　葛根30g　秦艽12g　松节30g　苡仁30g　防己10g　知母10g。水煎温服。2剂。

12月4日五诊。肩臂疼痛已缓，但反手摸背，仍觉酸痛，指可握拳，下肢屈伸，稍觉不利。舌淡稍胖，苔薄白腻。脉浮而滑。

四诊方去知母、秦艽，加入杏仁利肺气，白芥子搜筋膜之痰湿，草薢泄筋骨之湿浊。

此方4剂后，肿痛全消。后以十全大补汤加味，浸泡高度白酒，缓慢服之，扶正善后。随访数年，未曾复发。

按：此病诊治五次而愈，均以经方加减。初诊之方，意在疏散肌表之风寒湿邪，二、三诊方，表里同治。四诊时表邪已除，故以温里散寒为主，兼疏通经络而收功。治疗风寒湿痹，不仅祛风散寒、利湿通经，而发汗一法，亦为有效常法。试读仲景书便知。时方五积散，亦可用以治疗寒湿痹证。

例3　莫君某茂，年逾六旬，临溪人也。体丰腴，素善啖，能耐劳，屠猪市肉，已有多年。1989年7月3日，乘车到校，挂杖来诊。方落座，便卷裤管，谓余曰："左膝以上皆痛也。"遂察其左腿，自膝沿大腿内侧，上至腹股沟，筋肉挛急，按之痛甚。询其起因。曰：半月前，房中闷热，露宿院坝，醒后左膝疼痛，次日痛连腿膝。初尚可忍，数日后疼痛加剧。坐后起立，疼痛倍增，十余步后，痛可稍缓。坚持行走，疼痛又剧，且痛处肌肉，频频跳动。纳谷尚可，舌淡苔白而润，脉沉细缓。此寒邪阻滞，筋脉挛急所致。治当散寒止痛，缓急柔筋。方用芍药甘草汤合甘草干姜汤：

白芍15g　甘草15g　干姜15g　木瓜20g。水煎温服。

7月5日再诊。上方服后，痛未稍减。细询之，其痛每于夜半为甚，且牵引左侧少腹，波及臀尻。环跳附近，疼痛明显。舌脉如前。改用温经散寒，疏利少阳。用当归四逆合小柴胡汤：

当归15g　北细辛8g　白芍15g　桂枝15g　木通10g　柴胡10g　半夏10g　黄芩10g　泡参10g　甘草5g　大枣10g　牛膝10g。水煎温服。

一剂疼痛大减，再剂遂愈。

按：六旬老人，营气已虚，卫外之阳，亦已不固，皮毛空疏，腠理不密，本应善自调摄,却夜宿户外。风冷露雾,乘虚侵袭,怎不感寒痹痛?初诊用芍药甘草汤合甘草干姜汤,意欲缓急止痛,温散寒邪,然方中仅干姜一味,散寒力薄,是以无效。经仔细询问,方知疼痛夜半为甚,且牵引左侧少腹及环跳附近,乃知寒滞肝胆二经,遂改用当归四逆合小柴胡获效。

例4 蒋妪,年七旬矣,中和人。1994年2月22日,拄杖来诊,谓余曰:"吾右膝疼痛,已有年余,家计贫弱,服药难继,以致病魔不除。"

观其右膝,微肿不红,屈伸不利,行走脚跛,下梯不便。询其疼痛可否随天气变化而增减。曰:"晴天痛缓而胀,阴雨痛甚而冷。"脉之,沉弦而缓,舌淡苔薄白。辨为寒湿痹证,系寒湿痹阻经脉所致。治当散寒除湿,祛风通络。方用当归四逆汤加味。

当归15g 桂枝15g 细辛10g 白芍15g 木通10g 松节30g 鸡血藤20g 钩藤15g 淫羊藿12g 灵仙15g 独活15g 牛膝10g 木瓜15g 防己10g 苡仁30g 木香12g 甘草6g 大枣3枚。水煎温服。

又为其针灸:膝眼、阳陵泉、足三里、委中。每日一次。

越日,膝部酸胀减轻,但行走仍痛,脘腹时胀。

原方去苡仁,加入附片10g 秦艽12g 白术15g 枳壳15g。

此方共服4剂,针灸7次,遂愈。

按:老年营弱卫虚,寒湿每易侵袭,流注经络,气血运行受阻,诱发本病。当归四逆汤温经散寒,养血通脉。加灵仙、独活、牛膝、木瓜、防己、苡仁祛风除湿;鸡血藤、钩藤,养血通络;松节利关节,木香理气滞,服后病减。二诊时酸胀缓解,行走仍痛,故于前方去薏仁,加入附片、秦艽,以增温阳止痛之力。腹胀加枳壳、白术,健脾理气,再配合针灸,共收祛湿散寒之效。

例5 唐女某芳,年近三旬,渠河人也。手足关节痹痛数月,行走不便,日以"吲哚美辛"二三服,以求疼痛暂缓。1994年4月14日,其夫背来求治。

观其双踝,肿大变粗,扪之清冷,按之疼痛。嘱其行走,扶墙唯站,无力举步。手指肿胀,屈伸不利。伴项背强痛,不能顾盼。切脉沉细而缓,舌淡苔白。此风寒湿痹也。法当祛风散寒,除湿通痹。用甘草附子汤加味。

炙甘草12g 附片(先煎)15g 白术15g 桂枝15g 二活各15g 灵仙15g 苡仁30g 萆薢20g 苍术15g 细辛9g 秦艽15g 葛根30g 木通10g。水煎温服。所弃药渣,可再煎水泡洗患处。2剂。

4月17日二诊。肿痛均减,踝骨可见,项背亦舒。唯手指肿胀未除,屈伸受碍。其夫告谓:今来路上,伊缓慢行走,约有二里。余症均减。原方加减再进。

炙甘草12g　桂枝15g　白术15g　附片（先煎）15g　苡仁30g　防己12g　木通12g　灵仙15g　秦艽15g　细辛8g　松节30g　防风15g　鸡血藤30g　当归15g　萆薢20g。水煎温服。5剂。

　　5月1日三诊。今日步行来诊，行约两公里。手足关节肿胀均消，疼痛虽缓，但游走不定，且见口苦而干。脉细略数，舌淡苔白。甘草附子汤稍佐敛阴之品。

　　炙甘草12g　附片（先煎）10g　桂枝12g　白术15g　苡仁20g　钩藤12g　鸡血藤30g　防己12g　防风12g　乳没各10g　黄芩12g　知母12g　白芍15g。水煎温服。3剂。

　　5月7日四诊。踝关节肿痛本已消除，近因农忙，下田插秧，又见下肢疼痛。踝关节日肿夜消，项背强痛，顾盼不利。脉沉缓，舌淡苔薄白。是正气偏虚，故遇劳感寒复发，前方合乌头汤加减：

　　炙甘草12g　乌头（先煎1小时）10g　白术15g　桂枝15g　葛根30g　麻黄10g　黄芪30g　白芍15g　防己15g　二活各15g　苡仁30g　萆薢15g　鸡血藤30g　灵仙15g　松节30g。水煎温服。4剂。

　　4剂后肿痛全消，劳后亦未复发。

　　按：风寒伤及营卫，寒湿流于关节，故而关节肿痛。治当祛风散寒，除湿通痹。甘草附子汤，为仲景治疗风湿流注关节的名方。究其方义，术附入里而除湿，桂草走表而祛风。以风湿深入关节，治当缓而行之，驱之过急，风去湿留，反留后患，故当重用甘草，缓其药势。加入二活等药，共襄祛风除湿。后因正气未复，过早下田插秧，再感寒湿而复发，故合乌头汤，增祛寒除湿之力。培正固表，以防再次复发。

五、腰痛二例

　　例1　林某平，年方弱冠，伏龙人也。体素羸弱，半年前患腰痛脚软，站则腰部胀痛，卧则胀痛可缓，稍劳腰痛如折。平路尚可慢步行走，上坡则需以手按膝。服药迄今，终无效果。其戚为我校职工，见其久病未愈，乃于1994年3月17日，带其来诊。

　　按其腰部并无痛点，下肢不温，肌肉松弛。诊得六脉沉细，两尺无力，舌淡而胖，苔白而润。询及起因，乃强力入房，肾精斫伤所致。夫精者身之本也，腰者肾之府也。肾精足，则腰脊健壮而有力。今患者肾精受斫，不仅腰痛难当，足亦软矣。非但无以作强，即便身躯，亦难支撑。故治当温补肾阳，滋补肾精。

用阳和汤右归丸加味。

麻黄9g　熟地黄30g　白芥子6g　干姜6g　鹿角胶（烊兑）15g　肉桂6g　独活12g　寄生15g　续断15g　黑故子15g　菟丝子15g　淮牛膝12g　甘草6g。水煎温服。2剂。并嘱慎房帷，惜肾精。

3月24日二诊。腰痛及下肢痿软稍减。原方加巴戟、杜仲各15g，并配服虎潜丸，每次一丸，与汤药同服。3剂。

服药3剂后，腰痛已除，患者停药数日，观察疗效。

4月7日方来三诊。谓腰痛已除，行走已觉有力，可做轻活，用力仍痛。且谓：往日来诊，行需3小时，此次来诊，行约1小时。舌淡苔薄白，脉虚细。前方稍作加减，再进二剂，以求巩固。

麻黄6g　鹿角胶（烊兑）15g　肉桂8g　干姜8g　熟地黄30g　白芥子8g　寄生15g　狗脊15g　黑故子15g　巴戟15g　杜仲15g　续断15g　独活15g　菟丝子15g　淫羊藿15g。另虎潜丸2盒（每盒10丸），每次一丸，与汤药同服。2剂。

按：劳则耗气，体虚入房，伤及肾精，以致腰痛膝软，脚弱无力。欲治腰痛，须补肾精。阳和汤本为治疗阳虚寒凝之阴疽名方。借以治疗本病，亦颇对证。方中熟地填补肾阴，姜桂温通脾肾，麻黄虽属表药，但与肉桂配伍，能逐深入少阴、厥阴筋骨之寒邪，白芥子可治"筋骨腰节诸痛"。（《本草纲目》）鹿角胶为血肉有情之品，大能温补命门，填补精血，于精伤者，足堪大用。配入黑故子、菟丝子等补肾温阳诸品，及滋肾阴，强筋骨之虎潜丸，其补肾壮骨之力，更为雄厚，疗效自然显著。

例2　蒋君某林，年四十有四。患腰痛已逾四年，求医服药，疗效甚微。1993年6月5日，经某医院摄片诊断：腰骶3～5椎体骨质增生。服药、牵引，当时有效，十余日后，腰痛如故。10月4日前来求诊。自谓：腰部疼痛，时剧时缓，剧则刺痛，缓则酸胀，劳则加剧，歇息痛缓，转侧不利，俯仰尤艰。下肢麻木，时有酸胀。睡眠较差，纳食尚可。近半月来，右锁骨又现疼痛，日渐加重，且见微肿。纳谷正常，舌苔淡黄而腻，脉象弦缓。

证属肾虚腰痛。病经四年，实证已少。张景岳谓："腰痛之虚证十居八九。"姑按虚证治之。从温肾通督，祛风除湿立法。方用阳和汤合独活寄生汤加减：

麻黄10g　白芥子10g　鹿角霜15g　熟地黄30g　肉桂8g　干姜9g　威灵仙15g　狗脊15g　独活15g　当归15g　淫羊藿15g　薏苡仁30g　茯苓15g　千年健15g　桑寄生15g　松节30g　炙甘草5g。水煎温服。2剂。

6月8日二诊。

服药二剂，疼痛未减。细询之，则腰痛固定不移，坐卧痛甚，活动后痛胀暂可缓解，再观舌下，青筋明显。乃知为瘀血阻滞，改用活络效灵丹，加入祛风除湿补肾之品。

当归15g　川芎15g　丹参15g　乳没各15g　土鳖虫12g　防风12g　防己10g　威灵仙15g　松节30g　杜仲15g　续断15g　二活各15g　白芷12g　苡仁30g　淫羊藿15g　细辛8g　木通12g　甘草6g。煎取药汁，兑入少许白酒，温服。3剂。

13日三诊，腰痛大为缓解。药既中的，不需更方。原方续进3剂。诸症遂除。半年后感冒来诊，询其腰痛，未再复发。

按：腰椎骨质增生引发的腰痛，与肝肾亏虚，筋骨不坚，感受风寒湿邪有关。风冷寒湿，一旦深入筋骨，气血瘀阻，筋骨受损而发病。初诊时未曾仔细诊断，将其按肾虚腰痛论治，因而疗效不显。后从腰痛固定不移，舌下青筋明显，断为瘀血阻滞。改用活血祛瘀为主，辅以祛风除湿，果然药到病除。可见辨证需细致，准确方显效。

六、面　瘫

李某福，年逾五旬，赛龙人也。1969年9月初某日，晨起即出现左面绷紧，口鼻右斜，左睑外翻而流泪，吃饭漏汤。先后就医数人，服药十余剂，病情如故，乃于11月12日求余诊治。

患者自云："天气转凉，未换竹席，夜寝席上，凉气袭面，晨起已患斯疾。"诊得脉弦长，舌苔薄白而润。诊为面瘫。此风寒中于面部阳明、少阳经络所致也。治宜祛风通络，日久不愈，加虫药入络搜风，用牵正散加减。

葛根30g　防风15g　柴胡15g　白附子9g　白芍9g　杭菊9g　天麻9g　当归9g　蜈蚣2条　全虫4.5g　甘草3g。水煎温服，取头面汗出，忌风。3剂。

每晚用大黄鳝1条，斩尾取血，涂于左地仓穴，晨起洗去。

11月18日二诊：口眼稍正，原方加减再进。

葛根30g　防风15g　白附子9g　南星9g　天麻9g　杭菊9g　钩藤9g　蜈蚣2条　全蝎4.5g　蝉蜕6g　桑叶50g。水煎温服。3剂。外治同前。

内外治疗共十余天，遂愈。

按：面瘫是由风寒侵袭面部阳明、少阳之经脉，致使经气不通，气血不和，经脉失于濡养，面肌无力，因致面瘫。本例患者于深秋天凉席冷，面触凉席而受寒所致。在临床中，尚有冬天漱口，冷水突然刺激面部，而致面瘫者，更多者因寒风骤袭面部而致。初期治疗，当祛风散寒，辛温发汗。常用葛根汤、川芎茶调散、柴葛解肌汤加减。汗出后谨避风寒。常用药如麻黄、葛根、桂枝、柴胡、白芍、白芷、川芎、僵蚕、蝉衣、当归、白附子、甘草等。初期病本在经，不宜早用蜈蚣、全蝎等虫药，（本例已历2月余）否则引邪深入，病难速愈，若过早服用虫药，每成痼疾，我见多矣。

七、风　痹

李翁恒洲，族侄富扬之岳丈也，年七十有七，善啖而素健，勤劳而少息。1974年农历7月24日，午饭后，伏案假寐，肘移身晃，摇摇欲坠，其子忙扶移床榻。翁受惊而瘖，口不能言，肢不能动矣。即招医诊治，医着外感风寒治之，用荆防败毒散加减，连进二剂，病有加重之势。

7月27日延余诊之。见翁仰卧于床，面色萎黄，口角流涎，神志恍惚，昏沉嗜睡，偶尔神清。语言謇涩，吱吱唔唔，似言头晕心慌。四肢痿软，不能动弹。三日未进汤谷。诊得左脉弦滑，右脉弦长略数，舌边赤，苔粗白而欠润。此风痱也。《灵枢·热病篇》论风痱之状及预后云："痱之为病也，身无痛者，四肢不收，智乱不甚，其言微，知可治；甚则不能言，不可治也。"其致病之由，良由肾精亏竭，虚风上扰，气血上逆，痰随气升，阻塞清窍，乃成斯疾。治宗河间法，用地黄饮子加减：

大生地15g　肉苁蓉12g　云茯苓12g　五味子9g　远志肉6g　麦冬12g　霍石斛12g　苏薄荷6g　法半夏12g　化橘红9g　炒枳壳9g　川芎片9g　生龙骨30g　生牡蛎30g　石菖蒲9g。水煎取汁，另砍水竹十余根，火烤收取竹沥，兑入药汁服用。

7月29日二诊。进地黄饮子，神志渐清，纳食稍进，四肢已能活动，但不能起坐。脉弦长略数，舌赤苔黄根厚，于前法中佐祛风潜阳、调和肝脾之品。

大生地15g　杭白芍15g　钩藤12g　鲜地龙6条　刺蒺藜12g　僵蚕9g　川芎9g　当归9g　石斛12g　山药12g　黄芩3g　法半夏12g　化橘红9g　生龙骨30g　生牡蛎30g　肉苁蓉9g　茯苓12g　北五味9g　远志肉9g　柏子仁9g　山栀仁9g。水煎温服。2剂。

上方二剂后即能起卧，四肢亦可活动，语言较前清楚。饮食调理，旬日后，能外出行走。数年后以他病而逝。

按：风痱之病，乃因肾阴亏虚于下，肝阳偏亢于上，水不济火，相火内炽，火升风动，气血上逆，络脉挛急，经脉壅滞，而出现肢体瘫痪。肾之经脉夹于舌本，肾虚精气不能上承，故音喑失语。地黄饮子滋肾阴，益肾阳，祛痰开窍。然患者舌红欠润，显系阴亏火旺之象，故于原方去桂附；加龙牡平肝潜阳，川芎活血兼行气，合二陈、竹沥化痰。一剂后肾水得升，痰浊得降。气血始畅，因而病情得以缓解。二诊方中又加钩藤、地龙、刺蒺藜、僵蚕，以增强平肝息风之力；黄芩清肺化痰，且肃降肺金，而抑制过旺之肝木，山栀仁清心热，并能助柏子仁安神除烦。组方颇切病机，因而数剂即获康复。

后有学生读案问之：老师，此例风痱可否以续命汤治之？答曰：续命汤系由麻黄汤合桂枝汤变化而成，常用于冬月感受外邪之"真中风"，本案发生在夏月，且无肢体拘急，而有"四肢痿软，不能动弹"，况前医用过解表之剂不应。我以"类中风"断之，故用河间法，而不用《千金》续命汤。

八、痰湿型偏瘫忌用补阳还五汤

申某者，年五十有二，中和人也。20世纪80年代后期，随戚人赴石家庄市郊，承包砖窑，烧制砖瓦。申任砖厂炊事之职，起早睡晚，不辞辛劳。一日早起做饭，昏仆厨房。同事见而扶之，已不省人事矣。急拨120救之，次日虽苏，则右侧偏瘫，痰涌舌缩，口不能言。经治半月，少有进展，遂送回家中调治。1989年9月5日，申妻来校相邀，遂随往诊。见患者形体魁梧，仰卧于床，右侧手足欠温，瘫软无力，不能稍动，掐之尚有痛感。舌淡短缩，难出齿外，苔白厚腻。口涎如涌，源源外流，家人不断揩拭。口不能言，"啊啊"声出，不知其意，患者亦着急万分。遂问家属：得知纳谷呆滞，大便虽不干结，解便滞而不畅，小便短黄而臭。脉缓而滑。综合分析，病属中风，系痰湿夹瘀，阻滞经隧所致。治宜化痰通滞。方用三平汤合导痰汤加减。

杏仁12g　薏苡仁30g　白蔻仁10g　厚朴12g　法半夏15g　苍术15g　制南星15g　枳壳12g　竹茹10g　白芥子12g　石菖蒲12g　郁金15g　丹参15g　大黄（开水浸泡分次兑服）10g　甘草6g。水煎温服。2剂。

时过数日，申妻再来相邀，言病情较前更重，求再往诊。余忙问："莫非前方服后病情加剧？"答曰："非也，老师方服后，舌可伸出唇外，语言亦稍清楚，饮食逐日有加。后服舅父药方，病转重矣。"

盖申有妻舅吴某者，行医多年，老医也。因住他乡，未即延请。数日后，吴得知侄婿中风，特来探望，并为治疗。药进两剂，舌体内缩，言又不出。吴遂辞归，临别特嘱，仍请前医治之。

索其方，乃补阳还五汤也。方中黄芪重达120g，且加入蜈蚣、全蝎。余再诊之，不仅舌缩不语，且不饥不食，脉急而滑。便谓其妻曰："此病我难扭转，不如送入医院治疗。"申妻问："何以难治？"余曰："学识有限，无能为力。"遂辞。后申某送枧子沟，华蓥山中心医院，医治半月，无功而返，回家数日而逝。

按：此病之致，良由痰湿夹瘀为患。初本实证，治当祛湿化痰为主，佐以通经开窍。必待痰湿去后，方可言补。而吴老先生，不辨虚实，便以大剂黄芪补气，壅滞固涩病邪，便犯实实之戒。中风之脉，见浮缓浮迟者易治，沉疾者难疗。患者身无热象，脉见急滑，则是难治之脉也。再者，叶天士《临证指南医案》中，多次指出："病初在经，久病入络""大凡经主气、络主血，久病血瘀""初病气结在经，久则血伤入络""经年宿病，病必在络"。愚以为本例患者，中风未久，邪本在经，尚未入络，却用蜈蚣、全蝎入络搜风之品，药过病所，反而引邪深入，陷于络脉，病邪难出。医者不明个中道理，导致不少中风患者，留下偏瘫残疾，甚或毙命。

九、热极似寒

1965年初夏季节，族兄华高，病温六七日，高热不退。时先父未在家中，族嫂招余视之。并告知族兄头痛身痛，不饥不食，口渴频饮，且须饮现烧开水，即使刚才装入保温瓶之开水，也不欲饮之。神志时清时昧，偶有谵语。泻下清水，日十余次。

切其脉，浮沉皆数，重按有力。舌边红，苔黄黑相间而欠润。初用清气凉营药，如犀角、生地黄、银花、连翘、石膏、黄连、栀子等，服之病不减。夜半又来招诊。细看脉滑数有力，胸腹灼热，下肢不温；腹部按之，硬块成串，重按呼痛；苔转黑燥，扪之棘手；泻下虽水样粪便，然极其秽臭，虽喜热汤，却是热极似寒，非真寒也。正应了《曹氏温病四字经》"舌黑枯裂，热汤反喜"之断言，并指出当"急下存阴，稍迟则死"的治则和预后。乃知前诊有误，此阳明腑实证也，于是用大承气汤加黄连。

大黄（开水泡兑服）15g　芒硝（开水泡兑服）15g　枳实15g　厚朴15g　黄连9g。水煎后三味，兑入硝黄液与服。并嘱族嫂：族兄大便畅泻后，停兑硝黄液。

次晨专访,族兄病情如故,而硝黄泡液,均已服完,遂令其子去赛龙药店,单购硝黄各30g,开水泡好加倍与服。下午又往探病,仍未解下干结燥屎。乃令其子将前方再配一剂,且将硝、黄各增至30g,急急煎服。至午夜方解燥屎十余枚,热毒顿挫,口渴方止。诸症亦随之而解。

按:此为热结阳明之腑实急下证也,其口渴热饮,乃是热极似寒;泻下清水,乃是热结旁流;下肢不温,乃是热深厥深;均系假象。初诊时,误将其病诊为热入营分,而用犀角、生地等清营凉血之品,以致病情不减。其实,气、营分证之区分,从舌上即可辨认,凡热邪入营,舌必绛红,舌苔渐少。舌上苔多者,必在气分。其次,气分证口渴引饮;营分证口不甚渴,或渴不多饮。此外,发热上亦有区分。这些书本虽学,然骤临重病,便难认清症候,可见当年学识肤浅,经验缺乏,以致误诊误治,错路弯行。特记于此,以供后学之鉴。

《曹氏温病四字经》,为清末陕西渭南名医曹华峰所著。四言歌诀,六十四句,256字。言简意赅,提纲挈领,勾画了温病辨治大法,可供初学参考。清末名医徐彦成评价此书:渭南曹华峰文选,尝取鞠通《条辨》各法,衍以四言韵语,附载诸方于后,名曰《治温提要》,极为简便。读吴氏书者,当以此为嚆矢也。(按:《治温提要》即《曹氏温病四字经》)全文甚短,现附于后:

病以温称,顾名思义。热邪伤阴,与寒迥异。初期口渴,不寒而热。右寸脉大,识病要诀。春温风温,微兼表证。初期恶寒,主以麻杏。稍事迟延,热甚寒止。风化已尽,表药禁矣。桑菊银翘,轻重酌宜。辛凉之法,内外兼施。大渴引饮,津液急存。承气撤热,白虎救焚。舌黑枯裂,热汤反喜。急下存阴,稍迟则死。邪入包络,谵语昏狂。紫雪清宫,至宝牛黄。正虚邪实,下之不应。增液承气,水活舟动。病久纯虚,滋阴甘寒。复脉诸法,总使阴还。先利后利,大分虚实。葛芩升泄,龙牡镇涩。病变纷纭,法不出此。欲穷其方,近求吴氏。至于瘟疫,时气天行。山川瘴疹,水旱刀兵。大头疙瘩,转筋吐泻。升降达原,效如奔马。要知温病,忌用温药。桂枝一法,前贤且驳。舌苔细辨,热渴肇端。救阴为主,始终用寒。

十、阳虚发热

例1 刘孩龙才,石匠星正之次子,年甫6岁。1971年8月病湿热,久治不愈,延至岁末,方得饮食渐开,精神稍振,始出户外,与邻儿玩耍。次年正月初三,有邻人请刘石匠修斫石磨,刘孩同往玩耍。中午,与父进餐于邻家。昔日农村并不富裕，鱼肉美食，悉留春节待客。刘孩患病后，医令禁食油腻，虽至今日，亦少进荤食。今做客邻家，见桌上菜肴丰盛，味美可口，未免开怀畅食。父碍情面，不好强制。是夜，刘孩发热，腹痛，吐泻交作。延请某医，不审病因，竟用发散风寒，止吐止泻方药投之。病非但不减，反有加重之势。父见病重，送至区医院住院治疗。痛泻虽止，而元气大伤。自是身体日弱，感冒、伤食频频出现。六月初，又因发热再次住院，输液热即退，停药热复作，以致输液不停。石匠见病无进展，家中经济，日见拮据，乃出院回家，另寻别路。

6月20日，迎余往诊，见其面浮苍白，身虽发热，扪之并不灼手，且下肢欠温。口渴频频热饮，日饮四水瓶之多，饮不解渴，饮后大汗淋漓。六月天气，本已炎热，终日卧床，棉被覆盖，犹畏风而闭户塞牖。纳谷呆滞，大便稀溏，脉浮大而数，重按无力，舌淡如纸，苔白而润。

综合脉症，乃内外阳虚之故。卫阳虚则汗多恶风；脾阳虚则纳呆便溏；肾阳虚乏，不能蒸腾水津，上达口腔，故口渴不止；虚阳上浮，则头身热而足冷。脉虽浮数，重按无力，舌淡白无华，胖大润滑，均属阳虚之象。遂疏桂枝加附子汤加龙牡、白术，温补脾肾，和营固卫。

桂枝9g　白芍9g　附片（先煎）9g　龙骨18g　牡蛎18g　白术9g　炙甘草6g　大枣3枚　生姜3片。水煎温服。

6月22日二诊。一剂服后，渴减汗少，但仍畏寒恶风，纳差乏味。改用真武汤合参芪等加减予服。

附片（先煎）30g　白术12g　茯苓12g　党参12g　黄芪30g　葛根12g　陈皮9g　砂仁6g　炙甘草5g　生姜15g。水煎温服。后以本方加减，调理两月有余，始得渐安。计用附片、黄芪各逾二斤。是年冬季，又令常以狗肉炖附片、黄芪、山药等食疗，扶其正气。渐得康复如初。

例2　张某，年未三旬，新民人也，舅父远志先生邻居。1977年腊月，张患"重感"，当地医治数日，头痛、身痛、发热不减。为求速愈，腊月二十二日，抬往某医院治疗，医院以青霉素等药配液输之。至腊月二十八日，头身疼痛缓解，而停药发热又作。时近春节，病虽未瘥，但已减轻，遂于是日抬回家中，俟过年后，再图别治。当晚，舅父前去探视病人，见其久治未愈，遂向病家荐余诊视，病家欣然应允，并委舅父招余往诊。腊月二十九日，舅父专来吾家，代为延余。余辞以年关繁忙，许以次年正月初二前往。

越日，即到1978年正月初二，病家恐余失言，又请舅父早上来催，遂与同往。抵其家，先有某医，已疏一方。因前日延余未往，即请某医来诊，服其方未见起色。某医却关心此病，今又自来。方虽开出，病家却不愿配方。余方至，病家以某医方示之，乃银翘白虎汤也。

入其室，见患者卧床不起，形容消瘦，面色萎黄，目眶下陷，声低息微，切脉浮大而数，重按似有似无。舌淡稍胖，边有齿印，苔薄白腻。其母告谓：发热多日，夜间尤甚，渴需热饮，频频量多。夜卧汗出如雨，衣被湿透，更衣换被，夜辄二三。虽身热汗出，却蒙头畏风。纳谷乏味，大便三四日一行，量少条细，溺黄而短。

此因凉药久进，（青霉素，味苦，功能消炎退热，可知性寒。类比石膏、黄连）阳气必受斫伐，以致外不能固摄肌表，而津液外泄；内不能气化水津，上达口腔，而口渴频饮；且阳虚火衰，脾土不温，是以纳谷乏味也。治当温阳固表，拟桂枝加附子汤加味予服。

桂枝15g　白芍15g　制附片（先煎）15g　生龙牡各30g　白术15g　炙甘草10g　大枣10g　生姜10g。药煎2次，取汁混合，温分3服。每日1剂。2剂。

当天服药3次。是夜热退，汗减，饮水亦少。

正月初三清晨，某医又临病家，闻病人热退汗少，以为己功，高谈阔论，喜形于色。病家告以实情，哑言自愧。乃求睹吾处方，见而叹曰："热药退热，未之闻也！"此日后舅父告知也。

后以十全大补汤加减，调补而痊。

十一、夜间发热

例1　唐妪某香，63岁，住白塔乡。患手足心发热，已有数年。服药多剂，未获效果。因无他疾，遂放弃治疗。去年5月2日，其媳患胃痛来诊，偶言婆母有夜间发热症，问余可否治愈？余答曰："夜间发热，病因非一，来诊便知。"次日媳陪婆至。告谓：每至夜间，即觉手足心灼热，即使冬季，亦欲手握凉物，足踩地板。而白昼不觉发热，但动辄汗出。切其脉中取细缓，舌质正常，苔薄白。此阴阳两虚也。用地骨皮散合芪附汤治之。

地骨皮15g　牡丹皮15g　当归15g　川芎12g　白芍15g　生地黄15g　附片（先煎）15g　黄芪30g。水煎温服。2剂。

5月7日唐妪独至。谓：服药二剂，夜间手足心发热减轻，白天活动汗出亦少。但口仍渴，腰酸胀。遂于原方加乌药15g，葛根30g。再服二剂。月余后，其媳患病来诊，告谓："婆母夜间未再发热矣。"

例2 段某红，女，51岁，住3号桥。一日来诊，谓：无论冬夏，夜间周身发热，甚则汗出，汗后畏风，已有3年。曾在多处医治，医生均以"更年期综合征，服药效差，过期自愈"告之。然夜热心烦，每难入睡，以致白昼头昏脑涨。询其症状，告谓：夜间卧床，即现周身发热，手脚外露，虽冬季犹卧凉席。被盖稍厚，则胸背汗出，汗后恶风。伴心烦口渴，饮水不多。平素易于感冒。切脉浮缓，舌淡苔薄白。证属气阴两虚。治当养阴泻火，益气固表。用当归六黄汤合玉屏风散。

当归10g 二地黄各10g 黄芩6g 黄连6g 黄柏6g 黄芪15g 白术15g 防风12g 桑叶15g。水煎温服。2剂。

越日来告：服1剂夜热减轻，两剂服完，夜未发热。嘱原方续进2剂。随访半年，未再夜热。

按：夜间发热者，阳气下陷于阴也。陈修园《时方歌括·地骨皮散》谓："当分三阴治之，阳陷入太阴脾部，当补中益气升举之，清阳复位而火自灭也；若陷入少阴肾部，当六味地黄丸以对待之，壮水之主而火自平也；陷入厥阴部，当地骨皮散以凉补之，血有所藏而火自安也。"唐姬便是阴血不足，阴不敛阳，虚火上炎，因而发热。地骨皮散由四物汤加入地骨皮、牡丹皮而成。方中地骨皮为枸杞之根皮，善清肾火而安肾，牡丹皮清心火而泻肝之子，四物汤滋阴调血，肝血充则能敛火归位。以其动辄汗出淋漓，是为阳气亏虚表现，故加入芪附汤。

段某夜热，用当归六黄汤，其方本为治疗阴虚发热盗汗名方，借用治疗夜热汗出，以其病机相同，皆阴虚火旺，投之故效。《医宗金鉴·删补名医方论》谓：此方"用当归以养液，二地以滋阴，令阴液得其养也。用黄芩泻上焦火，黄连泻中焦火，黄柏泻下焦火，令三火得其平也。又于诸寒药中加黄芪，庸者不知，以为赘品，且谓阳盛者不宜，抑知其妙义正在于斯耶！盖阳争于阴，汗出营虚，则卫亦随之而虚。故倍加黄芪者，一以完已虚之表，一以固未定之阴。"以其汗出恶风，易于感冒，表亦虚也，故合玉屏风散用之。

十二、定时寒热（类疟）

姜君某周，年五十有五，渠河乡人也。素患"湿热"宿恙，临夏即发，秋后渐愈。病之将发，鼻衄淋漓，不日即现恶寒发热，头晕重痛，周身酸楚困重，倦怠嗜睡，脘腹胀满等症。周而复始，已历八年。今年6月4日，鼻衄又出，量多色红，两日后宿疾复发。上述症状再次出现，每晚先现恶寒，虽厚被覆盖，犹啬啬寒战，经约两小时，寒罢热起，心烦懊恼，渴欲热饮。虽身热若炽，犹闭窗户，严裹衣被。必待黎明，全身汗出，身热方退，始可入睡。其汗黏衣，臭气逼人。六月至今，夜辄如此，未曾间断。求医已多，服药罔效。其邻有知余者，劝其求余治之。1996年10月30日，姜随邻人来诊。

观其面色无华，神疲倦怠，天虽未寒，已着棉衣。询其症状，曰：入夜寒战，继则发热，汗出畏风。发热时体温可达38℃。早餐之后，寒热始退，至午寒热全无。终日头重胀痛，左侧为甚。脘胁气胀，时窜胸背，噫气连连，噫后胀减，纳少乏味。察其舌淡苔白腻，中兼灰色。脉象虚弦。

闻述症状，结合舌脉，诊为类疟。乃湿伏募原所致。盖募原为三焦之门户，出则可达太阳之表，入则可进阳明太阴之里，实少阳之地界也，况三焦旺于亥，胆旺于子。是时，少阳经气借天时之助，与病邪交争，正气欲出而不得出，湿邪欲入而不得入，于是寒热往来，汗出黏手，缠绵难愈。治当宣化湿痰，开达募原。方用柴胡达原饮加减。

柴胡20g　半夏15g　党参15g　黄芩15g　草果（去壳）10g　桂枝15g　制首乌12g　青蒿12g　藁本15g　白芷15g　青皮15g　秦艽15g　甘草3g　大枣3枚　生姜10g　浮小麦30g　桃枝尖30g。水煎温服。姜视药方，疑其疗效，只肯试服1剂。

11月1日二诊。谓服上方，夜间寒热大减，头痛也得缓解，身痛亦除。汗出减少，但仍黏手，精神转佳。苔转白腻，脉象弦缓。方药对证，不必更方，原方再进1剂。

11月3日三诊。昨日伤风，夜又身痛发热，汗出恶风，但程度较轻。口淡乏味，舌质淡红，苔淡黄中根厚腻，脉弦细而浮。前方去藁本加羌活15g，苍术15g，薏仁30g。

11月5日四诊。当夜未现寒热，昨日夜半，短暂先寒后热，头身汗出，畏揭衣被。身痛减轻，四肢酸软，上肢尤甚。头重闷胀，目不欲睁，口渴饮少。舌淡红，苔淡黄稍厚腻，脉象弦缓。近日纳谷知味，饭量有增，是为佳象。诸症虽减，而太阳、少阳、太阴见症犹在。其寒热往来，少阳症也；汗出畏风，太阳症也；头重胀，渴不欲饮，太阴症也。因改用柴胡桂姜汤合达原饮化裁，柴胡行少阳，桂枝走太阳，干姜温太阴，再合达原饮开达募原，透表清里，温中除湿，和解三焦，使湿邪或从表透，或从里解，募原之邪得以蠲除。

柴胡15g　桂枝15g　干姜12g　牡蛎20g　花粉15g　半夏15g　草果（去壳）10g　知母15g　黄芩15g　榔片15g　党参15g　茯苓15g　青蒿20g　滑石30g　白芷15g　藁本15g　羌活15g　川芎10g　秦艽15g　乌梅10g　大枣10g　生姜10g　甘草3g　桃树尖30g。水煎温服。2剂。

11月11日五诊。夜间入睡安稳，但仍多梦，白昼亦多睡意；下肢酸软，恶寒未现，午夜后发热，汗出恶风；头尚晕重，目不欲睁，口淡；舌淡苔薄白，脉弦缓。

午夜稍后，即为丑时，系足厥阴所主。盖少阳之里即是厥阴，少阳之邪，郁而不解，亦可内扰厥阴，出现丑时发热。邪陷少阳，正虚神浮，故夜卧不安而多梦。发热汗出恶风，是太阳之邪未尽。可用柴胡加龙牡汤合桂枝汤两和太少，再加鳖甲入里搜邪，青蒿透邪外出。

柴胡20g 党参12g 半夏15g 黄芩15g 龙牡各20g 桂枝15g 白芍15g 草果（去壳）10g 白蔻10g 藁本15g 白芷15g 川芎10g 楂曲各10g 青皮15g 鳖甲15g 青蒿15g 苍术15g 榔片15g 厚朴15g 知母15g 甘草3g 生姜10g。水煎温服。2剂。

11月14日六诊。上方服后，得微汗数次，胸脘宽舒，夜未发热，精神渐佳。唯头闷重，口淡乏味。舌苔薄白，脉浮而缓。余无所苦。上方加北细辛6g，藁本15g，薏苡仁20g。再进2剂。此后诸症悉除，饮食调养，月余而康。

按：募原（又称膜原）外通肌腠，内近肠胃，为三焦之门户，是为半表半里之地。患者素患"湿热"，未曾根除，湿邪盘踞募原，聚而为痰，表里不和。故见往来寒热，脘胀纳呆、心烦懊𢙐等症。四川天气，夏月雨多，湿热主令，引动内湿，故病发夏月。病类疟疾，发作定时，且湿为阴邪，旺于阴分，故夜间病发。达原饮宣湿化痰，透达募原。作为主方，再据兼症，灵活加减，使久踞募原之湿邪，或随汗出而去，或随二便而出。湿去病解，终获治愈。

十三、发热日久不退

曹君安平，县城开铺，营销建材，病常求余治之。父母乡居，去秋母病，迄今不起。一日来访，问余曰："家母病发热，输液逾月不退。中医可有退热之法？"

遂问其母患病之经过。告谓："去岁8月20日上午，家母突现腹部胀痛，噫气呕吐，水谷不进，大便秘结等症。当日住县城某医院，治疗3日，胀痛不减。8月23日转入某医学院附院，查为肠粘连。手术后住院20余日，症状消除，于9月15日出院。回家不久，出现恶寒、发热，咳嗽痰稠，咳引胸痛。再次入县城某医院治疗，至9月下旬，发热不退。转至重庆某医院，做进一步检查治疗，该院诊为'肺脓肿'。经抽脓、服药输液等治疗，咳嗽、胸痛等症渐解，而发热依旧。3天后，院方以床位紧张，劝回当地后继续治疗。9月底回县，每日输液（用药不详），发热不减。11月上旬，出现头晕、乏力、心悸、失眠、咽痛等症。再次去某医学院附院检查，诊为白细胞减少。经该院对症治疗后，头晕、乏力、心悸咽痛等消除，而发热如故。再回县城，继续输液治疗。时至今日，输液已50余天，而发热从未间断，体温在38℃左右。"

余闻而叹曰："输液何其久也。输液既已无效，何不另图别治？"曹曰："今来意欲烦先生中药医治，不知可否？"余曰："可试服几剂。"2014年1月20日，曹君办理出院，开车将其父母一并带至诊所。

曹母蒋某珍，66岁，下车后由其夫、子扶入诊所，倚夫而坐。精神萎靡，言语无力。其夫代陈病情：每日寒热数发，时而发热恶寒，时又往来寒热，发热时汗出恶风，恶寒时蜷曲战栗。头额胀痛，脘闷不饥，不思水谷，微咳痰多，胸闷而紧，舌淡苔薄白腻，脉象弦缓。脉症分析，此系病邪不得外解，滞留太、少二经也。法当两解太少。用柴胡桂枝汤加味。

柴胡20g　半夏15g　黄芩15g　党参15g　桂枝15g　白芍15g　瓜壳15g　楂曲各20g　鱼腥草20g　甘草6g　金荞麦30g。水煎温服。2剂。

1月22日二诊。患者因精神不振，其夫前来，述病疏方。谓：服上方后，恶寒发热已罢，不定时仍有往来寒热，汗出已少，微有恶风，纳谷稍馨，每餐可食稀粥1碗。但胃脘胀痛，痰多。

上方加减再进。

柴胡20g　半夏15g　黄芩15g　党参15g　桂枝15g　白芍15g　瓜壳15g　楂曲各20g　甘草6g　大枣10g　生姜6g　枳壳15g　防风12g　白术15g　黄芪15g　鱼腥草30g。水煎温服。2剂。

1月27日三诊。昨日仅现往来寒热一次，瞬间即过。而胃痛、脘胀尤甚，夜间嗳气，偶有吞酸，纳差。脉弦缓，舌质正常，苔薄白腻。此肝气犯胃，先治新症，再图旧疾。疏肝理气，除湿和胃。

柴胡15g　白芍15g　枳壳15g　苍术10g　厚朴10g　陈皮12g　草果（去壳）10g　木香12g　桂枝12g　黄连15g　吴茱萸6g　半夏15g　楂曲各20g　甘草6g。水煎温服。

1月29日四诊。其夫来述：胃脘胀痛缓解，昨日又发热4次，恶寒1次。身酸楚，口渴，夜寐欠佳。柴胡桂枝汤加防风15g，花粉15g，茯神15g，夜交藤30g。

1月31日五诊。其夫来述：仍有往来寒热，胃腹胀痛，纳差乏味，四肢酸痛。按类疟医治。

柴胡15g　半夏15g　黄芩15g　党参15g　桂枝15g　白芍15g　常山10g　草果（去壳）10g　防风12g　苍术12g　厚朴12g　陈皮12g　甘草6g　生姜6g。水煎温服。2剂。

此后诸症均除，饮食调养，未再服药。4月20日感冒来诊，谓服上方未再发热。

按：患者何以长期输液，而发热不退？西医多责之于"耐药菌感染"。愚以为患者几经手术，正气已虚，无力驱除病邪。抗生素能退高热，按中医理论，其性属"寒"。溶于冷水之中，长期输入体内，不但滞邪外出，且生内湿。热为湿裹，湿遏热伏，郁结于肌表与三焦之间。出现寒热往来，汗出恶风，脘腹作胀，痰涎辘辘，日久不愈。故始终用柴胡桂枝汤为主，两解太少。经四次诊治，热邪虽得外透，湿邪稽留难出。仍有往来寒热。五诊遂按类疟医治，于柴胡桂枝汤中，加入常山、草果、苍术等品，化湿透热，小柴胡表里分消，桂枝汤调和营卫，湿邪得以驱除，病方获愈。

十四、上热下寒

唐翁国海，退休教师，年八旬矣。住中和镇。2011年11月21日，老师夫人陪翁来诊。

唐翁落座，便诉病情：两年前，现腰以下恶寒畏冷，胸背发热汗出，且上热下寒，日渐加重。近年来，腰以下虽伏天亦需穿裤两条，夜间更需棉被盖之。每临冬季，腰缠护腰、腿缚毛皮，外穿棉裤。而腰以上，虽春秋亦热汗如蒸，挥扇不息；严冬三九，虽无汗出，仍不着棉袄，单衣二三件，犹觉烘热难受。

余始注目唐翁穿着，见其上仅单衣二件，下已棉裤上身。询其眠食尚可，二便正常，别无所苦。切脉浮大，重按无力。舌淡红，苔薄白。

此心肾阴虚，水火不济所致也。夫常人心火下降于肾，与肾阳同温肾阴，使肾水不寒；肾水上济于心，使心火不亢。今肾阴亏虚，不能潜阳，虚阳上浮；心阴亏虚，心火不降而上炎。于是君相二火同居上部，故胸背发热也。肾阳既已上越，心火又不下降，下无温煦之火，肾寒水冷，怎不腰冷脚寒？治之唯滋水养肾，引火归元，俾水火既济，方除上热，而温下寒。方用十味地黄汤原方。

熟地黄20g　枣皮15g　山药15g　茯苓15g　牡丹皮12g　泽泻15g　附片（先煎）15g　肉桂10g　玄参15g　白芍15g。水煎温服。2剂。

23日，翁来电喜告：服药一剂，腰脚已温，胸热亦除。

次年秋，翁以他病来诊，询其旧病，云：未再复发。

十五、阴虚腹痛

赵姓妇，体素清瘦，年十五许字乔某，未及三旬，已产六子，以致身体孱弱，常多病痛。1970年4月，患腹痛时缓时剧，服药虽多，终不得愈。延至10月，腹痛又剧，10月5日，其夫迎余诊视。见其消瘦如柴，其痛自胃脘下达小腹，按之腹软不硬，痛亦不增不减。平时隐痛可忍，严重时疼痛剧烈，攻冲走窜，连及两胁，痛甚则呕吐酸苦水液。伴口苦渴饮，进食量少，唯欲稀粥。大便干燥，数日一行。舌红瘦而少苔，脉细弦而数。检阅所服之方，或疏肝行气，或辛香理气，或活血通络，或清热通下，五花八门，皆未中的。身体素弱，又生育过多，以致肝肾阴血不足。肝失所养，疏泄失常，横逆犯胃，故腹痛不休也。治宜养肾水，滋肝阴，疏肝气，养脾胃。方用一贯煎合百合乌药汤加味。

生地黄15g 白芍15g 沙参9g 麦冬9g 当归9g 枸杞子9g 川楝子6g 百合15g 乌药6g 谷麦芽各9g 佛手6g。水煎温服。仅1剂，数月腹痛便止。

此后每有复发，照方配服，腹痛便止。其夫遂将此方珍而藏之，以备急用。

一贯煎，为清代名医魏玉璜所创制，载于《柳州医话》。方由北沙参、麦冬、地黄、当归、枸杞、川楝子组成。原文谓："可统治胁痛、吞酸、吐酸、疝瘕，一切肝病。"

细究魏氏组方，乃以脏腑生克关系，作为遣药立法依据。本方主治为肝病，盖肝母肾也，滋水即能生木，且柔其刚悍之性，故以地黄、杞子滋水益肾为君。肺主一身之气，肺气清肃，则治节有权，诸脏皆滋其灌溉，且养金即能制木，以平肝木横逆之威；胃为阳土，受制于木，若中土健旺，则不受木侮，故以沙参、麦冬清肺益胃，二者为臣。当归入肝，补血活血，其味辛香，善于走散，乃血中气药，故用以为佐。川楝子，泄肝通络，条达气机，故用以为使。诸药合用，为滋水涵木，疏土养金的良方也。故一直被后世推崇和运用。

十六、初治臌胀

1969年4月初，治天台一文姓女，年近二旬，患脘腹胸胁作胀，服药数月，腹胀不减。4月7日，其父兄肩舆来诊。初，余亦按肝郁气滞投方，用逍遥散加减，两投方药，殊无稍效。三诊时，令其解衣视之，见其腹大如鼓，青筋暴露，扣之有移动性浊音，按之不硬。询之，腹胀连及两胁，动则气喘，饮食较少，食后胀甚，小便短黄，大便溏滞。诊其脉，弦长而缓，舌苔薄白，此臌胀也。臌胀为中医四大难证（中风、痨瘵、臌胀、噎膈）之一。清代名医陈修园，对此也只叹曰："单腹胀，实难除"，未出一方。因忆王香岩《医学体用》中，有治疗臌之方，与此例颇多相似，何不借以加减一试。遂疏：

党参9g 附片（先煎）9g 吴茱萸3g 黄连6g 枳壳9g 苍术（米泔洗）9g 安桂3g 川楝子6g 茯苓12g 干姜6g 白芍9g 沉香3g 新会陈皮9g 麦芽 山楂 神曲各9g。水煎温服。

不意一剂未尽，即见矢气频转，日泻极臭清粪甚多，腹始见软，纳谷有增。上方加减连进六剂，肿胀全消。劝其再继续服药二三月，其因家贫，治病已负重债，借贷实难，无奈停药。饮食调养，恢复尚可，遂下地干活。至次年农历6月，夏收过劳，腹胀又作。时"农合"方兴，诊病免费，药费低廉，遂委治"赤医"，服药数剂，日渐加重。又来求诊，见其腹大甚于昔日，乃告之：余无回天之力。或谓：抽去腹水，肿胀即消。时赛龙仅张伯勋先生可操此术，遂抬至张先生家，放出腹水半盆，腹胀顿消。家人喜出望外，抬回家中。爽快三日，腹胀如初。迁延半月而逝。

按：臌胀又称单腹胀，其证腹胀如鼓，青筋暴露，而头面四肢，多无浮肿出现。详其病因莫不由肝气横逆，脾胃受伤，中焦运行无权，水谷湿浊化生痰饮。聚而不散，结于中焦，以致清阳不升，浊阴不降，相互结聚，牢固难破。正气日见其虚，病邪日见其实，因而补泻两难。唯有抑木培土，以运四旁，化浊消阴，以扶阳气。方以附子理中汤，温运中阳，安桂补命火生脾土；白芍抑肝和脾；连萸同用，有佐金平木之意；川楝子味苦主降，且疏肝气；沉香温肾纳气，且能泻下浊阴；茯苓运脾利湿，且益心气；焦三仙助运化食。组方甚合陈修园"中央健，四旁如。""山风卦（调理肝脾），指南车"之治疗原则。

十七、蛇药可疗乙肝病

邓某者，中和人，不惑之年，患乙型肝炎大三阳多年矣。其子十二岁，前年检查，亦染此疾。父子多处求医，又遍尝乙肝成药，间月复查"两对半"，均未见有疗效。1997年5月，父子同求余治，服药月余，至7月12日复查"两对半"，仍为"大三阳"。时天气炎暑，夜间房内闷热若蒸。邻人多铺席野外，乘凉露宿。邓带家人亦然。一晚露宿草坪，邓左脚外侧为毒蛇所伤，痛剧而醒。众人惊醒，将蛇杖毙。或谓："蛇头捣敷可解蛇毒。"其妻闻之，急宰蛇头捣敷，然未至天明，脚肿至膝。次晨，其妻用板车拉夫来校，求余治之。见其左下肢肿胀，膝以下尤甚，皮色光亮，伤口周围暗红，余先用三棱针，于伤口附近点刺出血，并拔火罐，吸出毒血，嘱其家人采来新鲜鬼针草、野菊花、芙蓉叶等共捣如泥，兑入五黄散（五灵脂、雄黄各等份为末）后，敷于患肢肿胀处，裸露伤口。并拟五味消毒饮加味内服。

野菊花30g　天葵子20g　银花30g　蒲公英30g　紫花地丁30g　白芷20g　赤芍20g　七叶一枝花15g　鬼针草30g　扛板归30g　水苋菜30g。水煎温服。

外敷内服，三剂后，肿消痛止，伤口结痂。

9月中旬，父子再次"两对半"复查，邓某几项指标全部转阴。其子仍为"大三阳"。邓某喜出望外，特来相告。因思邓某父子，皆为乙肝"大三阳"，而父病得愈，可否系蛇药之效？尔后在其子方药中有意加入重楼、鬼针草、白芷、扛板归、水苋菜之类解蛇毒之品，两月后复查"两对半"，几项指标亦皆转阴。乃思可解蛇毒之药，或可祛除乙肝病毒。此后，凡治"乙肝"，于辨证方药中，均选加上述药品，多数患者，阳性指标获全部或部分转阴，然亦有无效者。岂"乙肝病毒"有种类之别欤？

十八、肺结核穿孔验方

连襟何兄春林，重庆工人也。1974年，时年四十有五，然患肺结核有年矣。是年春末，旧病复发，昼夜咳声不息，痰夹血丝，咳甚则血出如注，以致气息奄奄，言语难出，遂入结核病医院治疗。X线检查，则双肺穿孔，左三右四矣。六月下旬，吐血得止，咳嗽如故。医院催促出院，带药回家调养。出院数日，吐血又作。时堂弟华禹赴渝办事，借宿何家，见其病重，欲护送入院。何兄曰："吾病西药已服多年，终无效验，恳请贤弟转告妹丈，移步来渝救我。"华禹诺之。次日乘车返家，即来述何兄病情，转达何兄意愿。余恻然悯之，然事务繁多，无法分身。随即找出"石亭脂"，请华禹再赴渝州，送药与服，童便调下。待何兄吐血止后，陪同送至我家，再图治疗。华禹当日返渝。

何兄服石亭脂，吐血即止。7月1日，华禹陪何兄，乘车离渝。近午，车抵罗渡，需步行二十华里，方至我家。何兄经多次吐血，体虚已极，行不数步，气喘心累，须驻足歇息。所幸随带小凳，坐歇二十余次，至晚方抵我家。因天色已晚，未曾开方服药，是夜咳声未息。

次日诊脉开方，不外养阴补肺，止嗽平喘之属。连服数剂，咳喘不减，尤以夜间为甚。余冥思苦想，翻阅藏书，仍无良方，愈其顽症。

一日清晨，邻人杨安合至，谓其小孙病重，延余往诊。诊毕，留膳其家。杨老时年七旬，陪坐叙谈。谓其祖上业医，乃父作霖，亦有医声，惜英年早逝，家道中落，且杨老尚幼，以致薪火未继。余闻而叹息。杨又谓余曰："吾子孙无人习医，家中尚有先父医书数册，留着无用，先生带回，或许有用。"言罢从柜中取医书一叠，全系木刻古本，计有《寿世保元》《妇人良方大全》，均残缺不全。另有手抄《丹方》一册，毛笔书写，字迹工整，纸色泛黄，亦多破残。封面正中有"杨作霖"字样。知为杨氏秘方辑本，喜而受之，并致谢意。

归家翻阅《丹方》，见有"治肺痨吐血灵验方。"其方是：

朱砂三钱（9g） 乳香（去油） 没药（去油） 龙骨（煅） 大黄各一两（30g） 田七八钱（24g） 共研极细末，每服一钱（3g），重者钱半（4.5g），童便调下，日三服。

随即照方配制，当晚取药粉一勺，用米汤调下。是夜何兄咳嗽大减。服药数日，咳嗽若失。

为配合治病，除服药外，又为何兄备得钓杆渔具，早晚凉爽，溪边垂钓，两岸风光宜人，溪边空气清新，颇利养病。每日有鲜鱼羹汤，更利养身。如是期月，何兄面有血色，精神振作。遂于8月1日，带药回渝。余送至罗渡搭车，何兄步伐轻快，二十华里，未曾歇息。

9月底，何兄来函，谓药将罄，盼急配药送渝。遂即配药半斤，国庆送达。何兄见余至，喜而告谓："前日医院拍片复查，原溃七孔，已愈其四，仅见三小孔矣。"余闻之亦喜。

药仅两丹，计约斤许，顽疾便获治愈。此后，何兄身体日健，旧病未再复发，二十年后，逝于脑溢血。

按：谚云："千方易学，一效难求。"民间医生，若有效验妙方，常录而秘之，作为看家本领，吃饭技术，弥留之际，视弟子忠厚诚实者，方口授亲传。不尔带入土中，不惜失传。呜呼，良方不传也，何止万千！

观此方并无止咳之品，何以止咳神速？细考方中诸药：朱砂"入心可以安神而走血脉；入肺可以降气而走皮毛；入脾可逐痰涎而走肌肉；入肝可行血滞而走筋膜；入肾可逐水邪而走骨髓。或上或下，无处不到，故可以镇心逐痰，祛邪降火"。（《景岳全书·本草正》）可知，朱砂在方中有降气、祛痰、行血滞的功效，对肺痨喘咳痰多，颇为对症。乳香、没药，乃外科名方海浮散也，有化腐生肌，止痛止血的功效。于肺结核穿孔者，亦属合拍。大黄"荡涤肠胃，推陈致新，通利水谷，调中化食，安和五脏。"（《本经》）其"推陈致新"，则利于肺脏的修复，"通利水谷，调中化食"，有利中气健旺，增进饮食，间接收培土生金之效。三七，不仅止血消瘀，且是"补血第一"佳品。（《本草纲目拾遗》）近代蜀中名医沈绍九氏认为："三七气味与参相类……因知此药还具补气之功。"（《沈绍九医话·药物及方剂》）可见三七一药，可收祛瘀、补血、补气三效。龙骨为古代哺乳动物的骨骼化石，具收敛固涩之性，有"敛疮，生肌长肉"之功。（《本草正》）"其性又善利痰，治肺中痰饮咳嗽，咳逆上气，"（《衷中参西录·药物》）用于治疗肺结核穿孔，亦属对证。故而诸药合用，可收止咳平喘，活血祛瘀，化腐生肌，开胃进食，培土生金的功效。有如此功效的方药，治肺结核，自然可收佳效。

又，石亭脂，是早年一病家相赠，重约一两，状若石块，颜色深褐，有点状金属光泽。病家谓其善止金创出血，吐血便血。究系何药，初亦不知。试用于刀伤出血，止血甚佳。中年后有《中药大辞典》出，遂得查之，于"石硫磺"备考中，乃知"石硫磺赤色者，名石亭脂。"再查石硫磺之功效，《别录》中确有"止血"的记载。

十九、顽固头痛用药枕

同村有李姓妇者，何某之妻也。年30许。素有湿热宿恙，每至夏季，见头晕脑涨，周身酸楚，身热不扬，纳谷呆滞等症。秋后病减，明年夏天，病又复作，周而复始，已有多年。平素则头痛不休，亦数年矣。多方医治，效果不佳。1973年5月，头痛又甚，求为治疗。询其所苦，曰："头额胀痛连及巅顶，时重时轻。痛缓时饮食尚可，痛甚水谷不进，伴四肢倦怠。"察其舌苔白厚，舌下青筋暴露。脉象细濡如丝。知是湿热所致，连疏清热、除湿、祛风诸品，服后无效；又加益气健脾、活血祛瘀之剂，效仍不显。乃谓曰："此正气亏虚，湿瘀胶固，需费时日方能愈之，如此连年服药，家必负债，不如改用药枕，缓以图治。"妇欣然应允。即疏：蚕沙4斤（2000g），干艾叶1斤（500g），白菊花、川芎、白芷、羌活、苍耳子各5两（150g，当时16两为斤）。诸药暴晒后共为粗末，与蚕沙和匀，装入双层布袋内，缝成枕芯。睡觉时药力缓慢释放，直达头脑，而获治疗效果。数日后头痛减轻，月余其病若失，愈后未再复发。

方中菊花，为治头目晕痛之要药，且清肝经郁热。蚕沙性温入肝脾胃经，祛风除湿，去"冷血瘀血"（《本草拾遗》）。艾叶性温，散寒止痛，且能"利血脉"(《日华子本草》)。川芎性温,为活血行气、祛风止痛要药。白芷辛香走窜、善祛风止痛。羌活祛风除湿止痛。苍耳子主"头风寒痛"。(《本经》)方中诸药,气味芳香,可经鼻窍毛孔,上达头脑,而收祛风除湿,活血止痛之效。且枕上治疗,舒适方便,药价低廉,又利坚持,故可愈其顽疾。

又一药枕配方治头目眩晕:白菊花1000g 川芎400g 牡丹皮200g 白芷200g。制法如上。加减:若体胖午后潮热者,牡丹皮加至300g,并加入荷叶(切碎)500g,若遇寒头痛者加细辛200g。本方亦可用于高血压、失眠、内耳眩晕等证。

二十、定时头痛二例

例1 陶君某明,教师也,年五十有八。2011年7月27日,来我所求诊,便谓:"我头痛二十余年,服药已多,无人能愈。唯头痛粉可缓急,故常备之,已无意于医矣。"余曰:"今来则何?"答曰:"有同事力荐先生,今来一试耳。"切其脉,弦细带滑,验舌淡红苔薄白。遂问其症:则曰:"头痛入夜发作,时轻时重。"余插问:"起止何时?"曰:"晚上8点至11点左右。痛起巅顶,连及两侧,牵引项强,痛胀兼有,痛剧则呕,随之汗出。服'止痛散'两包,可得稍缓,延至11点前后,不药亦可渐止。次夜复作,感冒加重。"据其所述,结合舌脉,病属头风,乃风邪伤于阳经,入于脑中,伏留不去,而致头痛不休。治当祛风止痛。

处方:吴茱萸6g 党参15g 柴胡20g 半夏15g 黄芩15g 羌活15g 藁本15g 葛根30g 细辛6g 白芍12g 土茯苓30g 当归12g 蔓荆子12g 川芎12g 甘草6g 生姜10g。水煎温服。2剂。

8月1日二诊,陶君再至,喜而告谓:"服先生方药,一剂胀痛减轻,二剂服完,偶有头痛,但数分钟即止。唯项仍强痛。"切脉浮缓,舌淡红,苔薄白。于上方去吴茱萸、白芍,加菊花12g,制首乌15g,苍术12g,升麻12g。2剂。

8月4日三诊,谓两日未见头痛,项强减轻,但未痊愈,目珠作胀,血压偏高,舌偏淡苔薄白,脉弦滑。

柴胡15g 半夏12g 黄芩12g 党参12g 蔓荆子12g 杭菊花15g 藁本12g 川芎10g 夏枯草15g 羌活10g 防风15g 苍术12g 升麻10g 甘草6g 荷叶半张。水煎温服。2剂。

此后头痛未再复发。陶君愈后,引来数位头痛患者,经治亦愈。

按:头为诸阳之会,手足三阳经,皆上循于头。所谓"高巅之上,唯风可到",

头痛多以风邪为主,且多兼夹他邪,致血脉凝滞,络道不通,不通则痛。巅顶属乎厥阴,两侧涉及少阳,后项太阳所主,故陶君头痛,病涉三经。制方当以少阳为主,兼及厥阴、太阳,盖少阳为枢,枢机启动,风邪可出,头痛可愈也。故以小柴胡启动少阳为主,加吴茱萸、藁本、细辛、羌活,入厥阴、太阳,祛风散寒止痛;蔓荆子体轻而浮,上行而散,疏散风邪,善治头痛。葛根解筋脉挛急,而治项强。"治风先治血,血行风自灭",故加入当归、白芍、川芎以养血行血。土茯苓祛风湿,利湿热,能入络搜剔湿热之蕴毒,善治头痛。《先醒斋医学广笔记》有"头痛神方",方中重用土茯苓,达四两之多,其余诸药,量仅五分至三钱,可知土茯苓为方中君药,亦为头痛要药。故在本例方中,亦重用之。"血虚头痛者,夜作苦者是也。"(《万病回春·头痛》)故二诊方,加入制首乌,合当归、白芍、川芎养血补血。以防头痛愈后复发。

例2 王君某国,年方三旬,临溪人也。患头痛三月余,服药多剂,终不能止。2000年1月22日,来校求诊。

询之,则曰:每至夜间头顶疼痛,晨起活动后,头痛逐渐缓解。然白昼头脑晕重,已逾三月。伴易疲身困,咳嗽。二便正常,纳食尚可。察其舌红苔黄腻,前薄根厚,脉象弦细。据脉症分析,属湿邪阻滞,清阳不升,风邪乘之,致令头痛。治当利湿祛风。

处方:三仁汤加减 杏仁10g 白蔻6g 薏苡仁30g 羌活15g 半夏曲15g 藁本15g 苍术15g 柴胡15g 滑石30g 杭菊15g 茯苓15g 川芎12g 蔓荆子12g 通草5g。水煎温服。2剂。

25日二诊,谓:前方服后,头脑重胀有减,但夜间头痛仍作。细询之,则三月来,均在夜半后,出现头顶作痛,次日起床后,头痛逐渐消失。白昼尚觉头脑晕蒙不清,干咳无痰。夫定时现病而有规律者,莫如疟疾。权当"如疟证"治之,乃疏小柴胡和解,并加截疟之品。

柴胡20g 法半夏15g 黄芩15g 党参15g 川芎15g 草果(去壳)10g 常山(醋炒)15g 藁本15g 杭菊15g 防风15g 苍术15g 青皮12g 青蒿20g 百部15g 紫菀15g 款冬花15g 甘草5g 生姜10g。水煎温服。2剂。

次日王某来问:"昨晚已未发病,余下一剂还需服否?"

余曰:"服之,以净病邪。"

此后未再来诊,后数月遇之,询其头痛可曾复发?曰:"头痛除矣。"

按:一诊时,见头晕重,易疲身困,苔厚腻,而诊为湿邪阻滞,清阳不升,投以三仁汤加减,却未中的。改按发病定时出现者,从"如疟证"治疗的思路组方，果获痊愈。

1998年9月，曾治中和供销社唐某某，其证见间日清晨头痛，至午不药而解。月余不愈，仍然按"如疟证"治疗获愈。治"如疟证，"余常用小柴胡原方加常山、草果，再据兼症，加入相应药物。

二十一、定时尿频

李孩，年方六岁，赛龙李君某武之孙也。患儿定时尿频，逾年矣。每于午后至傍晚，小便频急难忍。数分钟至十余分钟，即欲小便，稍忍则尿溢湿裤。1989年夏，余回乡度假，赛龙逢场坐诊。8月7日，李君带孩来诊，陈述孩症如上，并出示所服处方，阅前医处方，或清利湿热，或益气摄津，或温肾缩尿，均未获效。询得每次小便，量少色清，淋涩不畅，余沥难尽，并无痛苦。而夜间寐后，及午前半日，小便如常。伴口渴喜饮，所饮不多，食眠正常，余无所苦。舌质偏淡，根部薄白稍腻，脉弦缓，重按无力。乃从膀胱气化不及，水津失约，下窍不利论治，拟用五苓散加味治之。

肉桂（后下）8g　白术6g　茯苓6g　猪苓5g　泽泻6g　滑石（包煎）12克　车前子（包煎）6g 水煎，于午后连续煎服二次。

药进一剂，次日午后，尿次大减，约一小时解尿1次，且能稍忍而不溢出。原方再进一剂，小便遂趋正常。

按：经云："膀胱者，州都之官，津液藏焉，气化则能出矣。"故膀胱气化不及，则小便不利。而膀胱气化之健全，实赖肾气之蒸化不息。患儿何独于午后至傍晚，出现小便频急，淋涩难尽？盖人身气血，申、酉二时流注膀、肾二经，此时气血壅滞于斯，气化功能益显不及，故而小便频急不畅。尿涩，亦因气化不及，尿窍不能全启所致；口渴，乃因津不化气，上达口腔。方中用肉桂易桂枝，以温化膀、肾二经，助其气化，加滑石、车前子利窍通涩。药虽二剂，恰中肯綮，故能取得满意疗效。

二十二、定时定位觉冷

何姓妇，年五旬，住大北街。3年前患一小病，医多不识。其病每届初夏，觉右小腿寒冷，且仅自膝至踝间外侧。似觉有刺骨寒风样频频吹拂，颇觉难受，日以双袜套之，仍不解寒。服药虽多，畏寒依旧，遂放弃治疗。延至秋凉，不药自愈，已见两夏矣。2014年入夏，旧病又发，部位、症状与上年无异。曾服药数剂，未见效果。本欲停药，待秋自愈，后遇好友，力荐求余诊治，遂于5月24日前来求治。

闻叙病后，令卷裤管，扪其患处，不觉肤冷，而患者则云："老师热手握之甚舒。"余又两腿齐扪，体温并无差异。切脉弦细而缓。舌淡红苔薄白。诊后茫然，何独夏季小腿发冷，颇觉费解。乃询兼症。谓素易感冒，动辄汗出，头顶及两侧长期隐痛，两目作胀，口苦。结合脉象乃悟，此卫气素虚，风邪每易袭入，留踞足太阳、足少阳二经而病也。治当益气固表，两解太、少。疏柴胡桂枝汤合玉屏风散予服。

柴胡15g　半夏12g　黄芩12g　党参15g　桂枝15g　白芍15g　土茯苓30g　川芎12g　黄芪15g　白术15g　防风12g　炙甘草6g　大枣3枚　生姜3片。水煎温服。

5月26日二诊。

上方一剂诸症均减，原方再进1剂，遂愈。

次年5月20日，患者旧病又发，专来查找去岁原方，配服两剂，旧恙又除。伊恐来年旧病再发，乃求余疏一根治之方。余拟益气固表之玉屏风散剂，嘱早、晚开水送服约10克，连服6个月。2016年夏季，未来索方，秋后它病来诊，询其小腿寒冷可曾复发？彼笑曰："服老师方后，今夏未现腿冷，感冒亦少矣。"

按：足少阳经脉行于身之侧，足太阳经脉行于身之后。患者症见部位，在头顶、头侧及小腿外侧，此处皆为二经循行所过，兼见口苦目胀，据此知病涉太、少二经。患者频于感冒，动辄汗出，又属气虚卫表不固之体。故用柴胡桂枝汤，两解太、少，合玉屏风散益气固表止汗；加入善治头痛之土苓，活血祛风之川芎，以除长期之头痛。

何以逢夏病发？盖夏月炎暑，阳气开泄，元气受损，兼之防暑降温，空调风扇启动，致表虚失固，风邪乘之，稽留太、少二经所致。秋凉之后，肺金肃杀，阳气内敛，风邪反难侵袭，故秋后不药自愈。故曰"春夏养阳，秋冬养阴"是也。

二十三、小便自溢

黄妇，年已五旬，患小便自溢。服中西药百余剂，收效甚微。2013年8月初，曾到重庆某医院检查，诊为膀胱括约肌松弛。谓服药殊难获效，非手术不能愈。黄惧手术，回家后经人介绍，8月15日来诊。

患者告谓：夜卧尿液正常，起夜亦少。白昼尿频尿急，若行走过快，或跳舞、跑步，则尿液失控而出。甚则大笑亦出。询其平时小解可有异常。曰："平常排尿，并无痛苦，唯觉尿后滴沥难净。"切其脉，沉细而缓，舌质偏淡，苔薄白。

经云："中气不足，溲便为之变。"（《灵枢·口问篇》）又云："三焦者，决渎之官，水道出焉。"（《素问·灵兰秘典》）可知小便不能自控，一因中气不足，一因三焦气化失司。治当益气补中，温肾缩尿。用补中益气汤合缩泉丸。

黄芪30g　党参15g　白术15g　柴胡15g　升麻15g　当归15g　山药30g　益智仁15g　乌药15g　生龙牡各30g　金樱子15g　菟丝子15g　鸡内金30g　甘草6g。水煎温服。2剂。

8月19日二诊。服上方后，或跑或跳，或笑或咳、尿液仍然溢出。卧则无此现象，伴目眵。脉沉缓，舌红苔白。

上方去桑螵蛸，加熟地黄30g　五味子10g。2剂。

8月23日三诊。跑跳仍有少量小便溢出，但尿量有所减少。目涩，昏昏欲寐，脉沉细缓，舌淡红，苔薄白。改用补中益气汤合桑螵蛸散加减。

黄芪30g　党参15g　白术15g　茯苓15g　枸杞子15g　菟丝子15g　补骨脂15g　当归12g　柴胡15g　升麻12g　桑螵蛸12g　远志10g　茯神15g　龟甲（先煎）15g　生龙牡各30g　熟地黄20g　益智仁15g　覆盆子15g。水煎温服。4剂。

8月31日四诊。小便后余沥减少，跑动仍有少量溢出。脉缓，舌淡红，苔薄白。上方去党参，加红参15g。2剂。

此后未见小便余沥，跑跳亦无小便溢出。为求疗效巩固，原方再进3剂。

按：小便因活动而溢，当责之膀胱不约。《内经》虽有："膀胱者，州都之官也，津液藏焉，气化则能出矣"之训，然小便排泄，实与三焦之功能密切相关。故《类证治裁》云："夫膀胱仅主藏溺；主出溺者，三焦之气化耳。"若三焦气化不足，导致膀胱不能约藏，则有小便不禁之患。而三焦气化之正常，必得上焦之肺、中焦之脾、下焦之肾之功能正常，方能实现三焦气化正常。于此可知，无论睡后遗尿，或活动自溢，或小便滴沥不禁，均与肺脾肾三脏有关。初诊选用补中益气汤，意在升提中气，补脾益肺，合缩泉丸温肾散寒，缩尿止遗。方药本属对证，但服后疗效并不理想，后改加桑螵蛸散，疗效稍显，最后加入红参后，其效方著。可见患者元气已是大亏，非大补难以奏效。

二十四、夜间口渴二例

例1 罗妪某秀，年近七旬，临溪人也。1999年7月28日来诊，自谓："每至夜半，即现口咽唇舌，干燥无津。求先生开一剂清火方药。"余问："饮水可多？"曰："却也奇怪，口舌虽燥，喝水入口又难咽下，唯润唇舌而已。每请医生开清火药，总难退火。服药近年，病情如故。"再问他症，则夜尿频多，食纳欠馨，大便质稀，舌淡红，苔白厚腻，脉细而缓。

此阳虚口干也。为肾阳虚衰，气化无力，水津不能上承所致。譬如釜底无火，锅中之水，则不能化为蒸气，上湿锅盖。若欲锅盖湿润，必得釜底生火。故此，须温阳化气，方能升津止渴。药用五苓散加味。

桂枝15g　白术20g　茯苓25g　猪苓10g　泽泻12g　葛根30g　白蔻（后下）9g。水煎温服。嘱配2剂。

数日后来告："口不渴矣。"

例2 友人吴某柏，年逾六旬，退休教师，其父兄皆医也。吴君患夜间口渴，时已三年。父兄治之不愈，转求他医，亦不愈，深以为苦。2009年5月11日，专来求治。见之则曰："仁兄远调，求之不易。"余曰："贤弟笑话，令尊令兄皆医也，何舍近求远？"曰："家父年迈，卧病已久，歇诊多年矣。家兄操西医，亦诊多次，奈何无效。"余询其症状，则曰：无论冬夏，入夜即渴，频频饮水，饮不解渴，夜尿频多，如厕达十余次，尿清而长，以致长夜难眠。成天头昏脑涨，精神不振。白昼口和不渴，小便亦趋正常，纳食、大便均可。诊得六脉沉细而缓，舌淡苔白。

据脉症分析，证属肾阳亏虚，膀胱气化无力，水液不归正化，津液不能上达口腔所致。治宜温阳化气，升津缩尿。用五苓散加味。

桂枝15g　白术20g　茯苓15g　猪苓12g　泽泻15g　附片（先煎）15g　葛根30g　益智仁15g　覆盆子15g。2剂。

16日，吴君来电称：药后口渴大减，夜尿减为三四次，夜寐达可四五小时。余嘱原方继进2剂。暑假回家，吴君特来相晤，谓："夜渴尿频均除，睡眠亦佳。"

按：《素问·经脉别论》曰："饮入于胃，游溢精气，上输于脾，脾气散精，上归于肺，通调水道，下输膀胱，水精四布，五经并行。"津液之输布，虽赖脾之转输，肺之宣降，然均离不开肾阳的温煦作用。故《素问·逆调论》曰："肾者水脏，主津液。"

肾阳亏虚，脾失温煦，无力将水津悉数输脾归肺，并使之四布五经。而是直趋膀胱，水聚州都，成为尿液，故夜尿频多。（吴君即如此）肾阳亏虚，不能助膀胱气化，水津不能蒸腾于口腔，故口渴频饮。何以白天不渴尿少？盖白天属阳，可得天阳之助，水津可上布口腔；夜晚属阴，阳气收藏，无天阳之助，饮入之水，无力上输脾肺，更无力蒸腾气化，唯有下趋膀胱，故夜间口渴，而小便频数也。

五苓散助膀胱气化，而膀胱必得肾阳之温煦，方能使水津化气上升，故方中加入附片，温壮肾阳；加葛根引津液上升。罗某病夹湿邪，故加白蔻化湿。吴某尿多，故加入益智仁、覆盆子，温肾缩尿。

二十五、寒积腹痛

1993年暑假，合川肖家镇庹姓药房，邀余逢场坐诊。8月13日，有陈某亮者来诊，自谓称裕民人氏，年45岁。患腹痛多年，久治难愈，昨得友人介绍，特来求先生医治。

余问："病何难愈？"答曰："我病已久，说来话长。"遂诉发病始末及治疗经过。

病起1958年冬，时"大搞钢铁"，陈随各地民工，同赴华蓥山中，建炉炼铁。大山原本荒野，并无厂房宿舍，为宿民工，伐木搭架，茅草盖棚，作为宿舍。现割山草，铺地作床，夜卧其间。时已严冬，地冻天寒，山雾常罩，难见日光，寒湿山岚，日夜侵袭。且工地未建厕所，屎尿随地而遗，秽气日夜长熏。健者尚可抵御病邪，弱者相继生病。陈居数月，体渐不支，纳食渐减，腹痛时作，痛甚则泻。时工地并无专业医务人员，卫生员临时指派，唯搽红药碘酒，有病需下山求医。陈自恃年轻，尚可坚持，遂听之任之。次年春天，病情加重，方回家医治。经疗数月，腹泻虽止，腹痛未除，疼痛或缓或剧，剧则求医服药。医开温燥之剂，痛可暂止，热熨亦可缓解。痛缓又停药听之。此后遇冷、过劳、伤食，腹痛均作，如此每月数发，流连多年。

余听后唏嘘。遂诊其脉，沉而带滑。察舌偏淡，苔白厚腻，按其腹部，肌肤清冷，脐周板硬，重按呼痛。乃谓：此寒湿交结腹中，已成痼疾，温燥理气，虽得暂缓，却难根治。苟不荡涤寒积，剜除病根，岂能获愈。遂投大黄附子汤加木香。

附片60g 细辛20g 大黄（后下）30g 木香30g。嘱取水3000ml，先煎附片3小时，次下细辛，再下木香，煎取药汁600ml，加入大黄，再煎数分钟，去渣分6次温服。

处方递上药柜，庹君见附片重达60g，以为误笔，专来询余，余曰："附片虽重，然煎煮较久，又分6服，不会中毒。"彼乃照方称药。

三日后逢场，陈君来告：服药二次后，腹中剧痛，旋即腹泻，先为水样粪便，后下涕样黏液多次，腹痛遂止。乃以香砂六君子加味，培中健胃，以善其后。

2013年3月19日，其子俊生患病来诊。告谓："10年前在肖家药店，先生用下药治愈之多年腹痛者，乃家父陈某亮也。"遂询其父腹痛愈后，可曾复发？曰："自先生治愈后，至今未再复发。"

二十六、寒 疝

李某，昔日邻人，年六十有二。1987年夏月，户外露宿，夜半忽患疝气。此后遇寒疝发，已有2年。发则气窜攻冲，游走胀痛，上达胸胁，憋闷欲绝。轰然肠鸣，气冲小腹，壅塞阴囊，囊肿如球，坚硬如石，疼痛异常。每致冷汗淋漓，急用热敷，疼痛始缓。必待矢气频传，方囊软痛止。初则二三月一发，近则每月一二发，发则数日方已。1989年8月1日，李闻余返乡，即来求治。症如上述，舌淡苔薄白，脉沉弦缓，辨为寒疝。乃寒凝厥阴，气滞血阻，结于阴囊，肿痛不已。法当温通厥阴，理气活血。

处方：干姜12g 官桂10g 大黄9g 小茴香12g 荔枝核12g 橘核12g 柴胡10g 白芍12g 青皮10g 元胡12g 炮川楝10g 丹参15g 淡海藻15g 淡昆布15g。水煎温服。2剂。

8月4日二诊。

前方二剂，疝气夜间消散，白昼仍见肿胀，但疼痛已除。舌淡苔白，脉象弦缓。上方去官桂，加升麻、乌药各10g。2剂。

8月7日三诊。

二剂后，阴囊夜消如常，白昼虽肿胀亦已缩小。再加益气升提之品。

干姜9g 大黄9g 官桂9g 荔枝核12g 橘核12g 小茴香12g 海藻15g 昆布12g 青皮10g 陈皮10g 乌药10g 白芍12g 元胡10g 柴胡12g 升麻12g 黄芪30g。水煎温服。2剂。

二剂后疝肿全消，此后未再复发。

按：疝气虽有寒热之分，然寒者居多。盖寒则气滞，寒则收引，气滞则结，收引则痛。故疝气之病，"必因先受寒湿，或犯生冷，以致邪聚阴分，此其肇端之始，则未有不因寒湿而致然者。"（《景岳全书·疝气》）李某因露宿感寒，致寒湿内积，聚于厥阴，发为疝气。故当温肝散寒，理气镇痛，唯其疝痛日久，气滞不行，血必瘀滞，故当加入活血之品，疗效方佳。方中干姜、官桂、大黄温通厥阴而散寒积，且干姜大黄同用，为治疗顽疝之有效配伍。小茴香、荔枝核、橘核温行厥阴之气；柴胡、白芍、青皮，疏肝理气；元胡、炮川楝行气止痛；丹参伍大黄活血祛瘀；海藻、昆布消疝软坚。诸药合用，共收温肝散寒，理气止痛之效。

二十七、疝气术后复发二例

例1 易君某军，赛龙人也，年方不惑。1968年2月初，突发疝痛，经广安医院手术获愈。是年8月下旬，天气仍热，某夜露宿庭院，夜半小腹冷痛，旋即攻冲走窜，腹痛胁胀，俄而下坠阴囊，陡然肿痛，旧恙复发矣。因畏再次手术，迎某医治疗，饮药数剂，疼痛稍缓，囊肿不消。9月14日，邀余治之。观其疝肿，状如一球，椭圆光亮，布有青筋，痛引少腹。扪之清冷，按之顽硬痛剧，阴茎内缩。腹中时而汩汩肠鸣，纳谷呆滞，小便短黄。舌淡苔白而润，切脉沉紧。脉症合参，证属水疝，系寒凝气滞，水蓄阴囊所致。治当通阳利水，理气止痛。投五苓散加味。

肉桂9g　白术12g　茯苓15g　猪苓12g　泽泻15g　橘核9g　荔核9g　小茴香9g。水煎于饭前温服。又嘱家人：炒盐一碗，布包热熨小腹及前阴。

热盐熨后，连得矢气，疼痛逐渐缓解。服药约一小时，小便始增，次日疝肿消退过半，但重按仍觉疼痛，原方再进一剂，诸症遂除。

按：患者秋夜庭院露宿，为深夜寒气所袭，以致阳为阴遏，水湿内停，下注阴囊，致肝经气滞不行，发为水疝。阴囊肿大光亮，上下攻冲胀痛。五苓散通阳化气，利水渗湿，颇为对证，然无疏肝行气之力，故于方中加入荔枝核、橘核、小茴香以疏肝行气，消疝止痛，且气行则水行，水行则肿胀可消。桂枝偏于行上，故易为肉桂，功专行下，温散肝肾之寒凝。外用食盐热熨，以加强散寒止痛之力，如此标本兼顾，内外并施，是以收效颇速。

例2 吴孩，年甫七岁，乔家镇人也。患儿两岁时患狐疝，立则右侧阴囊坠大，卧则阴囊缩小，平时不觉疼痛，每因受凉感冒，疝肿增大，疼痛始剧。近年来疝痛频发，戚中有业医而操手术刀者，吴父商治于戚。戚曰："此病非手术不能愈。"吴父遂于2003年7月初，带儿去彼医院手术治疗，术后疝肿消退。次年3月27日，疝病复发。就近求医，输液为主，日达1000ml（用药不详）。两日后疝痛益剧，某医试以手法推疝入腹，手方触之，患儿嚎呼翻滚。医无奈作罢，劝其再次手术。

患儿去年手术，耗尽积蓄，且仅数月，复发尤剧。父母对手术已失信心。后经友人介绍，于2004年3月29日，晡时搭车进城，抵诊所已近黄昏。余已回家，长子迎新接诊，方已疏就，意在理气止痛，推敲药症，总觉欠妥，电话述之，求来一诊。

　　观患儿面色晦暗，形容憔悴，呈痛苦面容，呻吟不已，声低无力。一鹅蛋大小疝核，嵌于右侧腹股沟半入阴囊，囊冷皮急光亮，结硬如石，推之不移，按之痛甚。腹胀如鼓，气窜攻冲作痛，上下左右移动，时缓时剧。口渴频饮，饮入旋吐。两日未进饮食，二便二日未解。舌淡而胖，苔白厚腻。脉弦滑。诊毕为迎新分析：根据脉症，此证非肝气不疏，气滞作痛；乃水饮寒湿内阻，中焦壅滞，下焦气化不利所致。岂不见患儿频频饮水，水入即吐，与五苓散证相似？吾儿猛然醒悟，知是水饮为患。治应通阳利水，佐以行气止痛。遂投五苓散加味予服。

　　桂枝10g　白术10g　茯苓10g　猪苓10g　泽泻15g　乌药10g　荔枝核10g　橘核10g　伏龙肝（包煎）50g　生姜汁（兑服）少许。水煎候温，少量频服。

　　时天色已晚，病儿与其父母，宿于城内亲戚家中。次日上午，儿母来告：昨晚服药未呕，约1小时后，口渴便止，得噫气10余次，腹胀渐软，腹痛渐止，疝核变软而小，旋即腹中雷鸣，泻下水样便3次，量多而臭，乃安然入睡。今晨索食稀粥两碗，现正与亲戚小孩玩耍云云。

　　此后，以补中益气汤，加入乌药、荔枝核、橘核、胡芦巴、龙骨、牡蛎，调补善后。

　　按：《医宗金鉴·幼科心法要诀》指出：小儿疝气"多因先天不足，本脏虚弱，复因外感风邪，内食生冷，寒邪凝滞而成者有之；或因湿热郁于中，复被寒邪束于外，外邪乘虚并于血脉，流入厥阴，厥阴属肝，其性急速，故牵引睾丸，少腹绞痛也。"此儿身体素虚，罹疝数年，虽经手术，短暂获愈，然正气未复，偶遇寒气，随感随发。又经前医大量输液，反增寒水内蓄，故病情加重，出现腹部膨隆，疝痛不已之急候。水湿内阻，津不化气，则渴欲饮水，水入即吐；膀胱气化不利，则小便不通。故选五苓散温通寒湿，化气利水；合乌药、荔核、橘核，以行气止痛；伏龙肝、生姜汁和胃止呕，且伏龙肝能温中镇水，生姜能辛散水饮。因而一服辄效。现代医学认为，疝气为病，系小肠下滑，嵌顿于阴囊所致。此亦中气下陷之表现也，故病愈后，连进补中益气汤，以复其正，正气健旺，何患小肠下滑，嵌于囊中，而致疝气复发？

二十八、阳痿证治有别

1. 瘀血致痿

临溪周某，年三十有三。数年前云南打工，后留春城，贩果为业。1996年夏，渐觉阳物痿软，行房不能。先后在昆明多家医院治疗，半年间遍服补肾壮阳方药，甚则高价洋药，服亦无效。夫妻焦虑，商议回川医治。回家后又服药月余，阳痿依旧。1997年9月27日上午，其父来询余："老师可曾治过阳痿？"并将子病及治疗经过诉之。余闻而谓曰："可嘱令郎亲至，诊后再议。"午后，周父带子来诊。

观患者精神尚佳，面无病色。询其症状，周谓："阴茎痿疲，不能行房年余矣。夜间偶有梦遗，过劳稍觉腰酸膝软，时常欠伸，余无所苦。"舌淡红，苔薄白，脉沉缓。诊毕，周出所服药方。阅之，多系鹿茸、狗肾、淫羊藿、海马、附片、红参等补肾兴阳之品。然何以服之无效？推知所患阳痿，绝非肾阳亏虚所致。因叩其平日工作，告谓："日骑三轮货车，沿街叫卖水果。"因问："会阴部可有不适感觉？"答曰："微觉胀痛。"闻其所述，遂有所悟。盖每日骑车负重，会阴部位与车座重力挤压，日久势必受伤致瘀。再细察舌下，果有青筋怒张。因谓周氏父子："此瘀阻致痿也，故补肾无效。"周某闻言亦颇赞同。于是以活血祛瘀为治。

桃仁15g 红花10g 川芎15g 当归15g 赤芍15g 生地黄15g 土鳖虫10g 蜈蚣2条 水蛭粉（兑服）6g。水煎温服。2剂。

9月30日，周夫妻同至，面有喜色，且谓："老师药方有效，昨晨醒来，阴茎勃起，但瞬间又痿，阴茎根部时而隐痛。"据其时常欠伸，且有遗精史，肾精亏虚，势所必然，遂于前方中合五子衍宗丸同用。

川芎15g 当归15g 赤白芍各15g 丹参15g 红花12g 桃仁15g 土鳖虫12g 蜈蚣2条 水蛭粉（兑服）6g 阳起石30g 黄芪30g 菟丝子15g 枸杞子15g 车前子12g 覆盆子15g 五味子12g。2剂。

10月3日三诊。谓醒后阴茎已能勃起，但举而不坚，小便频多。上方加入黑故子15g 益智仁15g 韭菜子15g 蛇床12g 锁阳15g。3剂。

后以本方基础，稍事加减，继续服用，至10月17日，共计5诊，服药12剂，年余顽疾，遂获治愈。11月初，返回昆明，夫妻特来致谢。

2007年秋，周妻生病，月余未愈，周专程陪妻回川来诊。余因询其阳痿事。则曰："愈后未再痿软矣。"

2. 湿热致痿

周某表兄邓某者，渠河人也。年近四旬，亦患阳痿，已数年矣。曾多处进补，鲜有疗效，遂放弃医治。闻表弟阳痿已愈，又生治愈之念。同年12月3日，邓某前来求治。见其形体肥胖，自诉头晕心悸，胸脘胀满，大便稀溏，纳谷不香，厌食油腻，阳痿不举，口中黏腻，舌淡稍胖，苔黄滑腻，脉象濡缓。询其可喜饮酒？则曰："每日两餐饮之。"余谓：君之阳痿，系湿热内阻所致。前医屡进温补，遏伏湿热，故久治不愈也。邓闻而叹曰：难怪愈补愈觉阴茎疲痿。遂用三平汤（三仁汤合平胃散）加减投之。

杏仁12g　薏苡仁30g　白蔻仁10g　厚朴12g　半夏12g　滑石20g　竹叶10g　苍术15g　茯苓15g　通草6g　藿香12g　佩兰12g。并嘱少饮酒，少进油腻及甜食。三剂后舌苔转薄，口除黏腻，夜间醒后阴茎勃起，前方稍作加减，连进10剂，阳痿渐起，诸症悉除。

按：张景岳曰："男子阳痿不起，多由命门火衰……火衰者十居七八。"诚然，肾阳虚衰者，临床确不少见。故医者一见阳痿，不加细辨，便指肾虚火衰，猛进温补。其属火衰者，固然有效；若系他因，虽久进温补，亦必无效。周某阳痿，瘀血所致，临床上甚为罕见，余亦仅见。查阅医籍，亦少记载。据现代解剖知识得知，阴茎勃起，乃阴茎血管充血反应，若血供系统一旦受到瘀血阻塞，势必影响阴茎勃起不良，甚而出现阳痿。因此瘀血致痿，当属可能。本例患者长期骑蹬三轮，致使阴茎供血系统受到损伤，产生瘀阻，阴茎供血不足，勃起功能受碍，故而痿软。方用桃红四物汤，养血活血，加土鳖虫、蜈蚣、水蛭，以增活血化瘀之力，虫药且能走窜经络，起痿尤捷。因其有遗精病史，及频频欠伸，其肾精亦虚，故二诊方中，加入五子衍宗丸、黄芪等味，以益气固精。后尿频又加入益智仁、黑故子固肾摄尿之品。所以瘀血去，经络通，正气复，肾精充。阳痿自然可愈。

而邓某阳痿，则因湿热内困，肾气无以宣展，不能作强，以致痿软不举。经曰："湿热不攘，大筋软短，小筋弛长，软短为拘，弛长为痿。"（《素问·生气通天论》）三仁汤宣上焦气，运中焦湿，利下焦水。平胃散更增燥湿运中之力，藿佩芳香化湿，诸药合用，三焦气机得以畅达，内阻湿热得以宣透，筋脉自然舒畅，虽未治痿，而痿自愈。可见辨证施治，方为愈病关键。

二十九、肢端变白

少妇成某菊，22岁，中和人也。自幼体虚，又过早婚嫁，虚体未曾康健。2000年隆冬季节，临盆难产，而行剖腹取儿，失血甚多，且胃纳浅薄，以致体虚尤甚。数月后仍面白无华，头晕目眩，手足指（趾）掌肤色变白、麻木酸胀。三年来，多方调治，眩晕渐除，面有血色，然指（趾）掌色白、麻木如故。2003年11月18日，经人介绍，专来求治。

观患者手腕及足踝至十指（趾）端，无论掌面背面，均色白如纸，扪之清冷如冰。左肘关节僵而微屈，既不能伸直，复不能深屈，若强行屈伸，或用力提物，则肘关节剧痛若锥。自云：指掌色白清冷麻木，夏轻冬重。冬季未临，即以手套、毛鞋护温，即使如此，仍须热水日浸数次，方得舒畅。诊得脉象沉细无力，舌淡润，苔薄白，舌下青筋增粗。综合脉症，当属营血亏虚，寒阻经脉，血不能荣于脉中，而四肢失于温养所致。《伤寒论》云："手足厥冷，脉细欲绝者，当归四逆汤主之。"又云："若其人内有久寒者，宜当归四逆加吴茱萸生姜汤。"本例正合此条，遂予当归四逆汤加吴茱萸生姜汤加味投之。以养血温经，通阳回厥。

当归15g　桂枝15g　赤芍15g　北细辛10g　木通15g　吴茱萸6g　红花8g　松节30g　鸡血藤20g　甘草8g　大枣15g　生姜20g。水煎温服。间日一剂。7剂。

11月30日二诊。服前方7剂后，肢厥虽有好转，但仍需棉毛之物护其手足。指掌色白麻木如故，左手屈伸仍痛。脉沉细而微，舌淡无华，苔薄白而润。前方虽养血温经，然扶阳益气之力尚弱，盖阳气亏虚，血供亦滞，是以疗效不显。乃于原方加黄芪60g，红参15g大补元气，以助血供，加淫羊藿15g，附片（先煎）15g温肾阳，扶心火，以散寒邪。间日一剂。7剂。

12月12日三诊。二诊方服至3剂，周身暖和，指端畏冷减轻，服完7剂，指温而有血色，左肘关节屈伸自如，唯指尖尚觉微麻微胀。脉沉缓有力，舌转淡红。二诊方去松节、红花，附片减为12g，再进5剂，以资巩固。此后未再复发。

按：本例患者身体素虚，又因剖腹生产，失血过多，虚体再斫，致使血亏经脉不满，气耗运血无力。复感风寒，寒凝经脉，气血更难周营四肢，温养四末，因而出现手足厥冷，肢端麻木胀痛，肤色变白等症。初诊时因见其年轻，仅按血虚营寒，正气被郁论治，而未虑及阳气亦已大亏。方用当归四逆仅加养血通络，温经散寒之品，是以疗效不著。二诊方加入人参、黄芪培元益气，使血供有力，温煦有功；加附子、淫羊藿，壮心肾之阳，助参芪运血、温煦之力，并与桂、辛合用，驱逐久凝经脉之寒邪；红花、鸡血藤、松节行瘀通经利节。诸药合用共收益气养血，壮阳散寒，温经回厥之效。

三十、指（趾）掌发黄

张妇某芬，年逾半百，九龙人也。一月前现四肢畏冷，心中焦虑，嘈杂噫气，噫后方舒。数日后，见掌指（趾）发黄，求医服药，未见好转。2003年11月17日，与一老妇前来求治，谓余曰："老医生，可曾见过手脚发黄病？"随即伸手示之，又去鞋袜，露出脚掌。观其手足，腕踝以下，皮色皆黄，掌面为甚。张妇又云："黄色出现，先手后足，初现指（趾）尖，渐延掌腕（踝），黄色至腕踝而止，均不上移。"

观其面目却未发黄。询其他症，则伴见脘胁胀痛，午后为甚。腹肌绷急，得噫气或矢气后可减。口渴饮少，纳谷呆钝，大便二三日一行，粪便干结，解出不畅，小便清长。察得舌淡稍胖，苔薄白，脉沉细而缓。

据脉症分析，是为中焦湿阻，胆郁气滞所致。治当利胆解郁，祛湿退黄。拟四逆散、茵陈蒿汤、越鞠丸复方投之。

柴胡15g　白芍15g　枳壳15g　茵陈30g　大黄（开水另泡兑服，得快利，停后服，下同。）12g　郁金15g　苍术15g　香附12g　川芎12g　丹参12g　木香12g　金钱草20g　甘草6g。水煎温服。

药仅一剂，大便畅通，泻稀粪及泡沫甚多，胁腹顿舒，纳谷知味，食量有增。手足黄色转浅。然邻人七嘴八舌，危言耸听。张妇闻而恐惧，于11月19日专去重庆某医院检查，求一准确诊断，经查未发现脏器有明显病变。开一周西药（不详）与服，药未尽，手足黄色加深。11月26日，又来求服中药。察其手黄深如橘色，足黄稍浅，已三日未更衣，两胁及胃脘胀满如撑。食后胀甚，噫气欲出不出。舌淡苔薄白而腻，脉象沉缓。患者虽经服西药，病退原位，而病机大致与前相同。遂于原方加青皮12g，以增疏理肝胆气机之力；加白术、茯苓各20g，崇其中土，以杜生湿之源。2剂。

11月29日来诊时，手足黄色变浅，脘腹胸胁胀痛大减，胃纳稍开，唯胃脘时有辛辣之感。舌淡，脉缓。前方酌加附子10g，以振脾肾之阳，促其化湿退黄，再进3剂。

至12月6日，手指掌黄色已退大半，足趾黄色亦浅，而足掌仍见黯黄。面色无华，脉缓舌淡润苔白。前方去苦寒之大黄、栀子、贯众，加黄芪、仙鹤草益气，以桂枝易附片，取其以枝达肢，温通四肢之寒湿。

柴胡12g　白芍12g　枳壳12g　茵陈蒿30g　苍术15g　白术15g　茯苓15g　猪苓15g　桂枝15g　香附12g　郁金15g　薏苡仁30g　金钱草15g　黄芪

30g　仙鹤草 30g　通草 6g。水煎温服。2 剂。此后手足肤色恢复正常，余无不适。数月后随访，身体康复如前。

按：脾胃属土而主四肢，土虚非但不能胜湿，且湿自内生。中焦为湿所阻，每致土壅木郁，而令肝胆气滞不舒，胆汁疏泄不能循其常道，横溢肌肤而泛黄。然湿邪何独阻于四末，而致肢端发黄？盖同气相求，各归其位耳。故治之之法，去湿为务，辅以利胆理气。俾湿邪去，肝脾和，气机畅，郁结解，则胆气自舒；且湿邪一去，胆汁输布无阻，自能循其常道。中医去湿方法虽多，然湿在中焦而病程不长者，莫如开启二便为捷。故一至三诊中，均以茵陈蒿汤加金钱草，于退黄同时而开启二便，俾湿有去路，此亦开门缉寇法也。四逆散合越鞠丸，调和肝脾，理气解郁；酌加丹参、郁金活血利胆，更能促黄速退。时贤有"治黄必活血，血行黄自退"之论，验之临床，始知不虚。二诊时加入苓、术，以增健脾利湿之力，加青皮以助理气疏肝之功。夫湿为阴邪，又逢严冬，故加入附子，以扶助脾肾阳气。譬如离照当空，阳气为之一振，湿邪又焉能久恋不去耶？湿去黄减，方酌加黄芪、仙鹤草益气扶正（民间常用仙鹤草煎汤调红糖服，治疗黄胖无力症，是知其有益气退黄功效），以资巩固。

三十一、不　寐

赛龙有陈姓妇者，商人梁某之妻也。年逾不惑，患不寐五年矣。遍尝中西安眠药物，苦无疗效。1988 年暑假，闻余回家，8 月 7 日，梁君偕妻专来求治。见陈妇面色晦滞，形体消瘦，精神萎靡。询之，则曰："夜不安枕五年矣，自去夏以来，日趋严重，甚则通宵目不交睫，每晚须服人参蜂王浆 1 支，方可浅睡 3～4 小时，然犹多梦易醒。白昼则昏昏欲睡，头晕脑涨，神疲健忘，纳谷不香，胸脘痞闷，动辄心悸。"兼见经期延后，量少色黯。按其上腹微胀，脐腹左侧板硬，跳动应手，重按微痛，舌淡苔薄白，脉象沉弦。

综观脉症，当属心火为寒水所乘，神不守舍，以致不寐。必得扶其心阳，制其寒水，俾心神得安，则不寐可愈。遂投苓桂甘枣汤加味。

茯苓 15g　桂枝 10g　炙甘草 6g　大枣 12g　夜交藤 20g。嘱患者自扬甘澜水煎药。上方每日 1 剂。7 剂。

8 月 14 日再诊，上方 7 剂后，不再服人参蜂王浆，便能入睡，且睡眠较佳，夜梦减少，纳谷知味，脐左悸动等症亦除。唯偶有胃脘嘈杂，晨起口淡，乃疏六君子汤加减善后。

三十二、肌肤黑斑

林姓妇，年近四旬，住渠河乡。11年前，夏月生产，天气炎热，日以新汲井水解渴。满月后，偶见心悸与脐下悸交替发作，且自此恶进热食，每餐必俟食物至凉，食下方舒，冬季亦然，否则悸动立作。近数年悸动频发，几无宁日，且体表多处出现色素沉着斑块，颜色逐年加深变黑。伴易于感冒，倦怠嗜睡，多梦，纳呆，渴欲饮冷，饮水不多；腹痛喜按，前阴瘙痒，白带清稀。多处服药，均无疗效，遂放弃治疗。1987年6月23日，遇昔日同窗，荐来求诊。症如上述，见其颜面晦暗，前额及两颧黧黑成片，目眶及口唇乌黑，肩背肘腿及腰腹等处，皮肤出现深黑圆斑20余处，或大如杯口，或小如硬币。按其腹部，脐下腹肌板硬，跳动可见。舌淡苔白而滑，脉来沉紧，时见结象。

诊毕，余颇茫然，不知当用何方，遂细析脉症，肌肤出现黑斑，是水之本色显露，黑为肾脏所主，盖由久服寒凉，肾阳被遏，气化失司，以致水之本色，现于颜面及肢体皮肤多处。且脐下悸动，亦为下焦水气偏胜，欲作奔豚之明证。遂知此乃心阳虚于上，寒水动于下，阳不制阴所致。治当温通心阳，化气降逆，拟苓桂甘枣汤加味治之。

茯苓20g　桂枝12g　炙甘草9g　大枣12g　佛手10g。嘱扬甘澜水煎药。2剂。

6月27日二诊。药后腹痛缓解，口渴已除，纳食有味，亦能进食热物，精神稍振，心悸与脐下悸发作次数减少。前方去佛手，加黄芪30g，益气以助桂枝温通心阳，加远志10g，协茯苓宁心安神，更用灶心土（包煎）60g以土制水。

7月2日三诊。前方4剂，悸动已止，纳谷大增，精神转佳，面转明润，肢体黑斑转淡。效不更方，再守二诊方，续进4剂。11月初，林某伴一病员来诊，见其面色正常，皮肤黑色退尽，余无不适。

三十三、活血耗气

一老妪，年60余，血压素高。2007年3月，因血压高踞，服药难下，且头目眩晕，乏力嗜睡，频频呕吐，水谷难入，入院检查，则肾脏受损，已为慢肾衰矣。每日输液数种，均不离"香丹""川芎"或"丹参酮"之类活血针剂。病家怪而问之："肾病何以输香丹等活血药？"医生答曰："活血药可扩张肾脏血管，利于受损肾脏修复。"住院9天，诸症及血压果得控制，遂出院。为求速愈，病家自购上药输之，未旬日，下肢渐觉酸软。时患者儿媳方生产，日以公鸡炖汤补体，患者亦啜之。方两日，两脚痿软，不能站立。以为鸡汤招致，遂不与饮。活血药亦停输。半月后方可站立，逾月行走如初。2010年秋，患者又病痛风，左脚掌趾肿痛，经治月余，肿消痛止，可慢步行走。蜀中冬季，阳光稀少。一日，忽转晴空，丽阳高照，天气暖和。患者出门沐浴阳光，日西归家，不慎跌仆，伤及右踝，肿痛难当。医与服理气活血药，数剂后，双脚又现痿软，无力站立。诊之，脉虚无力。余曰："此气虚也。"拟补中益气汤加入红参，数剂下咽，又可行走。2011年6月，患者又因呕吐、嘈杂，不思饮食，再次住某医院治疗，经查：肌酐、血尿酸，尿素氮等指标，均属偏高，医院除纠正紊乱电解质外，又输"血栓通"等药，3天后，双脚又现痿软无力。余疑活血药耗气所致，遂嘱单服红参数克。次日患者又可站立，并可慢步行走。为证实活血药是否耗气，次日，嘱单输血塞通40mg，经约2小时，输液完毕，患者双脚又痿软矣。非但无力站立，即使卧床亦不能活动。自此确信活血可耗气也。由此悟及王清任补阳还五汤，何以黄芪重至四两，而活血诸品，仅一钱也。

后一青年妇女，因发热头痛，呕吐心烦等症，某医院诊为"脑膜炎"。治疗3天，热退呕止烦除，头痛稍减。此后输液中加用血塞通，头痛虽止，而下肢痿软无力。余得知后，教服红参数克，次日脚乃可行。

成都方翁，年逾古稀，退伍军人。罹咳喘多年，迩来病情日重，喘咳频发。发则呼吸抬肩，气息难续，不能平卧。痰咳费力，粘喉难咯，胸憋心累，端坐喘息。口淡乏味，纳少艰化。时有恍惚，妄见谵语。1—9月份，八进医院，屡经抢救，方得脱险。方翁长子供职重庆，见父病危重难愈，在渝联系医院医治，经治半月，病仍未减。方妻陪伴，终日惶然，乃询医生："老伴久病，成渝医治，均乏疗效，不知贵院可否移植肺脏？"医生答曰："肺脏移植，费用甚高，供体缺乏，难度尤大，风险亦高，我院尚未开展。"半月后，主管医生劝其出院，另请中医调治。遂出院联系来诊。

近午，车抵诊所门前，虽仅10m距离，仍需轮椅代步。询得症如上述，且增午夜发热，心烦闷乱，频欲登圊，二便不出，必待头胸汗出，热退渐安。夜夜如此，已历旬日。切脉浮滑而数，重按无力，唇舌淡红，苔薄白腻，舌下无明显青筋。其妻示以《出院证明》，见其诊断AECOPD、糖尿病、脑梗塞死、冠状动脉粥样硬化性心脏病、颈动脉粥样硬化、老年痴呆等8种病症。其妻且谓，两地用药，大同小异，均日输消炎、祛痰、活血等药，然喘咳始终难平，又兼吸氧，并"沙美特替卡松粉吸入剂""塞托溴铵粉雾剂"每日轮番吸入，呼吸方畅一时。

观其用药，果有灯盏细辛注射液、红花黄素注射液等品。乃叹曰："方老喘息难平，殆由累经活血之故也。盖高龄久病，正气本虚，即有瘀滞，亦当补气活血，况舌下并无青筋，唇色亦无青紫，可知体内无瘀，而屡用活血之品，岂不徒伤正气？正气既伤，虚喘安得平乎？中药制剂，起效迅速，使用方便，然亦须按中医理论指导使用，仅凭说明，不加细辨，便投方药，不但难求良效，甚或事与愿违。"患者闻言，若有所悟。遂决定暂住县城，请余调治。乃于止咳祛痰、纳气平喘方中，加入大剂参芪，以扶微弱正气。

药进一剂，咳痰易咯，吐痰甚多，喘息缓解。5剂后喘平咳稀，痰涎亦少，未再吸氧，夜可平卧。纳食知味，饭量增多，精神转佳，弃轮椅而外出散步，慢步上楼，亦不心累气喘。前方加减，服药15剂，喘咳心累诸症均已。带药回家，调理巩固。数月后电话告知，身体尚佳，喘咳未发。

此乃无瘀活血，徒伤元气，故致疾病缠绵难愈也。

邻有易女者，远嫁渝州。婚后数年，不得孕珠。多处求医，终无效果。医院检查示"输卵管阻塞"。施以手术，仍未疏通。有密友荐某医，谓其善治此病，遂往求治。某阅医院检查，曰："输卵管阻塞，瘀血阻滞也，当活血化瘀，瘀祛管通，卵游子宫，自可受孕矣。唯祛瘀不易，猛药始效。"女闻言甚喜，遂委以治之。初服桃红四物汤，加入三棱、莪术等辈14剂。药后复查，阻塞未通。改用血府逐瘀汤加入水蛭、虻虫、土鳖虫等品，又14剂。医院再查，阻管仍塞，且致体虚。其母得知，接回家中，带来求诊。

女谓：初服其药，经量暴增，血色鲜红，渐次量少色淡，淋漓不净。伴倦怠嗜卧，手足畏凉，胸闷短气，大便溏薄，脘胀食少。切脉沉细而缓，舌淡苔薄白而腻。此久服活血之品，伤及气血之故也。遂拟圣愈汤合理中汤，重用参芪，一剂血止，加减又进三剂，诸症悉除。此亦浪用活血之恶果。

而今中医，日趋西化，弃四诊而不用，凭检查而开方，欲求良效，岂不难乎！

三十四、眩　晕

例1　邻人张翁，年七旬矣。患眩晕数年，苦难获愈。初，数月一发，迩来频频发病，或二三月一发，或一月一发。发则天旋地转，呕吐连连，药难入口，须输液二三日，方得渐缓。2002年5月初，旧病复发，输液二日，病仍不解。7日，其子来谓："家父晕不能动，烦请先生出诊。"遂随往诊。

患者见余至，起坐未稳，便觉房屋转动，复卧之。诊得脉象细数，舌红无苔少津，口咽干燥，饮水甚少，两目干涩，视物模糊。脉症合参，当是肝阴不足，虚风上扰所致，用天麻钩藤饮只取主药，合二至丸加味予服。

天麻15g　钩藤15g　女贞子20g　墨旱莲30g　当归15g　仙鹤草30g。水煎取汁，恐饮药作呕，嘱候凉少饮频服。

服一剂，眩晕缓解，呕吐亦止。效不更方，又进二剂，愈后未再复发。

按：此老眩晕，系肝阴不足，肝阳化风，上窜清空所致。肝阳上窜，必挟胃气上逆，因而频频呕吐。方用天麻、钩藤、仙鹤草，平肝息风以治其标。有报道称，仙鹤草善治眩晕，故配入方中。合二至丸加当归，养肝阴肝血，以治其本。标本兼顾，眩晕遂除。

例2　陈妇，年逾不惑，中和人也。1990年7月，患头晕目眩，经治数日，眩晕不减，其夫以板车拖来求治。车至，丈夫欲扶入诊室就诊，陈妇脚方着地，身倾欲倒，且频作欲呕状。遂卧车诊之。切其脉，缓而滑，舌淡苔白厚腻。询其所苦，则曰："头晕重胀，静卧眩晕可缓，翻动身躯，觉景物转动，起则晕眩欲仆，且呕吐立作，吐物多为清涎，胸脘痞满，纳呆嘈杂。"此水饮停蓄中焦，上干头目，以致眩晕。治当温阳化饮，升清降浊。用苓桂术甘汤加泽泻、吴茱萸、生姜治之。

茯苓20g　桂枝15g　白术15g　炙甘草6g　泽泻30g　吴茱萸10g　生姜12g。水煎温服。2剂。

一剂后，眩晕呕吐均止，二剂诸症悉除，为防复发，拟香砂六君子汤加减予服。

按：《金匮》云："心下有痰饮，胸胁支满目眩，"陈妇不但胸脘痞满，且呕吐多为痰涎，故诊为水饮内停所致眩晕。水饮内停，非但清阳不升，浊阴不降，且反上逆，遂致眩晕呕吐频作，仲景云："病痰饮者，当以温药和之。"故用苓桂术甘汤，合泽泻汤，升清阳，蠲饮气，入吴茱萸、生姜，降逆气，止呕吐。药证颇符，故能取效。

三十五、湿阻头昏

杨君云鹤，而立之年。患头晕不清，且兼重胀，服药数月，苦无良效。四月初，专赴成都医治，某医院经磁共振、多普勒、查血等项检查，诊为"血管神经官能症。"医生告谓："病难速愈，需坚持服药。"遂携药回家，服完再往续药，如此3月，病情如故。后经同学介绍，于7月1日前来求诊。

询得头脑重胀，昏蒙不清，巅顶及两侧胀痛，但头汗出，齐颈而还（"但头汗出，余处无汗，齐颈而还，"语出《伤寒论》134条，指病人只是头上出汗，从颈项以下都没有汗。是湿郁上蒸的症状表现）；四肢倦怠，嗜睡多梦；纳差乏味，食后脘胀；口苦黏腻，微咳痰稀量多，易于咯出；大便溏薄，小便微黄。苔白厚腻，满罩舌面，脉沉弦缓。脉症合参，证属湿困太阴少阳，清阳郁阻不升所致。治当和解少阳，温燥脾湿。用柴平煎加减。

柴胡15g　法半夏15g　黄芩12g　苍术15g　厚朴15g　陈皮12g　藁本15g　川芎12g　草果仁10g　土茯苓30g　菊花12g　防风15g　炒薏仁30g　甘草5g。水煎温服。3剂。并嘱忌油腻甜食。

7月3日二诊。

上方服后，周身汗出，小便增多，头晕胀痛明显缓解，头汗亦少，头脑顿觉轻松。精神有振，脘胀消除，纳谷知味。刻下头侧偶然阵痛，短暂即止。喉痒咳嗽，痰少质稀，舌周苔退，舌边淡红，中根白腻，脉象弦缓。效不更方，加减再进。

柴胡15g　半夏15g　黄芩12g　苍术15g　厚朴15g　陈皮12g　藁本15g　川芎12g　防风15g　炒薏苡仁30g　白豆蔻10g　百部15g　紫菀15g　茯苓15g　甘草5g。水煎温服。3剂。

上方3剂后，诸症悉除，唯纳谷未复，乃拟六君子加味善后。

按：头脑昏胀不清，且兼重痛，又见倦怠嗜睡，脘胀纳差，口中黏腻，苔白厚腻，皆湿阻中焦，清阳不升之象。而头侧胀痛，又系少阳经气受阻，不通则痛。故当和解少阳，温脾燥湿，方中小柴胡枢转少阳，透邪达表，且可升清。平胃散合草果、薏苡仁，和中燥湿，加入菊花、防风、藁本，祛风胜湿；川芎活血行气，祛风止痛；土茯苓除湿利尿，并疗头痛。方药服后，少阳枢转，三焦通利，故周身汗出，小便增多，湿邪随之而去。湿去清阳即可上升，头晕重痛，自可除矣。

三十六、不育证治二例

例1　张姓女，临溪人。1982年嫁入渠河刘姓人家，结婚五年，未曾开怀。刘母抱孙心切，带媳四处求医，仍无喜讯。遂迁怒于媳，恒借故责骂："占窝不下蛋"，又多次逼儿，离婚另娶。张女颇为委屈，唯饮泪而已。刘某与妻，感情甚笃，每见妻子啼哭，恒好言慰之，并当母面谓妻曰："吾陪汝再找良医医治，果无生育，领养亦可，绝不离婚。"母闻言虽怒，亦无可奈何。1987年6月4日，刘某陪妻来诊。诊得张女六脉平和，询其月经，应时而至，经量适中，色红稍暗，无腹痛腰酸等症。乃谓刘曰："尊夫人月事正常，本可受孕，却数年不能受孕，何也？我疑先生或许有病，何不去医院检查一番，便明究竟。"夫妻闻言，半信半疑而去。

数日后，刘夫妇与母同来，刘某出经某医院之"精液常规检查化验单"：

"精量2ml，2小时不液化，精子数16 000 000/ml，精子活率34.09%"。

母知儿媳不孕，全系儿病所致，便喋喋语余："吾儿之病，拜托先生了！若生下一男半女，当登门致谢。"情甚急切。余曰："吾当尽力而为。"余看化验单后，谓刘某曰："君精液稠，难于化液，精虫成活数亦少，是不孕之因。"诊其脉沉缓，询其症，则阴汗黏裤，囊冷如冰；房事早泄，时有遗精，劳则腰酸，秋冬畏寒肢冷，舌质淡红苔薄白。此属肾阳偏虚，元气衰微，精液寒凝，不得液化；且阳虚精冷，精子存活率自然低下。治当温肾壮阳，补益肾精。用龟鹿二仙胶合五子衍宗丸加味。

龟板胶（烊兑）15g　鹿角胶（烊兑）25g　红参（另煎兑服）12g　枸杞子30g　菟丝子30g　五味子10g　覆盆子20g　韭菜子15g　车前子10g　淫羊藿15g　锁阳15g　巴戟天15g　熟地黄30g　山茱萸20g　黄芪30g　肉苁蓉20g　附片（先煎）10g。水煎温服。间日一剂。并嘱：治病期间，应禁房事，养足肾精，方可交媾。

上方5剂后，阴汗减少，未再遗精，守方继进5剂，精神振作，腰酸膝软亦除。10月初，刘母来报："儿媳有矣。"次年秋天，刘家果有弄瓦之喜。

按：方中二胶皆厚味之物，血肉有情之品，正合《内经》"精不足者补之以味"之旨。鹿胶通督脉而补肾阳，更兼附子、锁阳、苁蓉、淫羊藿助之；龟板胶通任脉而补肾阴，熟地黄、山茱萸协之；且萸肉兼"涩精益髓。"（《寿世保元·药性歌括》）"兴阳道，坚阴茎。"（《红炉点雪·卷三·六味丸方论》）精生于气，故用人参、黄芪大补元气以生精。凡子皆具生生之气，菟丝子、覆盆子、枸杞子、五味子、韭菜子补肾壮阳，填补肾精。车前子泻湿浊，使本方补而不滞，"同补肾药用，令强阴有子。"（《本草汇言》）此方气血阴阳交补，生精血，壮元阳，故服之而获种子之效。然方虽对症，亦须清心寡欲，服药期间，当忌房事，必待气血充实，肾强精满，然后交合，方能成孕。此不可不明喻也。

例2　1995年暑假，冯生带来表亲韩某者，而立之年，广安枣山人也。结婚6年，夫妻从未分离，而不能怀孕。初以为女因痛经而难于受孕，服调经方药数年，月经已趋正常，仍未孕珠。1994年秋，夫妻同赴广安医院检查，方知妻子不孕之由，系韩某畸形精子较多，活力甚少之故。询得患者稍劳腰痛，性欲低下，时有梦遗，舌淡苔薄白，脉沉细无力。拟补肾固精，用二加龙牡汤合五子衍宗丸加味。

桂枝12g　白芍15g　白薇12g　附子（先煎）15g　龙骨30g　牡蛎30g

枸杞子15g　菟丝子15g　五味子10g　覆盆子15g　车前子12g　蛇床子10g　熟地黄30g　巴戟天15g　淫羊藿15g　鹿角胶（烊化兑服）15g　炙甘草6g。水煎温服。嘱服5剂。

次年春，冯生受戚之托，特转告喜讯：服本方5剂后，其妻已怀孕矣。数月后再告：喜得贵子。

三十七、肠　痛

彭李氏，年逾花甲，中和人也。1989年冬，患者家中修建新房，每日劳累，饮食颇不按时。12月6日，即感周身不适，当晚发热恶寒，继而右下腹疼痛。翌晨加剧，遂入区医院住院治疗。诊为急性阑尾炎，经输液服药2天，疼痛时缓时剧，乃劝其手术治疗。患者及家属均不同意。其夫专来询余："急性阑尾炎中药能治之否？"余曰："此病中医名曰肠痈，自古可治。"彼闻言即去医院，将李妪抬回家中，迎余治之。

患者仰卧于床，呻吟不已，右膝屈拱，不能伸直，右下腹疼痛，腹皮绷急，扪之微硬拒按。大便三日未行，纳谷乏味，不思饮食。脉象弦紧，舌红苔薄黄。此瘀热内结于肠，大有成痈溃脓之势，急当清热解毒，行血散瘀。

处以四逆散合大黄牡丹汤加减。

柴胡15g　赤白芍各15g　枳壳12g　大黄15g　牡丹皮15g　冬瓜子30g　桃仁12g　芒硝（兑服）10g　木香12g　金银花30g　连翘20g　川楝子12g　甘草10g。

上方二剂，大便通畅，寒热已除，腹痛渐止，右足可伸，起卧、活动，腹部均不疼痛，唯纳谷未复，脉缓。乃以益胃汤合六君子，扶脾养胃善后。

按：肠痈系内痈，致病之由，《内经》早有论述："饮食不节，寒温不时，则寒汁流于肠中……留则痈成。"（《灵枢·上膈》）巢氏《诸病源候论》亦云："肠痈者，由寒温不适，喜怒无度，使邪气与营卫相干，在于肠内，遇热加之，血气蕴积，结聚成痈；热积不散，血肉腐坏，化而为脓。"据此则知，肠痈之发生，实乃邪气与营卫相干，血气蕴积而成。对其辨治，《金匮》设专章论述。即证见：少腹肿痞，按之即痛，时时发热，自汗出恶寒，脉迟紧，属脓未成者；若患者腹皮绷急，按之濡软，其身甲错，无发热，脉洪数，属脓已成者。脓未成者，治以活血行瘀，用大黄牡丹汤；脓已成者，治以解毒排脓，用薏苡附子败酱散。本例属脓未成者，故用大黄牡丹汤活血行瘀为主方，加入金银花、连翘清热解毒，合四逆、木香、川楝子理气止痛，服药后气行血活毒解，肠痈随之而愈。

三十八、脚　气

段君某辉，年逾花甲，华蓥市阳和人也。半年前患下肢酸胀，软弱无力，服药虽多，未获良方。1994年4月17日，来校求诊。彼方落座，便诉脚病之苦，随出所服药方数十帖。观之，不外祛风除湿、益气养血、温补肝肾方药。

扪其下肢，上下温和。按之不痛不肿，肌肉亦不僵硬。询其感觉。曰："腿足软弱，举腿沉重，行走费力，行不半里，便欲打坐。且屈伸不利，腓肌酸胀，足掌麻木。"察其舌淡而润，苔白中根偏厚，切脉弦缓而滑。曰：此脚气耳。为湿气流于下肢所致。法当宣壅祛湿，用鸡鸣散加味。

吴茱萸10g　木瓜30g　槟榔片15g　桔梗10g　苏叶10g　陈皮12g　生姜10g　薏苡仁30g　苍术12g　黄柏12g　独活12g　狗脊15g　甘草6g。水煎冷服，以凌晨服药，疗效最好。2剂。

4月21日二诊，服药2剂，半年痛苦顿失，腿脚轻松，行走有力。时值农忙，挑粪半日，亦能胜任，但劳后腰腿酸痛。饮食欠佳，口苦乏味，舌苔淡黄而中根稍厚，脉弦滑。前方去独活，加楂曲各20g，砂仁10g。2剂。服后病愈，未再复发。

按：本病据其下肢软弱，行走不便，断为湿脚气。论其病因，多与外感湿邪有关，盖"伤于湿者，下先受之"也。或感受水湿雨露之邪，或坐卧湿地，湿邪熏蒸而致，侵入肌肤筋脉，发为本病。脚气有干、湿之分，干脚气足胫不见肿胀，反见日渐消瘦；湿脚气下肢浮肿。无论干、湿脚气，均可见下肢酸胀无力，麻木挛急。或问：本例患者，下肢并未肿大，何以诊为湿脚气？答曰：以其下肢重着，舌苔白厚故尔。唯其湿邪不盛，故未见下肢肿大。鸡鸣散宣湿去壅，为治疗湿脚气之主方，加薏苡仁协木瓜除湿而解挛急，苍、柏清利下焦湿热，独活、狗脊，走下焦而强筋骨，方药对证，效若拾芥。

三十九、湿邪阻滞

范君某明，年方不惑，华蓥市明月人也。迩来十年，湿邪阻滞，如魔相缠，终日头昏肢困，乏力嗜卧。虽勤于服药，却无效果。1989年3月初，范君有不惑之庆，亲朋满座，共贺寿诞。戚中有王姓者，闻范君久恙不愈，乃力荐求余医治。

3月16日，范君访治于余。诊脉濡缓，舌质偏淡，苔白厚腻。询之，则曰："终日头脑昏涨，周身酸软，乏力嗜睡，脘闷纳差，口中黏腻，时苦时甜，唇舌干燥，漱水不咽，尿时茎中灼热，大便偏稀。"又询所服何药，则出药方两叠。

检其方，或苦温燥湿，或芳香化湿，或健脾除湿，还有滋补肾阴者。再问何方有效，何方无效。答曰："疗效均渺。"

盖湿为阴邪，易伤阳气，湿邪困脾日久，不但脾阳受损，肾阳亦伤。湿本重浊黏滞之邪，今阳气既伤，湿更滞留难去。夫"湿证多属气虚，气虚利水，转利转虚，而湿愈不能去矣。"（《本草新编·赤小豆条》）为今之计，莫若温阳益气以利湿。用五苓散加附片、黄芪，益气温阳，利水除湿。患者小便茎中灼热，是湿邪郁久，所化热标，合封髓丹以除之。加葛根升清，引津液上承，消除唇舌之干燥。遂疏方：

附片（先煎）15g　黄芪15g　桂枝15g　白术15g　茯苓15g　猪苓12g　泽泻18g　葛根15g　黄柏12g　砂仁10g　甘草5g。水煎温服，两日1剂，缓以图治。3剂。

22日来诊，诸症缓解，舌苔转薄，纳谷知味，解尿茎中已无灼热感，去黄柏，减附片量，再进3剂，诸症悉除。后以香砂六君子加减，建中扶脾，以资巩固。

四十、起病见散脉，死候现端倪

雷某某，女，外语教师也，年三十有六。1998年上期末，学生统考，片区阅卷，雷及夫君屈先生，均在阅卷之列。阅卷场设区"教办"，离家约2里之遥。午间回家，饭后再返，均顶烈日奔走。方两日，忽觉头晕，周身不适，微热畏风，咳嗽频作。欲请假休息，然外语教师奇缺，无人顶替，遂带病坚持，自购西药服之。当日中午回家，感觉甚疲，欲饭后稍寐。而橱柜剩饭，仅可一人之饱，遂取鸭蛋数枚，同炒饭中，权作充饥。是日加班，力求阅卷结束，至晚方归。其夫始延余往诊。至其家，雷正欲用膳，遂停餐诊之。切其脉乍大乍小，时有时无，散乱无根。初病见此，颇不合症，遂询何处不适。则云："服罢螺旋霉素，肺已被螺旋缠住，胸中不畅，咳嗽不已。"且反复言之。复诘他症，则答非所问。其夫曰："昨所服药，即螺旋霉素也。"观其房间走动，用膳过程，似与常人无异，然细揣脉症，总觉神智、脉象已乱，大有失神之象，但讳当面言明。遂谓："今日已晚，莫若明晨再诊开方。"雷夫妇均同意。回家后，谓儿辈曰："雷老师失神矣，宜去电屈老师，私告实情，促其明晨速去医院治疗，或可有救。"儿闻忙问："病方初见，行走如常，岂入膏肓，不可救药？"余曰："脉已散乱，元气离散，救治颇难。"遂电话告屈，屈闻言颇不置信。明日，延他医诊之。屈问医："病重否？"答曰："冒暑受热，清暑即愈。"服药当晚，喘咳咳加剧，神志时昧。第三日晨，屈方雇车，送至县城医院救治。越日而逝。

起病即现散脉,并迅速而亡。此余所仅见也。

按:《四诊抉微》曰:"散脉浮乱,有表无里,中候渐空,按则绝矣,散为本伤,见则危殆,必死之候,故不主病。"又谓:"散脉者,举之浮散,按之则无,去来不明,漫无根蒂……散为元气涣散之象,故伤寒咳逆上气,其脉散者死。"可见散脉实为气血阴阳亏虚,元气涣散之危候脉象。然散脉亦有不主危候者,如《濒湖脉学》便有"产为生兆胎为堕"的提示。指足月孕妇见散脉,为胎儿将产之兆,胎孕不久者见之,便为堕胎之兆。

本例患者何以起病便见散脉?是正气素亏,阅卷辛劳,烈日往返,大汗伤及气阴乎?正气既亏,何以尚能行走自如、饮食如故乎?颇让人费解。

四十一、久病脉洪大,孤阳已外脱

乔翁,年近八旬,合川码头人也。翁素患痰饮,夏轻冬重。1965年冬,感寒加重,咳嗽胸闷,动辄气喘,痰稀量多。服药效差,延至岁末,喘咳益剧,昼夜倚息,不得安枕。一日午后,其子专迎先父,往诊寿脉,以备后事。余随见习。父诊左手,我诊右脉,诊毕交换。父曰:"此脉尔当细心体会,六脉洪大击指,躁疾而硬,重按空然如无。久病遇见此脉,乃是孤阳外脱之象,一夕已矣。日后若见此脉象,当十分留意。"

先父每见死候,都不忍当面将"死"字道出,而将"死"字,撤为"一夕已"三字代之,背着病人,再告知家人实情。

为证实先父判断是否准确,此后,日日打听乔翁病情,数日后,果得乔翁死讯。遂将此脉牢记于心,并日后留心印证。

1974年初,遇邻村王公病,公年近七旬,体弱清瘦。罹咳喘数年,因感冒引发宿疾,日夜喘咳。时值春荒,家计清贫,无钱求医购药,延至月余,病情日笃,适余出诊王公邻家,遂搭脉看病。诊其脉洪疾鼓指,按之则空,喘促难言,呼多吸少,头额冷汗,面色灰滞,舌苔白滑,满口涎痰。诊毕,明告家人:公病我无回天之力。次日遂逝。

雷翁者,中和人也,年七十有五。1993年春夏间,患温病,初延某医治之,病未得减。迎余往诊,见高热无汗,微恶风寒,头身疼痛,食欲缺乏,口渴引饮,舌红苔薄,黄白相间,脉见浮数。拟银翘白虎汤予服。次日又来迎诊,患者服药汗出,本应热退身凉脉静,然患者身热不解,口仍渴饮,脉躁不静。知为难治,遂退让高明,嘱送医院医治。当日住院,四日后出院回家,又招余诊视。患者仍高热未除,脉疾搏指,重按则空。乃谓其子曰:"令尊恐不久于人世矣,可备后事。"次晨遂逝。

《脉经》曰:"伤寒已得汗,脉沉小者,生;浮大者,死。""热病已得汗,脉静安者生;脉躁者,难治。"又曰:"热病已得汗,常大热不去者,亦死。"故断其为死候。

四十二、舌光无苔

清·杨云峰《临证验舌法·验舌决生死法》云:"舌光无苔,胃气绝也,不治。"久病见此,实属难治,若系常人见此,并非不治。曾治一中年妇女,常年舌上光洁无苔,口中常觉凉气上冲。饥则周身乏力,头目眩晕,腰不能立。曾患子宫脱垂、脱肛等症。诊其脉沉细而缓,重按无力。夫舌上之苔,犹地上之草,乃胃气熏蒸所生。今舌上无苔,是胃阳不能上蒸,肾阴不能上濡也,询知平素喜饮清热凉茶,此久必伤及中阳也。遂拟补中益气汤加附片予服。仅数剂,苔便生矣。

四十三、抽芯苔

抽芯苔,乃是舌之中部,纵向无苔,唯见舌质本色。其宽度或窄如韭叶,或宽如筷头。夫舌中属脾胃,苔乃胃气熏蒸所生,见此苔者,多为胃阴亏虚。久病见此者,预后多为不良。常人见此,多纳谷呆滞,食喜清稀,恶进干食。咽干口燥,心烦少寐,大便干结,手足心热。治以甘寒养胃,常用叶氏养胃汤加入太子参、石斛、白术、山药进行治疗。临床中亦有另类抽芯苔,即舌中无苔,四周苔白而腻者。余按脾湿胃燥论治,于叶氏养胃汤中加入白豆蔻、薏苡仁、藿香之属,养胃阴,化脾湿,同时进行,多能见效。

四十四、鹤膝风

周某兵者,合川码头人也。年甫十四,禀赋孱弱。隆冬之际,水田作业。次日即现足踵肿痛,逐日加重,不能踩地。求医半年,病情日笃,形体日羸。1970年7月12日,其父兄肩舆来诊。患者形容憔悴,面白无华,语言低微,双踵肿大如球,按之柔软如棉,踩地疼痛难忍。伴下肢痿软,胃纳呆滞。舌淡苔薄白,脉浮大而缓,重按无力。因思足踵乃肾经所过,昔贤论及此病,证型有阴虚、阳虚之分，治疗有六味、八味之别。今观患者脉证，俱属肾阳亏虚之象，自当先温补下元，扶助阳气为要，遂疏八味丸加怀牛膝予服。

熟地黄15g　山茱萸12g　山药15g　茯苓12g　牡丹皮10g　泽泻12g　怀牛膝12g　附片（先煎）12g　肉桂10g。水煎温服。2剂。

7月19日二诊。服上方（方中尚缺山茱萸）后，痛不减，肿未消，且见口渴、尿赤，但精神转佳，纳食有增，此乃阳气来复，脾气渐振之佳象。当益阴以配阳，拟玄芍地黄汤加续断、当归、怀牛膝。

熟地黄15g　山茱萸12g　山药15g　茯苓12g　牡丹皮10g　泽泻12g　玄参12g　白芍12g　续断12g　当归12g。水煎温服。3剂。

8月2日三诊。右踵见消，疼痛亦减，纳食甚香。二诊方去茯苓，加龟甲15g，杜仲15g，枸杞15g。2剂。

8月12日四诊。双踵肿痛均消，而左膝又见肿大疼痛，以内侧为甚，按之柔软灼热，屈膝或足着于地，则膝痛加剧，可拄杖跛行十余步，但觉左足僵硬。此痰湿阻于膝之筋骨所致，恐成鹤膝风，则难治矣。权用半夏、茯苓化痰；木瓜、防己、木通、薏苡仁利湿；杜仲、怀牛膝、续断、当归、龟甲、生地黄、知母、黄柏养肝肾，不知有效否？2剂。

8月23日五诊。服前方后，膝肿不但未见消退，反见腿胫肌肉益削，此鹤膝风明矣。夫鹤膝风，乃外科至险难治之证。方书中论其病因，谓三阴内亏，寒湿外袭，阻滞于膝关节所致。论其治法，有以五积散汗之者，有以十全汤补之者，然验之临床，收效均微。忆及清人鲍氏《验方新编》中有四神煎，以大剂黄芪补气，佐以解毒、祛痰、润筋之品，治疗此证，可谓独辟蹊径。近年来，亦有用是方治疗鹤膝风的报道，因疏四神煎原方减半予服。

生黄芪120g　远志45g　川牛膝45g　鲜石斛60g　忍冬藤120g，加水6碗，煎取1碗，顿服，温覆取汗，并忌风寒。（其家种有石斛、忍冬藤，故将石斛改为鲜石斛，银花改为忍冬藤）

另以白芥子研末，酒调敷患膝。俟剧痛如灼时，去之。

8月30日六诊。前日外包酒调白芥子末，约半日许，患膝剧痛难忍，即去之，则患处已起大小水疱10余粒。数日后，疱破水净，结痂而愈，膝肿渐退，疼痛亦减。仍以四神煎加入松节60g　萆薢30g　苍术30g继进。

10月4日七诊。四神煎共服4剂，膝肿全消，步履正常，以为痊愈，自行停药。时仅半月，右踵又渐浮肿疼痛。此乃正气未复，寒湿未净，停药过早故耳。继用前法，酌增温肾除湿祛痰之品。

黄芪 120g　白术 30g　鲜石斛 60g　怀牛膝 60g　鹿角霜 30g　远志 30g　忍冬藤 120g　萆薢 60g　白芥子 24g。嘱服 10 剂，病遂得痊。2008 年 8 月其姐丈来诊，谓周某愈后，未再复发。至今行走如正常人，身体亦健云。

按：鹤膝风，又名膝游风，膝眼风。其病见膝关节肿大，股胫变细，形如鹤膝，故名鹤膝风。多因三阴亏损，经脉空虚，风寒湿邪乘虚外袭，凝滞下部而成。一般多出现在膝部，而本例患者，最初病变部位，见于足跟。故一至三诊，均按肾之阴阳亏虚治疗。四诊时，踵消膝肿，疼痛剧烈，鹤膝风已成，然按之柔软，乃三阴亏损，痰湿滞阻，故以大补阴丸合三妙散加味治疗。五诊时改为四神煎，用大剂黄芪峻补其气，托邪外出；远志"补不足，除邪气，利九窍"。(《本经》)"祛痰解郁"(《中药大辞典》)，消肿痛。石斛养阴，不但制大剂黄芪之过温，而防其化火；且"能镇痰涎"。(《本草纲目拾遗》)牛膝补肝肾，强筋骨，并能引诸药下行，而直达膝部；忍冬藤解毒通络。七诊时加鹿角霜，温肾壮骨；萆薢搜风湿，补肾强筋。而以白芥子末酒调外包患处，直接拔寒湿毒邪外达。内外合治，取效更捷。

补白：1990 年秋，一段姓老妪，年八十有五，患鹤膝风，半年余，肿痛不能行，每周去医院抽水一二百毫升，方能肿消痛减，缓慢行走。8 月 12 日，其子段某患"重感"，卧不能起，延余往诊。其家养有狗，余临其家，狗跃而吠，其母拄杖，门前吆喝，见其行动十分不便。次日复诊，其子已能起床，诊毕，段谈起母病，并为其母卷上裤管露出右膝。见膝盖肿大，股胫变细，膝部皮色光亮，两侧上留有多数针刺瘢痕，按之柔软微痛。自云：若日久未抽膝内积液，膝中便觉灼热胀痛，不能举步。

段问："家母之膝肿，中药可治愈否？"余曰："此鹤膝风也，属外科难症。古人有一验方，专治此病，我曾用以治愈几例。令慈不妨一试。"遂为开四神煎原方予服，数剂后亦获痊愈。

四十五、千锤膏愈流痰

罗妇兴英者，邻人罗君兴文之姊也。年已五旬，居邻香山。1970 年 5 月初，觉左肘关节疼痛，渐致漫肿作胀，肿延臂腕，皮色不变。月余后，右肘亦肿如左。半年间，遍访附近名医。内服外敷，而双肘臂肿胀益甚，肘关节疼痛渐剧，且皮现微紫微红。后请疡医某君治疗，经治月余，肿痛依旧。以为脓成，排脓可愈，将左肘弯处施以刀镰，切口深达寸余，却无脓液流出，唯流淡血而已。又治月余，肿痛非但不除，且切口溃不收矣。黄水日夜漫流，腥臭随时可闻。遂断之曰："必截肢方可愈"。患者闻而悲之。两月后，患者右肘弯处，又自溃流水。常悲家因病贫，已无力再医，唯待毙耳。其弟悯而助之，于1971年5月初，迎至家中，商治于余。

观患者形体消瘦，面色萎黄，双肘臂肿大僵硬，皮色不变，双手均呈90°弯曲，不能伸直，亦不能屈收。诸凡梳头、洗面皆弗能亲为，饮食需人哺之；上衣唯披而扣之。两手溃处对称，皆在曲池穴处。每处溃烂大如杯许，疮口淡白，毫无脓浆，唯淡黄脂水时时溢出，疼痛日轻夜重。余曾用除湿、和营、解毒、通络、祛瘀及大补气血之剂内服；外用红升、白降、大乘、海浮、白云诸丹，皆无效验。后忆文琢之先生曾授有千锤膏，方即鲜桑皮洗净切细，鲜猪板油各等份。入铁钵内共捣千余下，药烂如泥，取贴疮口，纱布包扎，每日1换，现捣现用，谓能愈顽疡。遂嘱其弟，挖取新鲜桑皮两许，刮去黄色表皮，洗净切细。买回新鲜猪油两许，为增强拔毒之力，余又加入蓖麻肉5钱。三味共捣如泥。外敷患处，每日1换。仅贴数次，疮口肉色渐红，肿痛消退。未及匝月，两手溃口愈合。饮食调养，配合伸屈训练，数月后，两手亦可活动。

按：流痰又称骨痨，西医所称之骨结核，属本病范畴。考其致病之由，乃因气血亏虚，痰湿流于关节，淤阻日久所致。初期治疗当服阳和汤，溃后大补气血，托毒生肌，可用人参营养汤、虎潜丸、败龟片等。若疼痛甚者，加服骨痨散，每服2～3g。无论已溃未溃，均可运用千锤膏外贴。

桑皮内服，功能泻肺平喘，利水消肿；外用则可行气散瘀，消痈排脓。蓖麻仁功擅拔毒，用于方中，能使胶结于筋骨肌肉之瘀毒脓水，尽可拔出。猪脂益气养阴，生肌敛皮。三药相伍，可收消肿定痛，拔毒去腐之效。

四十六、生姜芋艿膏

外科疾病，生姜亦有用武之地。生姜配芋子（即芋艿）制成药膏外用，又是镇痛消炎妙药。凡红肿疼痛、急性关节痹痛（急性关节炎）、痄腮（腮腺炎）跌打伤肿痛、乳痈（乳腺炎）、痈疽肿痛等，外敷此膏均有卓效。姜芋膏制法：取生姜1份捣汁，芋艿3份去皮，切碎捣如泥，加入姜汁和适量面粉，三种一并搅匀，以干湿恰当如软膏为度，摊纱布上，厚约二三分，面积以大于患处为宜。贴于患处后，上盖柔软薄膜，再用绷带缠之，俟干即换（4～8小时换药1次，或一日两换）。芋艿以鲜者为佳。此方系叶桔泉先生介绍。我用治多种肿痛疮痈，疗效颇著。此外生姜搽腋下，还可除狐臭。

四十七、少林接指丹断指再植

李孩，年四岁，邻人李某之子也。1969年8月24日上午，李孩与邻儿耍弄柴刀，被邻儿误伤一刀，左手环指背面斜向砍断，仅存掌面皮肤少许。其母当即背儿至余家中，适赛龙逢场，余在街上坐诊，彼又赶赴街上求治。见患儿左手血迹甚多，左手环指中部向右斜向砍断，创面整齐，断指掌面仅存皮肤约0.5cm长，皮连断指下垂。中、小指背面亦有右斜刀伤，即清除血污，并进行消毒，将两断端准确对合，用胶布条斜围一匝，竹片上下固定，外包纱布。当日回家后立即配制"少林接指丹"（苏木、降香、桂圆核、象皮粉、血竭各等份，先将前药共研极细末，血竭另研，然后混合均匀，贮瓶密闭备用）。次日换药时掺上，仍固定包扎。一直未用抗生素及内服药，局部无肿痛发热现象。1周后换药断指接合良好，创缘结血痂少许，断离端温和红润，无肿痛，亦无知觉，1个月后，创口完全愈合，无明显痕迹。触觉、痛觉、冷热觉，数月后方恢复。

按：此方为作者外科业师文琢之先生所传。断指再植，需热接热合，断端准确复位，并加固定（能缝合最好），防其感染，断指多能再植。

四十八、桃红四物桂枝汤治外伤后遗症三例

例1 李某，赛龙人也，年四十有三。1965年8月初，与邻人发生口角。时邻人正房上盖瓦，李站檐下，相互对骂，不让寸步。李言语龌龊，伤人祖先。邻人闻之刺心，怒不可遏，揭瓦数片，向李投去，李只顾骂詈，未曾提防，猛见一叠青瓦飞来，避之已晚，抬手挡之。瓦叠正中右手，拇指破口血流，痛不可忍，李急找医包扎，争吵遂歇。

医治逾月，伤口虽愈，而右手拇指及掌腕仍红肿疼痛。九月中，余随先父在中公出诊，途经李家。李见而招之，示右手以求治。患者右手，布带兜挂胸前，五指肿胀，拇指鱼际皮色暗红。卷袖查看，前臂亦肿。询之：右手胀痛，不能下垂，平吊稍缓，夜间痛甚。先父诊后谓余曰："此血瘀气滞，不通则痛，壅滞则肿。治当理气活血，温通经络。"嘱书桃红四物汤合桂枝汤加香附予服。

桃仁12g 红花10g 当归15g 赤芍15g 川芎15g 生地黄15g 桂枝12g 香附米15g 生甘草9g 大枣3枚 生姜4片。取头二煎药汁，混合后温分三服。

次日来诊，肿痛消除大半。原方未做增减，再进1剂，遂愈。

此后，余习用此方，亦愈数例外伤后遗症。

例2 临溪邓妇，年逾五旬，身健勤劳，助夫农作，又养畜禽，从早到晚，不得歇息。1987年8月初，砍扎猪草，刀伤左手，伤口逾寸，出血甚多。自用布条缠之，继续干活，淘菜洗衣，照常下水。次日伤口感染，红肿灼痛，始求医治。村医包扎，予消炎西药内服。数日后伤口愈合，肿痛不消，且上延至肘。村医以为"炎症"未消，连续输液7日，肿痛依然。又更二医，中西兼用，仍不离抗生素，输液打针，肿痛仍然未减。

邓有内侄就读我校，暑假串亲彼家，见而谓曰："姑姑左手肿痛日久，屡治无效，何不找我校唐老师看看，或可速愈。"邓闻即来求治，时暑假余已归家。延至开学，方得见余。

观患者左手肿胀，掌指为甚，皮肤绷急，拇指、虎口、鱼际肤色微紫，按之硬胀疼痛。自谓：疼痛昼缓夜甚，夜难入睡。切脉沉缓，舌质偏淡苔薄白。因忆当年先父为李某所开处方，与此证颇多相符，乃酌加理气药投之：

桂枝15g 赤、白芍各15g 川芎15g 当归15g 生地黄15g 桃仁15g 红花10g 木香10g 香附10g 炙甘草6g 大枣3枚 生姜4片。水煎温服。一剂肿痛大减，夜可入睡。原方又进二剂，肿痛全除。愈后专来致谢。自此家人生病，悉来求治。

例3 木匠刘某，年四十有五，县城人也。去年八月下旬，下乡做工，骑车而往，不慎撞及路旁一石，擦伤左踝，出血甚少，疼痛轻微。车至东家，求村医包扎。村医见伤口甚小，未曾消毒，仅用创可贴贴之，刘遂做工东家。数日后伤口愈合，而踝部却肿胀疼痛，肤色亦转淡黯。刘欲辞工回家医治，东家恳求完工再去，并延村医来诊。刘碍情面，忍痛坚持。次日左足弯又起一核，硬而且痛，不能站立。东家见状，方雇车送归。刘回家即住院治疗，输液服药，兼用外敷，20余日肿痛不减。后又转去南充、成都医院治疗，时逾两月，疼痛虽缓，肿块不消，且足弯肿块变黑溃烂。成都医生遂将腐肉切除，顺便活检，未发现癌细胞，又经月余，伤口结痂愈合，而两处肿块仍未稍减。小小创伤，辗转三地医院，历经数月，耗资4万余元，却失望回家。

3月28日，刘遇友人粟某（数年前粟妻跌伤右膝，肿痛数月，后为余所愈），荐来求治。见面即许诺："先生若能愈吾顽疾，当以锦旗相赠。"余曰："此易事耳，然勿需锦旗相赠，若愿为我做工半日足矣。"彼欣然诺之。

刘上卷左裤管，示其腿脚，见外踝肿胀，上及小腿外侧，下达脚背，按之硬而疼痛。足弯肿块，椭圆横凸，中有切口伤疤，按之质硬而痛，不能屈膝。两处肿块，肤色俱已黯黑。稍可行走，不能持久，久则胀痛加剧。脉象沉缓，舌淡苔薄白。此血瘀气滞，痰湿淤阻，形成硬结。治当活血化瘀，理气祛痰，消肿散结。投桃红四物桂枝汤加减。

内服方：当归15g 川芎15g 赤白芍各15g 生地黄15g 桃仁15g 红花10g 丹参15g 独活15g 木香15g 香附15g 大贝母（切片）15g 牡蛎30g 白芥子12g 甘草6g 大枣4枚 生姜4片。水煎饭前温服，两日一剂。2剂。

外敷药方：生半夏、生天南星、生大黄各等份，捣筛细末，取药末适量，加入半量七厘散，用麸醋调如泥，夜间外敷肿块，白天除去。

4月1日二诊时，两处肿块均已变软缩小，肤色转为淡暗，膝可弯屈。上方加泽兰12g又进二剂。

此后以本方为主，稍有加减，共计四诊，服药8剂，敷药6次，数月顽疾，半月而愈。刘果践前诺，专来为我做工半日。此后还陆续荐来多人求治。

按：外伤出血，未能清除，积瘀皮下，便成坏血，不但阻碍气血运行，且生湿化痰，痰瘀相搏，形成结块，治当理气活血，祛瘀消痰。前医不明此理，以为消炎便可消肿。岂知瘀血不去，气滞不行，痰湿不除，肿痛岂能蠲除？本方以桃红四物汤加丹参，养血活血祛瘀；用桂枝汤调和营卫，温通经络；加木香、香附理气消滞；大贝母、牡蛎、白芥子消痰散结。更兼外用敷药，活血祛瘀散结。内外配合，故能迅速消除肿痛。

此前，还治张姓妇，年五旬，左乳患癌，全乳摘除，遂致左上肢酸胀沉重，且左肘粗于右肘，医治数年，未能消除。后求治于余，亦投桃红四物桂枝汤加味，连进10剂，酸胀沉重全除，两肘比较，粗细无明显差异。

四十九、肥疮

蔡妇，年逾不惑，伏龙人也。1989年10月17日来校求诊。谓头顶生疮，已有年余，多处求医，均未获效。昨得邻人指引，特来求治。

言罢揭帽示头。见其头顶发落，溃烂融合成片，大若碗口，结痂色黄，周边微凸，中部稍凹，疮痂缝处，黄水浸溢。询之："痒否？"曰："受热极痒，搔之则痛，且脂水血液横溢，唯以手掌轻轻拍之。"余曰："此肥疮也。"又询兼症，得知前阴瘙痒，白带腥臭，量多如涕，口苦微渴等症。舌红苔黄，中根厚腻，脉沉弦稍数。此肝经湿热，化风生虫所致，治宜清利湿热，祛风杀虫。方用龙胆泻肝汤加减。

龙胆草15g　柴胡15g　黄芩15g　栀子15g　苍术15g　苍耳子15g　土茯苓40g　当归15g　生地黄12g　地肤子30g　白鲜皮30g　蛇床子10g　白芷15g　猪牙皂6g　全虫6g　陈皮12g　生甘草6g。水煎温服，两日一剂。2剂。

服后药渣，加入艾叶、石菖蒲、花椒叶各适量，浓煎取药汁半盆，候温坐浴前阴。

每日用开水兑入食盐少许，温洗去头上疮痂，以雄矾散（由轻粉、雄黄、枯矾、黄连等组成）均匀撒布疮面。脓水净后，以香油调雄矾散外敷。

10月21日二诊。

上方连进两剂，并外用雄矾散，头疮瘙痒缓解，脂水减少，疮面缩小，阴痒减轻，白带减少。舌淡红，苔薄白，脉沉弦缓。药已中病，前方加减再进。

龙胆草15g　柴胡15g　黄柏15g　苍术15g　栀子15g　苍耳子15g　土茯苓40g　当归15g　地肤子30g　玉竹15g　蛇床子10g　皂角刺10g　猪牙皂6g　全虫6g　陈皮12g　生甘草6g。水煎温服。2剂。外用如前。

后按二诊方又进4剂。月余后，患者带孙子来诊，见其肥疮已愈，唯头顶已秃。

按：肥疮多见于儿童，成人生此疮者较少。论其病因，《外科正宗》认为"饮食之后油手摩头，或枕头不洁而成。"《外科启玄》亦说："皆因油手抓头生之……亦有剃头刀所过。"可见凡不洁之帽子、头巾、枕头、理发工具或污手摸头，均可染毒致病。亦有脾虚生湿，肝郁化热，湿热熏蒸，上攻于头，久则化虫，虫蚀发根，秃落成疮。湿热下注，化虫蚀于阴中，则阴痒；损伤任带，秽液下流，则带下量多色黄如涕，日久不愈，此例患者便如是也。方用龙胆泻肝汤加减治之，其中龙胆草、黄芩、栀子苦寒清热，既泻肝胆实火，又清下焦湿热；苍术燥湿健脾，土茯苓利湿搜毒，且益脾胃；白芷散风除湿，消肿排脓，止痛生肌；苍耳子、地肤子、白鲜皮、蛇床子、猪牙皂、皂角刺、全虫等品，不但祛风止痒，且能托毒杀虫。当归、生地黄养血祛风，滋阴润燥（脂水常溢，阴液亦伤）。二诊生地黄易为玉竹，益气养阴，兼"祛风热湿毒"（《本草纲目》）。柴胡引诸药入肝胆之经，甘草调和诸药。兼雄矾散外用，更能直接收杀虫、敛湿、止痒之效。内外合治，则湿毒去，热邪除，风痒止，肥疮怎能不愈？

五十、疖疮二例

例1　邓某，男，18岁，华蓥市高兴人，1989年10月24日来诊。

自谓阴茎肿痛,已有旬日,服药打针,均乏疗效。经同学介绍,专来求诊。嘱解裤视之,阴茎罩以薄膜,布条裹护。去之,见龟头深红肿大,阴茎肿胀。询之,阴茎灼热疼痛,龟头尤剧,内裤摩擦,痛如针刺,故以薄膜罩之。小便色黄,排尿刺痛。左腹股沟中部,起一小核,大如李子,按之硬痛。伴心烦口苦,大便干结。脉象滑数,舌红苔薄黄。此湿热下注,壅滞阴茎,发为疳疮。治当清热化湿,解毒消肿。

药用:龙胆草15g 当归12g 生地黄15g 赤芍15g 黄柏15g 金银花30g 连翘30g 土茯苓30g 木通15g 川牛膝15g 前仁15g 生甘草10g。水煎温服。二剂。

外用方:用活田螺数枚,去壳取肉,加冰片少许,共捣如泥,外敷龟头。

服药2剂,外敷3次,龟头肿痛灼热均除。阴茎亦软,小便畅通,停用田螺外敷。为防复发,嘱其原方再进一剂。

例2 韩某,六旬人也。患疳疮已逾2年,久治不愈。闻邓某疳疮为余所愈,于1989年12月1日专来求治。除前阴裹护,见龟头腐烂,溃面凹陷,脓血淋漓,阴茎暗红肿胀,阴囊红肿。阴部灼热,且痛且痒。尿道刺痛,龟口时有黄色浆液溢出,排尿疼痛如锥,尿少色黄。右腹股间亦生溃口,大可容没拇指,脓血黏糊。时有呻吟,精神不振,易于感冒,心烦口渴,食少眠差。脉沉细数,舌质淡红,苔薄黄腻。诊罢,叩问起因。彼坦言相告:2年前广东打工,嫖娼所染,悔恨万分。

此欲火妄动,交接不洁,以致淫水毒精传袭,感染精宫,发为下疳。治当清肝除湿,托毒止痛。

内服方:龙胆泻肝汤加减。龙胆草15g 栀子15g 黄柏15g 柴胡12g 当归10g 生地黄15g 木通15g 萹蓄30g 土茯苓100g 赤芍15g 白芷15g 花粉15g 金银花30g 连翘30g 牙皂6g 天丁10g 僵蚕15g 蝉蜕12g 牛膝6g 防风10g 荆芥10g 生甘草10g。水煎温服。间日1剂,5剂。

外用药:每日用生甘草10g,浓煎取汁,洗涤溃处除去脓血,掺以渴龙奔江丹,再贴千锤膏。(方见《千锤膏愈流痰》)

因患者住地较远,持方回家配服,予渴龙奔江丹带回家中,每日现捣千锤膏,自行换药。

10日后二诊。阴茎肿痛消减,色转淡红,龟头脓血减少,溃面缩小。小便增多,解尿疼痛缓解,尿色淡黄。阴囊红肿灼热已除,腹股沟溃口平复。精神稍振,已无心烦口渴,饮食有增,睡眠稍好。舌红苔薄白,脉沉细缓。热毒已挫,上方酌减清热除湿祛风之品，加入益气养血之剂，以助生肌。

黄芪30g　当归15g　川芎10g　白术15g　土苓100g　萹蓄30g　黄柏15g　生地黄15g　赤芍15g　白芷15g　花粉15g　金银花15g　连翘15g　牙皂6g　天丁10g　僵蚕15g　蝉蜕12g　牛膝6g　生甘草10g。水煎温服。嘱服5剂。外治照前。

12月24日三诊，除龟头溃面尚未完全愈合外，其余均可。患者因久病致贫，无力继续服药，只求给予外用丹药，遂按患者要求，赠予渴龙奔江丹10次用量。此后未再来诊。数月后，彼患咳嗽来诊，告谓其病已愈，并致谢云。

按："痔疮"之名，出自《外科大成》。为生于阴器下疳之统称。以其所生部位不同，名称亦异。《医宗金鉴·外科心法要诀》将其归纳为：生于马口名下疳；生于玉茎，名蛀疳；龟头外肿如瘤，名鸡嗉疳；疳久而偏烂，名蜡烛疳；阴囊肿坠，名鸡肫疳；痛而多痒，溃而不深，形如剥皮烂杏，名瘖疳；生于马口旁有孔如棕眼，管内刺痛名杨梅疳。

论其致病因素，《外科证治全书》云："下疳一证，属肝、肾、督脉三经之病……内因者，由欲火狷动，不得发泄，致败精湿热留滞为患……外因者，由娼妇阴器瘀浊未净，则与交媾，致淫精邪毒，感触精宫为患，最不易愈，如治得法，亦必发出便毒秽疮下疳，以泻其毒始愈。"可见不洁性交，阴器直接感受病邪，精泻之时便乘虚而入，传入肝肾，发为本病。此外，还可由接触痔疮不洁之气污染的衣裤、床被、毛巾等物，或与痔疮病人密切接触亦可感染病邪致病。

本病治疗多从肝经湿热入手，以阴器为肝经环绕，且疮毒多夹湿热，故两例患者均用龙胆泻肝汤加减，加土茯苓、金银花、连翘清热泻火，利湿解毒；韩某方中还加入花粉、赤芍、僵蚕、牙皂、天丁、白芷，以期凉血散瘀、止痛消肿，排脓托毒；加入蝉蜕、防风、荆芥祛风止痒；并用牛膝引药下行，直达病所。外用之渴龙奔江丹，为余外科业师文琢之先生，所制之丹药，用于外科恶疮，化腐生肌，疗效非凡。二诊时热邪湿毒已减，故加入黄芪、当归、川芎、白术益气养血，托邪生肌，促其痔疮愈合。如此内外合治，方能收效迅速。

五十一、习惯性下颌关节脱位

唐某，年八十有五，花园人也。2015年秋，偶现右下颌关节脱位，当即住某医院治疗，经手法复位，服药输液数日，痊愈出院。10月29日，妪张口哈欠，下颌关节又滑脱矣。口斜不能闭，说话不便，语音改变，进食困难，并流口涎。其子见状即送医院医治，虽经手法复位，但张口下颌关节又脱，医生无奈，将其下颌用绷带兜缠，头项固定。住院 20 余日，绷带不能松解，医院劝其转院治疗。

唐妪前年，患咳嗽气喘，咯痰不利，痰中夹血，胸痛，纳差，消瘦，医治半年，症状不减，后经余治之，诸症消除。因遣其子张某，来述病情，询余可否用中药治愈。

余曰："此习惯性下颌骨关节脱位也。中药可愈。"

11 月 21 日，唐妪出院来诊。见其下颌绷带兜缠，面容憔悴，精神萎靡，唇仅微启，声音低微，语言不清。询其所苦，手指右头，谓痛而兼胀，又指右颌下方及咬肌、颧弓骨等处，酸胀绷紧疼痛，右颈强痛。其子见其说话不便，代为叙述：进食用吸管缓慢吸食稀糊或牛奶，吸食稍快，即作干哕。大便量少，数日一行，但不干结，睡眠较差，口苦食少，夜常呻吟。切脉浮缓弦细，因不能张口，未见舌苔。此系年老气虚筋弱，不能约束关窍所致。因其见有头痛项强等表症，故先解表邪，再补其虚。用小柴胡加味。

竹柴胡 15g　法半夏 12g　黄芩 12g　党参 12g　葛根 30g　白芷 15g　木瓜 30g　防风 15g　香附米 12g　炙甘草 6g　大枣 3 枚　生姜 10g。水煎温服。2 剂。

11 月 26 日二诊。

右侧头项强痛消除，右颌下方及咬肌、颧弓骨酸胀绷紧疼痛，稍得缓解。口可微启，语言较前清晰，精神稍振，可用勺匙舀粥糊送入口中，纳谷知味，食量有增，但进食过快仍干哕欲呕。脉象弦细。治当利枢机，补气血，壮筋骨。方用加味柴胡四物汤。

处方：柴胡 15g　半夏 12g　黄芩 12g　党参 15g　黄芪 30g　当归 15g　白芍 15g　熟地黄 12g　川芎 12g　山茱萸 15g　川续断 15g　盐杜仲 15g　葛根 30g　白芷 12g　甘草 6g。水煎温服。间日 1 剂。

守上方服至 12 月 10 日，解除兜带，张口自如，下颌关节未再脱位。为巩固疗效，前方又进 3 剂。随访年余，未再复发。

按：下颌关节脱位，民间称为"掉下巴"，《千金方》称之"失欠颊车"，《外科正宗》谓之"落下颏"，《伤科汇纂》则称"颌颏脱下"。此病临床较为常见。而以年老体弱者，易于发生。盖"颊车骨，即下牙床也，俗名牙钩，承载诸齿能咀食物……故名颊车，其骨尾形如钩，上控于曲颊之环"（《医宗金鉴·正骨心法要诀》）。其钩环相扣之处，全为筋膜包裹约束。年老体衰者，气血不足，肝肾亏损，血不营筋，致使筋膜失养，韧带松弛，约骨乏力，因而频频出现下颌关节脱位，虽经复位，然筋膜无力，不能约束下颌关节，本例患者即如是也。

方中黄芪、党参补中益气，四物汤养血活血，气血充足，筋膜方得滋养。山茱萸、续断、杜仲，补肝肾而壮筋骨。口之能开合，全凭少阳之枢机开合，今下颌关节频频滑脱，致使枢机开合不利，故方中自始至终均用小柴胡，助其枢转功能；葛根滋润筋脉，舒缓强急；白芷入阳明，利肌肉，祛风止痛，诸药合用，有补气血、壮筋骨、利枢机之功效，故能使其筋膜康复，下颌关节因得固护约束。

20世纪90年代，余用本方加减，还治愈华蓥高兴符某、中和张某习惯性下颌关节脱位。

五十二、妙用干姜杀痈蛆

夏秋痈疡溃烂，脓水淋漓，若包扎不严，或未曾包扎，每招苍蝇粘爬，产卵生蛆。溃疡一旦生蛆，很难清除，致使溃疡日久难愈。

幼时，尝闻先父谈及，痈疽生蛆驱除之法。即用干姜不拘多少（加入枯矾益佳），研细过罗，瓶装密封，用时掺于溃疡内，然后包扎，次日疮内蛆虫可尽除矣。及长，行医乡间，曾遇多例溃疡生蛆者。采用家传方法，无不收效迅速。

张某，年15岁，其家与大队村小学毗邻，校内有百年皂荚树，高可数丈，素为校产，年采皂荚数百斤。1970年暑假，教师放假回家，张孩上树采摘皂荚，不慎失足跌落树下，右胫骨下段呈开放性骨折。张父急延疡医何某为治，何某并非伤科医师，不谙接骨之术，勉强包扎，夹板固定。次日患肢漫肿剧痛，再延何某，辞不往。邻人荐以夏某，谓其习武多年，擅疗伤接骨。夏亦人前宣称："某某，某某，骨折为吾所愈。"张父闻说，遂委治于夏。孰知夏亦外行，全不知伤科手法，乱揉乱扯后，又将夹板绑定，如此迁延十余日，非但断骨未能接续，且窦口溃烂，蛆虫涌动。张孩父母，心急如焚，欲去重庆求治，苦无成行之资。后经人介绍，专来求余往诊，并告："骨伤已溃，且生蛆虫。"余悯而往诊，见张孩右下肢肿大，皮色光亮，解开绷带夹板，胫骨下三分之一处，皮肉腐烂色黑，断骨外露，脓水夹大小蛆虫涌出；遂用注射器吸凉开水反复冲洗，除去脓水及部分蛆虫，然后将干姜细末，掺于创口，外贴万应膏药，绷带包扎。次日往诊，蛆虫已渺。之后断骨手法复位，夹板固定，间日一往，换药外敷，疏方内服。月余溃口愈合，半年后可屋内拄杖慢步，一年后康复如初。

又有严某，年七旬矣，夏月赤足除草，不慎锄伤足趾，微有出血。严某并未在意，收工时仍下河洗澡。孰知次日伤处红肿溃脓，严某仍未就医，日摘乌桕树叶贴之。数日后，伤口日大，脓水淋漓，疮孔生蛆。其子见状，急延某医治之，经月蛆虫不除。七月中旬，余暑假回乡，邀余诊视，疮口洞开，蛆虫涌动。余以温开水冲洗后，亦用干姜粉剂掺于疮口中，纱布包扎，一次蛆尽。后用化腐生肌丹，数次而愈。

五十三、人尿续筋骨、消痔疮

邻人唐仁开，年六旬矣。1964年秋，欲修茅房三间，雇人筑墙。开工后连日秋雨，地湿土潮，墙筑数尺，便湿软倒塌，未及旬日，已三坍矣。仁开无奈，停工待晴。如此断续施工，经月墙体筑成。仁开见墙面凹凸，欲使平整，持木拍打拍墙面。湿土筑墙，本不牢固，经其拍打震动，墙体轰然坍塌，彼不及闪躲，为墙土所压，仅露头面。众见状急刨土救之，然仁开已不能动矣。疼痛异常，呻吟不已，众用门板抬回家中，卧不能动。时无骨科医生，权求先父在中公诊视。察其伤，右三肋已断，肿而痛甚。为疏一理气活血之剂，以求消肿止痛，嘱用童便为引。药进一剂，疼痛稍减。彼建房已负债累累，再无钱财配方服药，每日以炒豆，诱邻儿解尿以饮，数日后肿消痛止，月余断肋可触。连饮童便三月余，断骨续接，伤痛获愈。童便活血祛瘀，续筋接骨之力，于此可见。《本草述钩元》云："凡一切伤损，不问壮弱，及有无瘀血，俱宜服此。若胁胀作痛，或发热烦躁口渴，唯服此一瓯，胜似他药，万无一失。"然今人多以污秽之物，弃之不用，实不知其效用耳。

人尿可疗痔疮，人亦少知。先慈早年患痔疮，受热食辛即发，肿痛难当。有老妪教一便方：每如厕，接热尿洗之，痔疮即可速愈。先慈改用草纸接热尿令湿，热捂痔核，片时弃之。每日如此，不逾月痔核消失，一生未再复发。此后遇患痔疮肿痛者，母恒以此法授之，悉获治愈。

五十四、寻常豆荚壳可救危

胡豆亦名蚕豆，其荚壳为收豆弃物，或用作燃料，或碎为牛羊饲料，鲜有用作药者。余幼时尝闻，其可煅灰治疱疮。

1953年夏，犹子秋儿尚仅岁余。六月初，家嫂带其归宁。方数日，秋儿染天疱疮。初时仅头面、四肢稀疏出现，水痘晶莹，周边紫红。姻伯即延疡医调治。疡医仅施外治，殊难遏制内毒。越二日，疱疮延及全身，旋即高热烦渴。更医诊视，仍不能愈疮退热，且有加重之势。非但全身疱疮脓水淋漓，犹现便血溲血，神志昏迷。姻伯大骇，恐秋儿性命难保，怕日后招来埋怨，急雇人将家嫂及犹子肩舆回家。次日，犹子夭折。时家父供职于川北大学，后回家知其内情，叹谓："庸医误我孙儿！此病初期，治愈甚易，取胡豆荚烧灰掺之，即可获愈。"余遂得闻此方。后经验证，确有良效。录一实例以证之。

严某，其小女时年4岁，1971年6月，患天疱疮。初一、二粒，状如水痘，生于头面，痒而搔之，脂水流处，又生疱疹。某医治疗数日，未能控制病情，疱疹遍及全身，日夜昏睡，醒而烦啼。严妻虽怜小女，却束手无策，唯以泪洗面耳。邻人见而怜之，谓严曰："何不请某医来诊？"严方忆起余来，乃冒烈日延余往诊。

见其遍体疱疹，小者如黄豆，大者如桑葚。或晶莹透明，或破溃皮红肉腐，脂水横溢，腥臭逼人。周身几无完肤，因不能着衣穿裤，遂裸卧凉床。询其母，知患儿口渴纳少，时时烦啼。诊其脉弦滑，舌红苔黄厚腻。据其脉症，诊为"天疱疮"。系肺脾湿热，壅滞成毒，迅速浸淫溃烂，治需内外同施。然如此大之疮面，需外掺丹药甚多，一时间何能配制。因忆幼时曾闻先父言及："胡豆荚烧灰，可治天疱疮。"乃嘱严君急寻胡豆荚一撮，洗净晒干，烧灰存性，研细过罗，退火，均匀撒布疮面；若脂水已干，则用香油调敷疮面。又疏内服方，用四妙散加金银花、连翘、蝉衣、蚕沙、板蓝根、夏枯草、滑石、土茯苓予服。当晚严君制好胡豆荚灰，给患儿周身掺上。次晨严君来告：掺药后脂水大减，然小女大声呼痛，良久方止。余谓："此药粉火气未除之故，可将药粉用白纸包裹，露宿房外，再加冰片少许，即无灼痛之苦。"彼按法掺药数次，创面渐干而结痂，五六日后痂脱而愈。

中年后读《本草纲目拾遗》，见书中果有"天疱疮，蚕豆黑壳，烧灰存性，研末，加枯矾少许，菜油调敷，一次即愈"的记载。可见古人早已有运用此方的记载，唯今人不屑一顾而已。若无胡豆荚壳，胡豆皮烧灰亦可，余亦用过。

五十五、治疗良药苍耳虫

苍耳虫治疮肿，不少古代医籍均有记载。但语焉不详。且不知其效如何，亦不知其虫取于何处。余曾运用苍耳虫治疗多例疔疮，疗效确实，现介绍如下。

苍耳虫采取与运用：深秋，见苍耳叶枯黄，秸秆尚未干枯时，剖开秸秆便可见有许多幼虫，状如小蚕。身白头红，大如火柴棍，长1～1.5cm，用镊子取出，装入瓶中，香油浸泡，加入少许雄黄、朱砂粉末，充分拌匀，密闭储存。凡一切疔毒、恶疮、无名肿毒，无论已溃、未溃，视其疮疡大小，取苍耳虫一至数条擂绒，置疮顶，外贴黑膏药。肿痛渐止，脓毒拔出。一般一、二次，疮疡即愈。外敷痔疮，亦可迅速止痛消肿。其效不亚于现代消炎药。

学生胡某，左手中指生一蛀节疔，红肿疼痛，疮头已白，教于野外寻苍耳虫一条，擂烂敷疔疮头，仓促间摘乌桕叶贴之，次日肿消脓头出，两贴而愈。

《冷庐医话》云："苍耳子草，夏秋之交，阴雨后梗中霉烂生虫，取就熏炉上烘干，藏小竹筒内，随身携带，或藏锡瓶，勿令出气。患疔毒者，以虫研细末，置治疗膏药上贴之，一宿疔即拔出而愈。贴时须先以针微挑疔头出水。余在台州，仆周锦种之盈畦，取虫救人，屡著神效。彼在杭郡学舍旁，苍耳草虫甚多，以疗疔毒，无不获效。同邑友人郑拙言学博凤锵，携至开化，亦救治数人，彼地无苍耳草，书来索种以传……"

五十六、猪胆可治蛇头疔

周妇，年逾四旬，赛龙人也。1985年夏月，右中指患疔毒，指头红肿，疼痛异常。求治某医，外敷内服，兼以输液，略无起色。延及旬日，指头上节，腐溃脱落，痛不可忍。一日，欲去某医处换药包扎。途中遇余，暑假方归。喜而谓曰："自从老师调往他乡，吾辈求医甚为不便，今见老师休假回家，吾痛可休矣。"遂伸出患指让余查看，并求为治。余睹其患指红肿，倍大于示指，上节已溃烂脱落，指骨突露，溃肉紫黑，脓血淋漓。乃谓："此蛀节疔也。初始若以苍耳虫外敷，可获消散。为今之计，莫若用猪胆套指治之。"乃教以觅猪胆一枚，倾出部分胆汁，入雄黄粉末少许，搅拌均匀，纳患指于胆囊内，以线扎之，一日一换。

次日周妇来告："自用老师法治之，疼痛渐止，昨晚得以安枕。今换苦胆，红肿已退，手指不动不痛矣。"余曰："再套几胆可愈。"

彼连用五枚猪胆，而渐收口告愈。然右中指自此短一截。

按：雄黄味辛，性温。虽其主要成分为有毒之二硫化二砷，但外用较为安全，验之临床，确能治"恶疮"，去"死肌"（《本经》）。猪胆味苦，性大寒，有清热解毒之功，故《本草纲目》称其可"敷恶疮"，二药配伍，相得益彰，热退肿消，疔疮自愈。

五十七、痔疾验方

验方1 黄柏　黄芩　黄连　大黄　弓锤草　无花果各30g　鸦胆子（去壳）15g，共为细末，蜜丸如拇指头大，每服一丸，日三服。对痔疾红肿疼痛者甚效。

验方2 苦参60g　茜草30g　鸡子三枚，加水1500ml，煎取300ml，去渣，加入红糖100g，煎沸，温分三服，每次食鸡子一枚。内痔效佳。

验方3 乙字汤：此方为日本原南阳氏治疗各种痔病的验方。余从《中医药信息报》上看到，用之颇验。原方组成大黄1g　柴胡5g　升麻2g　甘草2g　黄芩3g　当归6g；水煎服，每日一剂。但我用此方，均加大剂量。如彭某，男，39岁，住中和镇。1991年11月初诊。病者患痔疾4年余，发作时疼痛不休，血随便出，淋漓不止，痔核脱出，不能平坐。查形体瘦弱，面色苍暗，痔核脱出呈暗红色，质软。疼痛难忍，大便燥结，数日不行，舌质红苔黄厚，脉沉弦略涩。方疏：当归18g、柴胡6g、升麻12g、黄芩12g、甘草9g、生大黄（后下）6g，水煎服。2剂后大便通畅，疼痛缓解，便后血仍淋漓。前方加地榆20g，仙鹤草30g，续服4剂后痛已血止；痔核未脱出。嘱其忌食辛辣，避免过度活动，并常做缩肛运动。随访2年未复发。

验方4 荔枝草，亦名天名精，煎汤熏洗痔，又以全草捣绒，塞于肛门，甚效。此方出《先醒斋医学广笔记》。考荔枝草又名野芝麻、野薄荷、癞蛤蟆草。《中药大辞典》中有记载。《草木便方》谓：其根有"凉血、活血、消肿"之功。川东民间，治牙痛、咽痛，采此鲜品一把，水煎服，有止痛效果。

五十八、痤疮、扁平疣（粉刺、疣赘）

吴某，年二十有二，华蓥市高兴镇人。面生肺风粉刺，求治三年，耗资虽多，效却渺然。1994年秋，赴重庆某医院皮肤科治疗，诊为"扁平疣""痤疮"，用药月余，颜面粉刺有增无减。对镜自观，痛苦万分，终日闭门，羞于见人。其戚有知余者，荐来求诊。吴初时未允，戚力促一试。遂于1994年11月30日，与戚同来。观患者颜面及胸颈背部，遍生大小不一之红色丘疹，挤之可出白色粉渣状物，面部凹凸不平，兼有粟米大之皮疹分布，形扁平，色淡褐，两颊黯红，面部瘙痒，受热益甚。舌红苔薄白，脉浮略数。证属粉刺与扁瘊。乃肺胃积热，上熏于面，复感风热毒邪，阻于肌肤所致。治当清肺凉血，祛风润燥。

药用：枇杷叶15g　当归12g　紫草12g　石膏30g　黄芩12g　白芷10g　地肤子30g　生地黄12g　荆芥10g　槐米10g　白鲜皮30g　全虫6g　牙皂5g　甘草5g。水煎内服。5剂。

外用：湘黄、升华黄各等份，加入少量石灰，共为细末，以香蕉肉调药如膏，夜敷晨洗。

2月17日，上方5剂后面部扁疣大部隐退，面部皮肤较前光滑白皙，原方加入苦参、赤芍各15g，续进5剂。

1995年1月6日，吴带一"扁平疣"患者来诊，见吴面部红润光洁。2005年12月6日，吴又介绍另一少女，专来岳池求治"痤疮"。见吴某面部白皙光洁。又再次谈及当年四处求医，久治不愈之苦闷和经余治愈之感慨。

按：此病古代名称不一，有称"面疱"，有称"皶疱"，有称"面皯疱"，有称"酒刺"，有称"粉刺"，还有称"暗疮"的。就其病因，《内经》认为是"劳汗当风，寒薄为皶。"（《素问·生气通天论》）（王冰注曰："皶刺长于皮中，形如米，或如针，久者上黑，长一分，余色白黄而瘦，于玄府中，俗曰粉刺。"）清代《医宗金鉴·外科心法要诀》则认为："此证由于肺经血热而成，每发于面鼻，起碎疙瘩，形如黍屑，色赤肿痛，破出白粉汁，日久皆成白屑，形如粟米。"并用枇杷清肺饮（人参、枇杷叶、甘草、黄连、黄柏、桑皮）进行治疗。本例患者风热、血热壅于肺经，故以祛风清肺，凉血润燥。佐以解毒为治。枇杷叶、石膏、黄芩宣肺泄热；荆芥、白芷、地肤子、白鲜皮、全虫祛内外之风而止痒；当归、生地黄养血润燥；紫草、槐米凉血协甘草解毒。全方共收祛风凉血，解毒止痒之效。

五十九、白癜风

向女某华，23岁，中和人。年二十许字邻村邓某，次年产子后，颈胸间皮现淡白斑点，面积逐渐增大变白。向有叔父，操西医多年，供职某县医院，遂诣叔求治。其叔带至该院皮肤科，诊为"白癜风"。治经数月，疗效不显。后转求他医，仍乏疗效，白色皮肤不断延伸，遂放弃治疗。1999年11月10日，其村有李某者，求治于余，偶闻余与学生谈白癜风之治疗。李闻而问之："皆谓白癜风为难治之症，老师岂有法医？"余曰："难治并非不治，余曾治愈数例，略知医法。"李又曰："吾邻之妻，患此病三年，多处医治，胸颈白肤，益见增多。

果能治愈,吾当告之邻人,荐来先生医治。"

次日向女果至。

察其颈项及胸部,现无数白色斑块,或大如拇指,或小如米粒,微微作痒。切脉平和,余无所苦。遂诊为白癜风。患此病者,多系肺肾亏虚,风邪郁于肌表所致。治当外祛风邪,内补肺肾。

内服:荆芥15g 刺蒺藜15g 防风15g 杭菊15g 二地各20g 制何首乌30g 补骨脂15g 菟丝子15g 沙苑子15g 骨碎补15g 女贞子15g 墨旱莲30g 玄参15g 丹参15g 鸡血藤30g 当归15g 黄芪30g 赤芍15g 重楼15g。水煎温服。5剂。

外用:白癜散(由密陀僧、硫黄、雄黄、轻粉、冰片等组成)以紫色茄子(冬日无茄子,萝卜亦可)蘸药末,日搽患部数次,并多晒太阳。

11月24日二诊。上方共服5剂,并每日擦白癜散,肤色已见转淡。

前方去杭菊、当归、防风,加入白芷15g 紫草15g 山茱萸15g 蝉蜕15g。3剂。

12月14日三诊。白癜风见效明显,患部肤色已接近正常皮肤颜色。

二诊方去蝉蜕、白芷,加荆芥12g。3剂。

12月27日四诊。皮肤较正常颜色稍浅,患处皮肤微痒。前方稍作加减继进。

二地各20g 补骨脂15g 制何首乌30g 沙苑子15g 紫草15g 玄参15g 黄芪30g 当归12g 赤芍12g 骨碎补15g 女贞子15g 墨旱莲15g 荆芥12g 蝉蜕15g 山茱萸15g 丹参15g 杭菊12g 鸡血藤30g 重楼15g。水煎温服。3剂。

3剂后皮肤颜色恢复正常。

按:白癜风古代称紫白癜风,或称紫癜风、汗斑。《外科正宗》谓:"紫白癜风乃一体二种。紫因血滞,白因气滞,总由热体风湿所侵,凝滞毛孔,气血不行所致。"《外科证治全书》则认为:"由汗衣经晒着体,或带汗行日中,暑湿浸滞毛窍所致。"然所出之方,多以外治为主,验之临床,疗效甚差。余以为肺属金,其色白,主皮毛。病见皮肤变白,乃是肺气亏虚,本色外露,肺气因何致虚,实由肾气先虚,子盗母气所致,故余治此病恒用大剂滋补肾脏之品,如二地、菟丝子、补骨脂、山茱萸等以补肾固本。唯其肺气虚,肌肤不密,风邪方能袭其肌表,故用荆芥、防风、白芷等祛风。且据今人研究,白芷具有光敏作用,可加速皮肤恢复正常。复用黄芪补肺气,固肌表,俾风邪去而不复重来。治风先治血,故加入鸡血藤、丹参、当归等养血。按此思路组方,确可见效。后又运用此方加减，治愈数人。

24年后（即2013年秋），向女之子，亦患此症。专来求余治疗，仍按此思路组方治疗，亦获治愈。

六十、生半夏消骨瘤

李某，昔日同窗也，与吾同乡。其兄早年毕业医校，为某医院医师。李君右足背生一硬核，始如芥蒂，未予重视，渐次增大且痛，若嵌一李。1972年夏初，乃兄探亲回家。李君以足上硬核示之。李兄推按良久，谓系骨瘤，手术颇多不易，不如求治中医。

五月中旬，李君专来相晤，寒暄后出其右脚，谓余曰："若吾足背硬核，贤弟可曾治过？"

余见其右脚冲阳处，高突一核，皮色淡紫，表面筋脉明显，按之顽硬，推之不移。乃谓："此骨瘤也，多因肾气不足，寒邪深袭，致使瘀血痰浊凝结而成。"

李曰："贤弟所言与家兄不谋而合，不知可消散否？"

余曰："服药尚需时日，不如以药敷之，药力直达病所，硬核可迅速消散。"

李闻言喜曰："如此甚好，烦贤弟配药敷之。"

余曰："药不需我配，遍地皆有，兄可采而配之。"

遂教采挖生半夏半斤许，洗净去皮，切片晒干，捣为细末，取末适量，醋调如泥，外敷硬核，覆以薄膜，绷带缚之，每日一换。

李如法配制，仅两敷，硬核变低，肿面增宽，敷药十余日，硬核消失，足背平复。皮色转正常。

按：半夏味辛，性温，有毒，内服多经炮制后使用。功能燥湿化痰，降逆止呕，消痞散结。外用可"消痈肿"（《名医别录》），"能除瘤瘿"（《药性本草》）而在《肘后方》中就有生半夏研末，以鸡蛋清调敷痈疽、发背及乳疮的记载。余亦用生半夏粉治疗刀斧伤，止血止痛迅速，愈后不留瘢痕。

六十一、梦得良药愈顽疾二则

（一）蜻蜓止漏下

1992年初夏，学校组织学生下乡支援春耕。插秧收麦，学生争先恐后。余侄女富娟亦在焉，然彼月经适至。一天劳累后，顿觉身倦，经量陡增，尔后过期不止。余与凉血止血、益气摄血诸方，及多种炭药，以图血止，连服数剂，漏血如故。遂令内子送回家中，让其父调治。家弟治又月余，出血稍减，漏下不断，血色黯红，无腹痛腰酸之苦。漏血日久，以致面色萎黄，神疲嗜睡，声低息微，一派虚象。至八月中旬，体益虚。弟见开学在即，女病不愈，欲求速愈，送至县医院妇科医治，诊为"功能性子宫出血"。服药打针输液，血漏即止，药尽漏下如故。遂回家自治，延至九月下旬，崩漏已逾三月，弟见女病如此缠绵，寝食难安。一日午后，困甚，欲卧床休息，不觉昏然入睡。恍惚间见先父自外而入，劈头责之："如此小病，久治不愈，何以担当大病！"家弟忙回答："我按崩漏用方，怎奈无效。"先父说："方药虽对，却无引经药耳，可于药中加入几只蜻蜓，便可愈也。"家弟闻言大喜而寤。猛闻床侧窗户处扑扑有声，抬头一看，一只红头蜻蜓，正扑玻窗欲出。弟跃起逮住，又出外逮回几只蜻蜓，一并加入药中，即煎予服，出血立止。原方加入蜻蜓，又进数剂。十月初，富娟康复入学，俱告治愈经过。春节回家，弟复述如女言，并询蜻蜓性味功效。

　　蜻蜓一药，医家用之甚少，因而药房不备，对其功效，也多不了解。考蜻蜓又名蜻蛉、蜻丁，性微寒无毒。《别录》谓可"强阴，止精。"《日华子》谓能"壮阳，暖水脏。"可见蜻蜓，确有益精补肾之功。方中加之，可收双补肾阴肾阳之效。能"止精"者，即可止血，盖精血同源也。故蜻蜓用于崩漏日久，阴阳双虚者，实属对证之品。

　　古人谓："凡非时血行，淋漓不已，谓之漏下；忽然暴下，若山崩然，谓之崩中。"（《医学入门·崩漏》）究其致病之因，"崩中之病，皆因中气虚。""漏下时多，肾水枯也。"（《万氏妇人科·崩漏》）故尔治崩"当调补脾胃为主。"然漏下日久不止，又当兼顾下元。

（二）阿胶治痢疾

　　无独有偶，后有岳池中医院刘雨立先生（南充地区名老中医），亦对我讲起一则梦得良方，治愈其母顽疾的故事：先生年轻时，其母尝患痢疾，日泻十余次，连用止泻治痢诸方，服之不愈。又聘当时岳池名宿，调治匝月，亦未见效，刘母多有微词。一夜，刘母仿佛中，见一老者，鹤发童颜，健步直趋其家。刘母虽不相识，亦热情招呼，老者落座便谓刘母曰："汝病日久不愈，是治不得法也。何须大剂苦寒伤胃，只饵阿胶，愈可期也。"刘母闻言大喜，旋寤。明日，俱告梦中事于先生，并令速购阿胶予服。先生谓曰："梦中之事岂可信乎？况阿胶乃止血养血之品，治痢，非所闻也！"刘母闻言大怒："尔不能愈老娘之疾，岂固守一方，医死不成？"先生见慈母动怒，唯诺诺连声。忙上街买回阿胶，仅两服，痢下便止。

数年前，先生哲嗣刘亚光兄（川北医学院中医教师），亦向我谈起此事。可见事不虚也。阿胶治痢，古已有之，如《千金方》驻车丸（黄连 干姜 当归 阿胶），治阴虚发热，肠滑下痢脓血，日夜无节，腹痛难忍，即有阿胶。殆先生初涉杏林，学验未丰，读书未逮也。

六十二、木槿皮可治顽癣

邓妇，年已六旬。忽手掌奇痒，搔之不歇，掌皮随之脱落。多次求医，诊为手癣，谓难治愈。遍搽"皮康霜""皮炎灵酊""皮康王"等药，悉无效果。一日腹泻来诊，问及此病。观其手掌，外皮全脱，掌色嫩红。余曰："此鹅掌风也，治愈颇难，若得木槿根皮，亦可愈之。"彼闻言便曰："此物易得，乡下有之。木槿夏月开花，或色白或粉红或浅紫，采之可茹。"遂教寻木槿茎、根皮两许，洗净晾干，雄黄粉10g，麸醋半斤浸之。半月后去渣取醋，外搽手掌。

邓妇照方配用，涂搽十余日，顽癣即愈。后以此醋外搽头癣、体癣，亦有良效。

按：木槿为锦葵科灌木，其花、叶、皮皆可入药。花具清热凉血利湿之功。可治肠风下血，赤白痢下。余行医乡间时，夏季多见疮疖疔毒，初期常用木槿花叶，共捣如泥，外敷数次即消。其根不但可治顽癣，尚可"治赤白带下""洗目令明、润燥活血。"（《本草纲目》）

六十三、狗脊茸毛金创良药

狗脊，又名金毛狗脊，毛犬。味苦、甘，性温，入肝肾经，功能补肝肾，强腰脊，祛风湿。常用于治疗腰脊酸软，下肢无力，风湿痹痛等症。《本草纲目拾遗》谓其可"止诸疮出血。"其实止出血者，乃狗脊外生之黄色茸毛耳。幼时见先父治金创出血，现拔狗脊外表茸毛，敷于伤口，稍加按压，出血即止，再用纱布包扎，不需换药，数日结痂而愈。若狗脊茸毛拔净，喷酒少许，数日茸毛复生。余行医乡间时，亦常用此法治疗刀斧伤出血。

六十四、丁香止吐泻除湿痒

丁香为温中散寒，行气止痛之常用药，亦用于夏季水泻。家传治水泻验方，即用丁香、吴茱萸、荜茇、洋桂子（即桂丁）各等份组成，研末瓶装备用。每服1～2g，用融红糖蘸药末服之，收效迅速。余用此方治寒性胃痛，见效亦速。

《蜀本草》谓其"疗呕逆甚验。"故可用于尿毒症呕吐。尿毒症患者，每因体内尿毒增高，干扰肠胃，致使频频作呕，多难控制，余用丁香粉1～2g，温开水调下，呕吐可止。且丁香其气芬芳，最能辟秽快脾，止呕开胃进食。再者，丁香有温肾之功，颇利肾衰调养。

脚丫湿臭，奇痒难忍，现代医学研究得知，是真菌所致，甚难治愈。用丁香研为细末，脚趾洗净后，撒于脚趾缝间，痒即可止。然需多次使用，方可治愈。

六十五、当归治咳逆并补肾

当归，常用补血药也。功在补血活血，调经止痛，润肠通便。临床常用于心肝血虚所致之面色萎黄、眩晕、月经不调、闭经、痛经、崩漏、腰痛、便秘、血瘀阻滞所致之风湿痹痛、跌仆损伤、产后瘀滞腹痛、痈疽疮疡等病症。然则当归尚可止咳平喘，今医多已少用。《神农本草经》有"主治咳逆上气"的记载。古方苏子降气汤，用当归即是明证。余治疗风寒咳嗽，气息喘逆，于辨证方中加入当归，其效倍增。

当归用于补肾方中，目前已属少见，若查阅古代医籍，亦属常药。如《景岳全书》之右归丸、赞育丹，皆补肾方也，方中均有当归，他如《医方集解》之七宝美髯丹、《杂病源流犀烛》之河车大造丸等补肾方中，无不配有当归。《同寿录》有一专治男子性欲低下，甚则阳痿效方，名健阳酒，即由当归、枸杞子、补骨脂各等份，泡酒服用。《良朋汇集》治须发早白，亦以当归为主。可见当归确为补肾良药。然当归并不入肾经，何以补肾？盖乙癸同源，精血互生，当归入肝，专能补血，血旺精充，肾自受益矣。

六十六、蝉蜕解漆毒

蝉蜕为蝉科昆虫黑蚱所脱落的皮壳，味甘性寒，入肝、肺经。功能散风除热，利咽喉，透疹，退翳，解痉，常用于风热感冒、咽痛、喑哑、风疹瘙痒、目赤翳障，惊风抽搐，破伤风等病症。

早年行医乡间，见小儿多穿开裆裤，夏季随地而坐，偶有毒虫蚊蚁，伤及小儿阴茎，而致龟头水肿，包皮晶莹，先父教用蝉蜕五钱（15g），煎水熏洗，然后热敷。常一、二次即消。可见蝉蜕有解毒消肿之功。

蝉蜕又善解漆毒。1968年春，族侄富彦，时年二十。一日，与邻人上华蓥山，砍竹作篱。山上小竹成片，须臾砍竹成捆，却误砍漆树枝桠，作为扁担，挑竹回家。次日，头身肿胀，红疹满布，奇痒难忍，族侄尚不知身中漆毒也。族兄急来招余诊之。见族侄头面四肢浮肿，周身红疹，皮肤灼热，双手搔痒不停。遂按风疹热毒疏方，不外金银花、连翘、赤芍、牡丹皮、地肤子、荆芥、生地黄、石膏、黄连之属。次日身肿益甚，且见腹痛甚剧，二便出血。全家始疑身中漆毒，查看挑竹木棒，果系漆树枝桠。余搜索枯肠，无一解漆毒之方，又查方书，亦无所获。乃求助于合川码头周方慎先生。先生疏方，药仅二味：蝉蜕二两（60g），郁金二两（60g）。水煎温服。并嘱捣螃蟹外敷肿处。一剂腹痛、便血渐止，两剂诸症悉除。蝉蜕善解漆毒，未见于诸家本草。附记于此。

六十七、桑叶可补虚

桑叶味甘、苦，性寒。归肺、肝经，能疏散肺、肝二经邪气，乃辛凉解表药物。为治疗风热咳嗽、扁桃腺炎、头痛发热、目赤肿痛之良药：用桑叶、菊花、夏枯草水煎服。此即人所熟知的"夏桑菊颗粒"处方。

桑叶具有较好的降压功能。药理研究，桑叶中含有降低血液黏度的黄酮类成分，所以在改善高脂血症的同时，又有预防心肌梗死和脑出血的作用。高血压患者每日用15～20g桑叶，煎汤代茶，能有效控制血压上升。

桑叶还可抑制血糖上升：作者治疗糖尿病，常于辨证方中加入桑叶（或蚕沙）疗效可增。据现代研究，桑叶具有抑制血糖上升的作用。所以多喝桑叶茶，可提高葡萄糖耐量，防治糖尿病的发生，明显抑制食后血糖上升。

桑叶又为止汗良药。桑叶止汗，早在《神农本草经》中就有记载："桑叶除寒热出汗"。《本草撮要》亦认为："以之代茶，取经霜者，常服治盗汗。"盗汗乃夜间入睡后汗出。为何桑叶须用"经霜者"？盖经霜桑叶，得秋金之气最全，药力最厚。《百草镜》也认为："须大雪压过，雪霁天晴采下，线穿悬户阴干，其色多青黑色，风吹作铁器声，故名铁扇子，冬至后采之良。"作者也常用冬桑叶治疗顽固性盗汗、阴汗。宋·张杲《医说·上册·卷四》中还记载了一则用桑叶治愈20年盗汗的故事：

严州山寺有一游僧，形体羸瘦，饮食甚少，每夜就枕，遍身汗出，迨旦，衣皆湿透。如此20年，无复可疗。唯待尽耳。监寺僧曰："吾有药绝验，为汝治之。"三日宿恙顿愈。遂并受以方，乃单用桑叶一味，乘露采摘，焙干研末，空腹温水调下二钱。

若说桑叶有补益功效，恐怕许多人不会相信。实则古人早已用其补虚。如古方"胡僧桑麻丸"：即以桑叶为主组成的方剂。方是桑叶去梗茎500g，黑芝麻（炒）125g，共研为末，白蜜适量为丸。早晚各服10g，开水下。此方有滋养肝肾，祛风明目的功效。用于肝肾不足，头晕眼花，视物不清，迎风流泪。《本草逢原》还称："久服（此方）须发不白，不老延年。"说明桑叶确能补虚。头发脱落或头发疏稀，多为气血不足，也可用桑叶、芝麻叶（或者芝麻梗）煮淘米水煎后洗头，不到10次，头发即可长出。这在《千金方》中就有记载："治头发不长，桑叶、麻叶，煮泔水沐之，7次，可长数尺。"少年白发，用霜桑叶为末，白开水送服，长期坚持服用，白发可逐渐转黑，面容亦转红润。现代研究也证实，桑叶有类似人参的补益和抗衰老作用。人参属于温补，而桑叶属于清补，老幼均可，四季皆宜。此外桑叶煎水，温洗眼目，还有止泪明目的作用。

六十八、石膏琐记

石膏，味辛性大寒，功能清热泻火，除烦止渴，用于热入气分，大热、大渴、大汗之阳明温病；亦用于热壅于肺之喘咳证。此人所共知也。

然而石膏用于表证，则少有人知。无论风热感冒，抑或温病邪在卫表，邪热偏甚者，均可于解表剂中，加入石膏。人但知石膏入里，而不知其色白入肺，味辛主发散，且石膏有如肌肉之纹理，故知其可解肌也。若于辛凉解表剂中，加入石膏，不但可解肌表，透邪热，且可阻止热邪深入气分，此截断之法也。1969年夏末，余长女尚未周岁，忽夜间高热无汗，烦啼不安。服婴儿素两次，发热如故，乃掌灯寻得石膏两许，又出户摘鲜竹叶一握，鲜薄荷一小束。急煎取汁，服药半小时许，周身汗出，热邪随之而解。

中消病人，食量大增，乃胃中火也。盖寒滞谷，火消谷故也。有苏姓女，而立之年。1972年患中消，每餐需食谷米二斤。其夫大呼："如此吃法，全家口粮，不消半年，尔曹便可吞光！"其母知是病为，促其治疗。彼先后求医数人，皆不识其证，而未能抑其食量。8月1日，余出诊，道遇其夫，乃向余谈及其妻之"暴食病"。余笑曰："此中消病也，非曰'暴食病'。"彼问："可有治法治乎？"余曰："此胃火使然，泻火可愈。"遂邀往诊，切其脉洪大有力，略带数象，舌红苔薄黄，口渴饮多，且喜凉饮。每餐饭量数倍于常人，大便日二、三次，小便清长。即疏白虎汤加白芍。石膏每剂用达 120g，白芍 60g。服一剂，食量有减，饮水亦少。加减共进 10 余剂，饮食恢复正常。

方中白芍，有抑制食量作用，食欲不振者不宜用之。

乳痈之患，虽与肝气郁结有关，亦多兼阳明胃热，致使气血壅滞而成乳痈。盖乳房为胃经所过，未有胃腑热邪不影响胃经者，故妇人乳痈，可放胆使用石膏。初期用之，可促其痈肿迅速消散。

1975年夏季，刘某之妻李某，产后数日又患乳痈。彼自产第一胎始，每次产后，右乳即生大痈，均未能消散，脓成切开，引脓方愈，其乳已四次动以刀镰。今第五胎，产后不久，右乳又红肿疼痛，自念必将再受一刀。一日余过其家，其夫请余诊视。见其右乳红肿，横竖四块瘢痕，尚留乳上，红肿处按之较硬，疼痛灼热，痛引右胁间。伴口渴心烦，大便干结，小便短赤。舌红苔黄，脉象弦数。此胃中积热，阳明气血壅滞所致。诊毕，李问："可得消散乎？"余曰："痈未成脓，尚可消散。"李闻言甚喜，促余开方。遂拟小柴胡合白虎汤加瓜壳、香附、白芷、当归、川芎、金银花、连翘予服，方中石膏重达90g。外用芙蓉叶、赤小豆共捣绒，敷于乳痈之四周，中留小孔，以出毒气。服药一剂，外敷两次。肿痛即消。

乳痈脓成，开刀引脓，本属常治。然其切口应与乳头垂直，呈星线放射状，方不致切断乳房脉络，导致乳汁不畅，壅塞蓄积，酿生乳痈。前医未谙此理，随意切口，故此后，每产皆生乳痈也。

呃逆因于胃热者，石膏与理气药同用，疗效卓然。1966年夏，余做客表叔家，午餐，每菜皆辛辣戟口，食未竟，胃挛呃逆，呃声响亮，连连不断。至次日归家，呃仍未止，而胸膈间，已疼痛难忍。家中点豆腐常用石膏，即取鸡子大两块，打碎入锅，加鲜竹茹、紫苏梗各一把，橘皮一个，大火煎取药汁半碗服之，仅一口入胃，呃逆便止。杯未覆，病已愈矣。

石膏因其性大寒，阳气素虚者不宜使用。其先并未重视，彼时正读张锡纯《衷中参西医录》，受其推崇石膏之影响，遇热证每重用石膏二三两，多者达半斤。先父见余如此喜用石膏，乃谓余曰："石膏有凝滞心脏之弊，试观豆浆得石膏则凝结成块。其凝滞之力，可想而知也。故心脾肾阳虚者，以及年老体弱者，即便热证，亦当慎用。"后治一老妇，年 60 余，素有喘咳宿恙。1968 年冬喘咳复作，动辄气喘，咳吐脓痰，舌苔黄腻。脉浮数，重按无力。作痰热壅肺论治，疏麻杏石甘汤加味，方中石膏用达二两。不意，仅一服，即现畏寒，洞泻不止。其子迅来招余诊视，见其畏寒蜷卧，重被叠盖，已泻清水数次，脉细无力。知是石膏为祸，损及脾胃之阳也，急疏附子理中丸以救之。自是牢记父训，谨慎用之。

六十九、寻常葱白可救急

（一）消痈毒肿痛

有何姓老师，大佛人也。20世纪70年代，持教我村小学。1974年9月，其5岁幼女，患右臀肿痛，求医两旬，肿病不减。何妻无奈，负女至校，求校侧一贺姓老妪医治。人谓其精于祝由，治病仅捏手指，不药可愈。然施治二次，亦无效应。傍晚余出诊归，过其校前，何见而招之。方落座，何夫妇争相告诉其女病情，并祈为治之。余诺之。

何妻掌灯，余随往视。见患儿左侧卧床，右腿屈曲，面色萎黄，形容消瘦，哼哼唧唧，呻吟不已，细审右臀腿间，漫肿光亮，按之顽硬呼痛。切脉望舌后，教用火葱头一把，捣烂如泥，加入适量蜂蜜，调匀后外敷患处。又疏阳和汤加减，明日上街配方服用。次日，何君登门来访，见其喜溢眉间，便知女病已减。何果谓："小女敷药后，疼痛已缓，脚可伸矣。"余嘱继续敷药，直至肿痛消散。数日后患儿肿痛全消，与其母步行回家。后何君告谓，因见敷药甚效，未曾配服方药。

可见葱蜜膏敷痈疽肿痛，确有良效。

按：葱白除有发汗解表，散寒通阳之功外，尚可解毒散结，故可消散寒性肿毒，且外敷直达病所，起效更捷，与蜂蜜同用，其解毒之力尤宏。

（二）通癃闭

校长裴君，其父年八旬矣。与儿媳乡居，体素健，每日犹劳作不歇。1992年冬，患小便淋涩不畅，逐日加重，至年底，小便已不可出，小腹膨隆，胀痛难当。裴君送入当地卫生院治疗，经导尿，尿出盈盂。数日痛苦顿除，住院三日，尿路畅通，殊无不适，遂拔管出院。不数日尿又癃急，再次入院行导尿术，岂料前次导尿后，尿路已受感染，导尿管甫入，痛如锥刺，且溢血出，医生见状，无计可施。谓裴君曰："我院无法手术，校长可转至上级医院治疗。"

时近春节，人皆忙过年事。裴君见父病重笃，心急如焚。乃回校询余："中医可有通尿良法？"余谓：此中医之癃闭证也。"癃"者，小便点滴而出。"闭"者，尿闭而不出也。皆膀胱气化不利所致。苟使气化正常，小便自然畅通矣。校长闻言似懂非懂，但别无良法，姑求一试。中午将父抬至校长寝室，邀余诊视。裴父仰卧于床，呻吟不绝，面容痛苦，言语低微。查其小腹膨隆，腹皮绷紧，按之硬而呼痛。自云："常感尿急欲溢，频频如厕，了无尿出。"余曰："大便数日不解，尚可忍耐，小便一日不通，急胀欲死。为今之计，莫若治标以应急，通尿以除胀，内外合治，可解燃眉。"裴君闻言，愁容始舒，促余开方。遂教急寻大田螺一个，连须葱白七枚，共捣如泥，加少许冰片（因无麝香，冰片代之），敷于脐中，垫以塑膜，绷带固定。另拟五苓散加冬葵子、琥珀、川牛膝、前仁等内服。服药、外敷约两小时，有尿液滴沥而出，夜半尿出始畅。次日如法再敷，第三日小便恢复正常，与校长步行回家。此后小便一直通畅，春节后拟补肾方药善后，直至去世，数年间，未再复发。经此父病，裴君乃膺服中药治病简便神速，洵非虚也。

后有临溪乡夏某、岳池张某，俱耄耋之年，患"前列腺增生"，致小便不通。亦以此法愈之。

按：经曰："膀胱者，州都之官也，津液藏焉，气化则能出矣。"故小便之癃闭，实膀胱气化郁结所致。葱白性温，"能通上下阳气"，（《本草经疏》）且兼"通大小便"。（《罗氏会约医镜·本草中》）田螺亦利二便，冰片芳香走窜，以利药效发挥，故三药外敷脐中，而能迅速通利小便。

七十、黄土汤灶心土不能缺

《金匮》治远血用黄土汤，方中灶中黄土，即乡间柴灶锅底下焦黑土块也。亦名伏龙肝，灶心土。味辛性温，无毒。具温中、止呕、燥湿、止血之功。用于治疗妊娠恶阻，呕吐反胃，腹痛腹泻，虚寒性出血、便血、崩漏、带下等证。常用量为60～100g，或入药同煎（布包），或煎汤代水煮药。近代多用于止呕，而少用于止血。1997年冬，我校一教师之妻，年40余，漏下经血不止。打针服药（西药），漏下依然，求余开一中药处方，据其脉症，疏黄土汤加减，方中用灶心土100g。彼家居学校，无烧柴土灶。以为一味药引，无关紧要，未去别处寻觅。谁知服后，漏下如故。细询之，乃告之方中尚缺灶心土。遂嘱原方再进，灶心土必不可缺，渠去乡下，寻得此物，加入方中，果一服漏止。仲景以黄土命作汤名，可知黄土（灶心土）实为方中主药，用此方，主药岂可或缺？

城中之人，无柴火土灶，可以赤石脂代之，止血亦佳。

七十一、甘草消肿、止痛生肌

甘草，寻常药也。因具有调和诸药、益气补中，缓急止痛，清热解毒之功效，故临床运用，频率极高。研粉外用，又可消痈毒，止疼痛（蜂蜜调敷），去腐生肌（干掺或蜜调敷），治疗疮溃日久不愈，无名肿痛。

1963年冬，有陆某者，与兄弟析居，苦无居所，欲造茅房三间，却短钱粮。有友人送柏树数棵，需自砍伐。一日傍晚，陆某提前收工，带斧锯伐下一株。时天色已晚，未再砍伐，扛树回家。途经一村，一犬突吠，众犬闻而齐鸣，且群袭陆某。陆扛树狂奔，众犬紧而追之。陆扛木甚沉，天黑路窄，丢木惊跑，慌乱中坠于坎下。右踝骨脱臼，胫骨骨折，痛不能立，爬行回家。因未及时医治，后又未遇良医，以致骨折处肿痛溃烂，经年不愈。1965年春，地方干部悯其贫病交加，为其申请救济。县民政局拨款数百，指定当地医院治疗。月余不愈，又转重庆某医院医治。医院建议截肢，患者及家属均不赞同。住院近月，所拨款项告罄，仍溃烂回家。是年5月初，余随先父出诊陆某邻家。陆闻先父至，拄杖来诊，求先父开一止痛药方。见其右下肢肿大，创口四周乌黑，腐肉淡黯，脓水淋漓，奇臭熏人。诊脉后，先父疏十全大补汤，加入补骨脂、骨碎补、水蜡烛等内服，外用甘草、沙参各两许，捣研细末，蜂蜜调敷，每日一换。敷药数次，脓水渐少，内服外敷月余，创口愈合，半年后恢复行走，唯右脚稍跛耳。

甘草不但对久溃不愈者甚效，对肢体无名肿毒，以及红肿热痛，外敷亦有良效。2006年7月，川东伏旱高温，气温达40℃。时小儿富楷在凯里上班，电告彼处凉爽宜人，并嘱亟宜去彼避暑。因偕拙荆而往。

八月初，拙荆右脚跟无故隐隐疼痛，初不严重，未予重视，次晨起床，踩地痛甚，不能行走。小儿着急，遂去医院诊治，医生审视良久，不能定论，嘱拍片助诊，然拍片亦未确诊，医生只得开出两天消炎止痛西药，服后疼痛未能控制，次日不能下床矣。

细看右脚足跟，不红不肿，平放床上，不觉疼痛，扪之亦不觉热。以手按之，或踩地板，则疼痛难忍。因思甘草善于清热解毒，缓急止痛，何不以之外敷。遂去药店购得甘草50g，并请加工成粉。回至住处，取粉约10g，醋和如泥，敷于脚跟，卧床休息。越日便可踩地，连敷两天，行走如初。录此以供同道参考。

七十二、大黄为保健良药

大黄味苦，性寒，为泻下通便之剂，此人所共知也。谓其为养身保健良药，令人颇难置信。据历代医家研究，大黄确为延年益寿良药。

如何方能长寿？华佗《中藏经》有精辟论述："其本实者，得宣通之性，必延其寿；其本虚者，得补益之精，必长其年。"可见，服用长寿药，当因人而异。对于平素膏粱厚味，脂醇充溢，形丰体腴者，非但不能进参、芪、龟、茸之类的补品，反而需要泻其气血之壅滞，方可延其寿元。

据现代医学研究，人体衰老与动脉粥样硬化有密切关系，动脉粥样硬化又与血脂过高有关，盖致使动脉粥样硬化病变之胆固醇，源于血脂。降血脂便能消除动脉粥样硬化的斑块。故降低血脂水平，便成为延缓衰老的措施之一。

再者，人到老年，细胞衰老，脏腑功能减退，脂褐质在脑细胞中积累。随着年龄增长而增加。脂褐质在细胞中，阻碍细胞的正常生理功能，遏制细胞的正常活动，进而促进细胞死亡，促使人体衰老，甚至加速人的死亡。因此，具有推陈致新、活血降脂的大黄，便是一味延缓衰老，颇有前途的药物。

晋代养生学家葛洪曾云："若要长生，肠中长清，若要不死，肠中无屎"。元代名医朱丹溪也曾提出"倒仓法"，即用通畅大便来清除肠道毒素，以达到祛病延年的目的。肠内留毒既可导致疾病，亦可令人早衰。如食欲不振，脘腹胀满，恶心嗳气，口臭口疮，痔疮便血，甚而出现肠癌。所以保持大便畅通，可使体内废物和有害细菌及时排出，减少中毒机会。服用适量大黄，犹如给肠道安排了一名清洁工，将肠道垃圾清扫干净，使肠道经常保持清洁通畅。

2010年秋，武胜有位爱好中医的退休教师来访，谓其年轻时体弱多病，20世纪70年代，偶从《中医杂志》上得到一个益寿良方，照方配服，果然身体慢慢好转，现已耄耋之年，犹耳聪目明，黑发童颜，眠食均佳。其方是：生大黄100g 云木香40g 盐黄柏20g，共为细末，每服0.5～2g，日2服。

大黄亦可单独研末服用，一般从小剂量开始，旨在使大便保持畅通，以不溏泻为好。

无论食服单味大黄，或含有大黄的复方，只要能适量服用，绝无毒副作用。然大黄性味，毕竟苦寒，脾胃虚弱者，可用熟大黄小剂量试服。

熟大黄制法：将生大黄切成小块，用黄酒拌匀，隔水蒸透晒干，如此反复蒸晒2～3次即可，然后研为细末服用。

七十三、经行浮肿

游妇，年三十有五，临溪人也。素患经期浮肿，每值经水将至，即见颜面浮肿，渐次延及腰腹、下肢。经净七、八日后，始由上而下，渐次消退。服药已历六月，终难获效。

1989年5月4日，月经适至，面即见浮，上街求医，途遇昔日同学张某，张得知游某病情，荐来求诊。见其面色黧黄而微浮，下肢作胀，踝骨以下肿甚，按之凹陷，良久乃起。自觉面肌绷急，腰腹如有绳缠，畏冷喜温。月经周期正常，经期5～6日，经色初见紫暗，后则淡红，量多无块，腹不痛，腰却胀。身体困重，倦怠易疲，口淡乏味，纳谷不馨，小便短少。半年来大便稀溏，舌淡苔薄白而润，脉象沉缓无力。脉症合参，证属湿犯胞脉，壅遏气血，水津失于运化所致。治宜温阳利水，燥湿健脾，拟五苓散合异功散加减投之。

桂枝10g　茯苓12g　白术12g　猪苓10g　泽泻15g　党参12g　陈皮10g　当归10g　赤小豆15g　生姜12g。水煎温服。

上方二剂后，肿消纳复，余症亦除，为防复发，又进二剂。一年后因感冒来诊，询之，未再出现经期浮肿。

按：经云："诸湿肿满，皆属于脾。"患者脾胃素虚，又为寒湿所侵，伤及冲、任、胞脉。且经水将潮，血壅胞脉，阻滞气机，水津输布受阻，必溢于肌肤；经水既通，而正气必虚，阳气不运，水湿不化，亦必溢于肌肤，是以每见经期浮肿。经后七八日，正气渐复，经隧渐通，水津输布，亦转正常，故肿胀自消。本方用五苓散温阳利水，治肿胀之标；异功散益气健脾，培中虚之本；辅以当归、赤小豆养血活血而助苓、泽利水；生姜辛散水气，温中开胃。全方标本同治，补泻兼施，药与证合，故能收效。

七十四、经行乳房胀痛

罗某，年三十有二，邻村人也。1976年5月4日早上，来余家中，求为诊病。切其脉，细弦稍数。询之，似有难言之隐，良久方低声相告："吾每月经来，即现乳房及两胁胀痛，衣触乳头，胀痛尤剧。服药虽多，总难见效，必待经净，胀痛方除。次月经来，胀痛复作，已数年矣。"言毕，出昔日所服处方数张，阅之，多按肝气郁结治之，不外柴胡舒肝散、丹栀逍遥散一类方药。按理方药本属对证，然服之何以胀痛不减。细询之，方知乳房胀痛，随经水初至而始作，经量增多而加剧，月经将止而胀痛始缓，经净数日胀痛全除。一向经量偏少，经色深红，无瘀块及腹痛，然平素腰膝酸软，两目干涩，咽干口燥，夜间手足心热，舌红苔少。结合脉象分析，当属肝肾阴亏。盖阴血素虚之体，每遇经血排出，阴血益虚，肝失血养，气郁横逆，以致乳胁胀痛。治当滋肾养肝，兼疏肝气，用一贯煎加味。

沙参12g　麦冬12g　当归12g　生地黄24g　枸杞15g　川楝子9g　女贞子15g　香附12g　郁金12g。水煎服。服一剂，胀痛大减，连进二剂，遂愈。此后经期，未再出现乳胁胀痛。

七十五、经行头痛

杨妇，年方四旬，裕民人也。患经期头痛，已逾三年，服药多无效应。2013年冬，伊有昔日闺友蒋某者，独子完婚，特邀赴宴。适杨妇经至头痛，苟不应邀，有失礼仪，遂忍痛赴宴。蒋见杨以手按头，独坐不语，以为心中不快，上前询问。杨实言告之。蒋闻即切姜片，为之贴包痛头，又向杨荐余治之。12月5日，杨乘车专来求治。切脉弦缓，舌红苔白。询之，则曰："月经每至，头痛即作，左侧为甚。渐次加剧，痛剧则恶风寒，经尽痛止，而仍昏胀数日，方能复原。周而复始已历三年。"再询兼症，得知伴见项强不利，心烦失眠，乳胁胀痛。月经量少，色泽暗红，偶夹少量瘀块，口苦纳差等症。

据其脉症，当属少阳经脉郁滞，不通则痛。治当疏通少阳经脉，理气活血。药用柴胡四物汤加味。柴胡15g　半夏12g　黄芩12g　当归15g　川芎15g　生地黄12g　赤芍15g　丹参15g　防风15g　蔓荆子12g　香附15g　青皮12g　延胡索15g　葛根30g　龙牡各30g　夜交藤30g　甘草6g。水煎温服。3剂。嘱其下个月经期，若仍见头疼痛，再来治疗。

2014年1月3日，再次来诊，谓："服上方一剂，头痛缓解，3剂痛止。昨日经来，头痛又作，但甚轻微。"遂于原方加入党参15g，再进3剂。此后头痛未再复发。

按：月经将潮，或正值经行之际，出现头痛，经净痛止，且随月经周期而反复发作者，谓之"经行头痛"。病因不一，或气血虚弱，或肾虚肝旺，或肝郁气滞，或瘀血内阻，或痰湿阻滞，或少阳经脉不利，当据脉症辨治。本例患者证见项强，心烦失眠，乳胁胀痛，口苦纳差，脉弦缓，故辨为少阳经脉不利，方用小柴胡疏通少阳经脉，去参枣防其壅滞，合四物、丹参养血活血；加入防风、蔓荆子、葛根祛风止痛，且葛根可解除项强；香附、青皮、延胡索理气止痛。龙牡、夜交藤镇静安眠。当月服后，头痛得以缓解，次月经期服后，痛止未再复发。

七十六、经行后阴

张妇，赛龙人，年未四旬。患经行后阴经年，累经医治，经水仍未归复原道，忧心忡忡，身体日虚。1986年8月14日，张妇经行后阴又作，闻余回乡度假，专来求诊。谓余曰："吾患怪病，月经停闭，血走后阴。服药已多，经血仍不归位。求老师开一通经药方。"闻述其病，颇觉罕见。遂诊其脉，沉细无力。切脉间，见其形体清瘦，面色萎黄。舌淡苔白而润，边有齿印。询其经行后阴起于何时。答曰："吾经量素少，去秋经水益少，却见经期便血。此后每月如此，经水逐月减少，便血逐月增多。今年5月，经血全归后阴，经闭已四月矣。" 再询他症，则素体虚弱，稍劳腰膝酸软，易于感冒，纳呆艰化，大便稀溏。后阴所出之血，量少色暗，无腹痛腰酸，亦无后重之感。初，颇觉茫然，不知究系何因，乃默忆《素问·上古天真论》论述月事经文："女子七岁，肾气盛，齿更发长，二七而天癸至，任脉通，太冲脉盛，月事以时下，故有子……七七任脉虚，太冲脉衰少，天癸竭，地道不通，故形坏而无子也。"可见月经之产生，必待天癸至，任通冲盛，方可实现。而天癸至，任通冲盛，又赖于肾气旺盛。本例患者，素体虚弱，稍劳腰膝酸软，脉见沉细无力，实肾亏无疑。肾亏则任脉空虚，冲脉不满，经血何能应时而下，注入胞宫，形成月经？其纳呆艰化，大便稀溏。又属脾气虚弱，脾虚统摄无权，经血不循常道，溢流大肠，行归后阴，而成斯疾。寻思至此，心有主张，乃谓张曰："尔所患之病，乃脾肾阳虚，血不循经所致也。"

彼问："可得愈乎？"

余曰："温补脾肾，想必有效。"遂组一方，用桂附理中汤温补脾肾，加黄芪增益气摄血之力，山药、芡实、茯苓补脾益肾，香砂理气开胃，吴茱萸温中下焦而散寒湿。诸药合用，脾肾寒去虚补，血可归经。理论可通，于是疏方：

党参15g　黄芪15g　白术15g　干姜12g　肉桂10g　附片（先煎）12g　木香10g　砂仁10g　吴茱萸6g　山药20g　芡实15g　茯苓15g　炙甘草6g。水煎温服。1剂后，便血果止。效不更方，原方再进2剂。并嘱下月经至来诊，再据脉症开方。

9月18日张来校，述月经昨日已至，量少色黯，精神较前为好。遂以十全大补汤加味善后。

七十七、交接出血

颜女，23岁，结婚三月，每行房事，阴道即有血出，数日方止，虽不觉痛，量亦较少，然心生恐惧。曾去某医院妇科检查，谓系阴道炎症所致，予消炎药内服。此后行房，出血如故。乃于4月11日，来诊所求余调治。

观患者形体清瘦，面白无华。询之经期正常，经量偏少，二三日即净，经水中无瘀滞血块，亦无腹痛腰酸。然每行房事，即感阴道灼热，且有少量鲜血溢出，数日方止。伴房后倦怠，稍劳腰酸，上楼乏力。询其饮食，则谓食欲尚可，为防肥胖，数年来刻意减食，日仅两餐。舌淡红苔薄黄，切脉沉细稍带数象。此脾肾双虚，相火扰动所致也。治当补中气以摄血液，滋肾阴而潜相火。用归脾知柏地黄加减。

黄芪15g　党参15g　当归15g　白术15g　茯苓15g　知母12g　盐黄柏12g　二地各15g　山茱萸15g　怀山药15g　牡丹皮12g　泽泻12g　白芍15g　侧柏叶24g　仙鹤草30g　三七（研粉末兑服）10g。水煎温服。2剂。

4月14日二诊。

服上方后，阴道偶有少量血丝排出，小腹坠胀，矢气频多，舌淡红苔薄白，脉沉细弦。改用补中益气汤加味。

黄芪30g　党参15g　当归身15g　白术15g　柴胡10g　升麻10g　陈皮10g　茯苓15g　白芍15g　山茱萸15g　生地黄15g　仙鹤草20g　甘草6g。水煎温服。2剂。

4月22日三诊。

停药后交接未再出血，余无所苦。为防复发，拟八珍汤合六味丸加减，补益气血脾肾，以资巩固。

黄芪30g　党参15g　茯苓15g　白术15g　当归身15g　熟地黄15g　白芍15g　山茱萸15g　怀山药15g　杜仲12g　制首乌15g　台乌药12g　甘草6g。水煎温服。2剂。

数月后随访，未再复发。

按：交接出血，又称交感出血。指妇女与丈夫性交时，阴道出血。前人认为，此系"肝火动脾，而不能摄血。"（《济阴纲目·前阴诸疾门》）或"由经正来时而入房，精冲血管所致。"（《中国医学大辞典·交感出血》）然亦有因气阴亏虚，相火妄动而致者。此女刻意减食，摄纳过少，化源匮乏，气血虚弱，气阴不足。气虚故见面白无华，倦怠乏力；阴虚则经量偏少，稍劳腰酸。阴不敛阳，相火妄动，故房后阴道灼热而出血。方中以参芪白术，益气健脾以摄血，归芍地黄以养血，六味丸合知柏白芍，滋水以潜相火。侧柏叶、仙鹤草、三七以收涩止血，诸药合用，共收益气摄血，滋肾泻火之效。

七十八、乳腺小叶增生（乳癖）

胡某，五七之龄，华蓥人也。左乳生一硬核，已有年余，胡丈夫及公公，均业中医。父子多方医治，乳核不唯不消，反有增大之势，疑为乳癌。1996年6月，胡夫妇去华蓥市某医院检查，诊为："乳腺小叶增生"。服药输液，亦未获效。胡娘家邻近吾校，胡母每病求余辄愈，遂素信于余。闻女乳病，久治不效。7月9日乃去女家，向亲翁述余医术，亲翁本已技穷，顺水推舟，让其带女求余诊治。

查左乳上方有一硬核，大如鸡子。扪之硬而光华，按之疼痛轻微，推之可移，皮色不变。余无所苦，脉象平和，舌质正常。此中医之乳癖也。其致病或思虑伤脾而生痰，或郁怒伤肝而气滞，痰气相搏，结于乳房，日久结块，久治难愈。治当疏肝解郁，软坚散结。

处方：柴胡15g　郁金20g　香附15g　瓜壳15g　天冬20g　白芷15g　赤芍15g　连翘15g　夏枯草30g　昆布15g　海藻15g　白芥子12g　牡蛎20g　桔梗12g　桂枝12g　当归12g　川芎15g　浙贝母15g。水煎温服，间日1剂。

外用：白芷　生大黄　生香附　生半夏各等份，研为细末，加七厘散适量，用酽醋调匀，敷于患处。一日一换。

胡女带方回家。月余后来告：服药10剂，兼用敷药，乳中硬核全消矣。

按：乳癖多因肝气郁结，瘀痰交阻，积聚乳房，结成硬核。方中用柴胡、郁金、香附疏肝解郁；瓜壳、白芥子、浙贝母、海藻、昆布、牡蛎、夏枯草化痰软坚散结；赤芍、川芎、当归活血化瘀，以利散结；桂枝温通经络，白芷引药达于阳明（乳房属阳明），桔梗达胸中；天冬现代药理研究，有消散乳癖之功。诸药配伍，有疏肝理气，化痰散结之效，颇利乳癖消散。外敷药可理气活血，化痰软坚，且直达病所，有助包块消散。内外合治，其效尤捷。

若顽硬难消者，可加鹿角片、炮山甲、淫羊藿。乳房气滞作胀者加橘叶、青皮。乳房青筋显露者，为有瘀血，加红花、丹参、归须。

七十九、梦　交

王姓女，二九之龄，临溪人也。1988年12月11日，与母去某寺庙，进香许愿。当日适逢周末，途遇学生刘某。王与刘生本为村邻，相互熟识，遂结伴而行。刘生问王母女，意欲何往。王母告以实情："小女身中邪病，闻某寺庙菩萨灵验，因带小女前去求神护佑。"刘生又问："什么邪病，可曾服药？"母曰："羞于启齿，曾服中药多剂无效，又请仙娘做过法事，怎奈不灵。"学生闻言大笑，曰："世间疾病，岂仙娘能愈？莫若跟我去请老师治治。"母女闻之，欣然同意，遂随来诊。

切脉细涩，重按无力，舌淡苔薄白。询其症状，其母则曰："小女入睡则梦与人交，醒来始去，已两年余，初时羞与人言，每日纳谷不香，身体日瘦，四肢乏力，倦怠嗜卧。"稍停又谓："当初见她水谷不思，成天嗜睡，毫无精神，多次追问，方告实情。遂请来仙娘做法，仙娘称'狐精相缠'。然驱狐之后，仍不能免，又移铺舅家，狐精犹纠缠不清。眼见形体消瘦，腰膝酸软，茶饭不思，说话无力，终日睡卧，别无他法，因去庙中许愿。"余又问其经带情况。女答曰："月经逾年未至，白带清稀。"余曰："此病名曰梦交。是体虚所致。"其母忙问："可得愈乎？"余曰："服药可愈。"遂开龙牡汤加味与服。

桂枝15g　白芍15g　白薇15g　附片（先煎）15g　生龙牡各30g　炙甘草6g　大枣10g　生姜10g。水煎温服。

服药3剂，夜卧遂安。后以十全大补汤加减善后。

按：男子失精，女子梦交，皆阴阳两虚，心肾不交所致。而今青年男女，或观黄色录像，情欲妄动而不遂，以致失精、梦交，亦属可能。《金匮》皆以桂枝加龙骨牡蛎汤治之。二加龙牡汤出自《小品方》。《小品》云："虚弱浮热汗出者，除桂枝加白薇、附子。"今患者并无浮热汗出，故不去桂枝。方中桂枝汤调和阴阳，龙骨牡蛎潜阳摄阴，附子温壮肾阳，白薇"利阴气，益精。"（《别录》）诸药合用，阴阳得补，心肾相交，梦交自除。

八十、不孕二例

例1　黄某，年方三旬，住重庆沙区。结婚数年，夫妻同居，而不能受孕。2006年9月30日，经重庆某医院妇科检查：结果为"双侧输卵管不通（阻塞于双宫角）。"经治1年，并两次通输卵管，仍不能受孕。建议做试管婴儿，因费用甚高，无力承担。2007年10月5日，专来求治。

诊其脉沉而滑，舌质正常，苔白腻，舌下有青筋。询其症状，女曰："少腹经常阵发性疼痛，以右侧为甚，但瞬间即止。月经将至，腹股沟常觉疼痛，经期伴腰酸，乳房微胀，经水黯红，平时白带多而清稀。"见其体胖腹便，又问："嗜睡否？"曰："瞌睡甚多，总觉睡不够。"脉症合参，辨为痰湿瘀血，阻滞胞宫。治宜祛痰化瘀，理气调经。用导痰汤、四妙散、四物汤合用加味。

法半夏15g　茯苓20g　南星15g　陈皮15g　枳壳12g　白芥子12g　薏苡仁30g　苍术15g　黄柏15g　柴胡15g　香附15g　小茴香15g　郁金15g　乌药15g　当归15g　川芎15g　生地黄12g　丹参15g　赤芍15g　川牛膝15g　王不留行15g　路路通15g　皂角刺6g。经期煎服，每日一剂，连服5剂。若未受孕，下月经至，再服5剂。

12月10日来电喜称："已经怀孕。"

2008年8月20日，来电告谓：已获弄瓦之喜，并致谢云。

按：输卵管阻塞性不孕，属中医学"无子""痛经""带下""癥瘕"等范畴。患者体型肥胖，必多痰湿；白领阶层，工作静多动少，血行必滞；以致痰湿瘀血，阻于少腹，搏结胞系，致使精卵相遇障碍，而不能受孕。方中以导痰汤、四妙散加白芥子逐痰祛湿，四物汤加丹参养血活血，柴胡、香附、郁金、乌药，疏肝理气而解郁，路路通、皂角刺，通经软坚。诸药合用，痰湿去，瘀血除，输卵管自然通畅，精卵结合，毫无阻碍，故可受孕矣。

例2　郭妇某英，三十有四，九龙人也。郭20岁结婚，21岁初产得一子。此后因计生政策未再生育。计生政策放宽后，郭与丈夫皆为独生子女，按政策可生二胎，虽获生育证书，却苦难结胎。多处求方，殊难建功。去年曾去某不育不孕专科医院，治疗数月，仍未孕珠。今年春节回家，其母专来询余："不孕症先生可治否？"余曰："可也，不知因于男，抑或因于女。"其母曰："去岁医院检查，实吾女经水不调也。然服药甚多，渺无动静。特来询问先生，烦请医治。"余曰："可领令爱来诊。"

3月2日，母领女至。切其脉，沉细而缓，望其舌，质淡苔薄白。询其月经，则经水每月延后，量少色黯，夹有瘀块；小腹冷痛，热熨始缓；腰部酸胀，周身酸软乏力。此胞冷血寒，月水无信也。无信胞寒，岂能受孕？治当温经散寒，调经止痛。

方用：小茴香15g　干姜15g　吴茱萸9g　肉桂10g　当归15g　赤白芍各15g　生地黄15g　川芎15g　丹参15g　香附15g　益母草20g　王不留行15g

柴胡 15g　乌药 15g　延胡索 15g　木香 15g　黄芪 20g　甘草 6g。经期煎服，两日一剂，连服 3 剂。

因在外地打工，遂配药 9 剂带走。每月经期煎服 3 剂，若未受孕，次月经至，再服 3 剂。孰知当月 3 剂服后，下月经水未至，遂去医院检查，已受孕矣。夫妇欣喜若狂，电告家中，其母专来相告，并致谢意。

按：妇女不孕，除先天性生理缺陷外，皆由经水不调。而经水不调，或因于七情之伤，或因于六淫之感，致使气血偏盛，阴阳乖和，故难受孕。治之之法，在于调经，经水既调，男子无病，安不受孕？本例患者，经来延后，色黯而有瘀块，小腹冷痛，是胞宫受寒，血行瘀滞，故用小茴香、干姜、吴茱萸、肉桂温宫散寒；丹参、赤芍、王不留行，活血化瘀，且王不留行，走而不守，最利月经，瘀血不行者，得此则行。黄芪合四物汤，益气养血，扶助正气；柴胡、香附、乌药、木香，疏肝理气止痛。药虽三剂，却可使气血得以补益，宫寒得以温暖，瘀祛气畅，故能受孕而结珠也。

调月经以经期服药，疗效最佳。

八十一、习惯性流产（滑胎）

例1　教师江某，年 27 岁，结婚本晚，两殒胎儿，1985 年春，3 月 24 日，江老师专来询余："我结婚三年，三次怀孕，前两次皆三月而殒。今怀孕又将二月，每思前事，心生恐惧，不知中医有保胎良法否？"余问："殒胎前有何征兆？"答曰："受孕不久即感周身乏力，稍劳腰胀，甚至上课一节，便觉腰酸膝软，平时尿频。"余闻后便曰："此气血虚弱也。随胎儿逐月增长，所需气血，亦逐月增多，母体气血本虚，胎孕之后，气血益虚。血虚无力养胎、气虚无力举胎，故而胎儿殒落。若先调气血，再行受孕，胎儿可保无虞。今老师既已受孕，则当调养气血，安胎为要，可试服保产无忧散。每周煎服一剂，直至生产。此方不但可保胎儿无忧，且生产亦易。"江闻言大喜，促余开方。遂疏保产无忧散加杜仲、白术予服。

当归（酒洗）10g　白芍（酒炒）10g　川芎 5g　炒芥穗 6g　艾叶 2g　炒枳壳 9g　炙黄芪 12g　菟丝子 12g　厚朴（姜汁炒）6g　羌活 6g　川贝母 6g　杜仲 10g　白术 10g　甘草 3g　姜三片。水煎温服。

江师遵嘱，每周配服一剂。其恐惧的妊娠三月，平安度过。是年冬，怀孕足月，产下一子。

后有罗某者，婚后亦多次殒胎，余仍用此方保胎，获生一子。

例2 吴某，35岁，住体育路。吴21岁时，本已产得一子，2009年获准二胎生育，然孕育颇难，每至三月，胎儿便殒。虽经多方保胎，又卧床养胎，终难留住。2011年11月8日，前来求诊。谓余曰："我欲再生二胎，怀胎苦难成功，每妊至3月，胎儿流产。两年中，已三殒矣。今妊又将二月，心甚忧之，闻先生善用中药保胎，特求赐方。"

观其面色萎黄，舌淡无华，切脉细滑。询其症状：动辄心累，时有泛恶，腰部酸胀，小腹时时隐痛。经曰："五七阳明脉衰，面始焦，发始堕。"值此年纪，气血转衰，自不如前，欲保胎孕，唯有益气血，补肝肾，固冲任耳。遂疏方：

党参15g　白术15g　山药20g　菟丝子15g　阿胶（烊化兑服）15g　桑寄生15g　当归15g　白芍15g　香附12g　枳壳12g　乌药12g　熟地黄15g　续断15g　甘草6g　艾叶3g。水煎温服。

守此方，两日一剂。服至妊娠4月，共进10剂，患者自行停药。此后胎儿发育良好，足月产下一女。

按：习惯性流产，中医学谓之"滑胎"。究其原因，或孕妇先天不足，或后天失养，或男精不壮，结胎不牢，或欲晚育，而多次"人流"。气血、冲任受伤，影响胎元，不能成实。亦有孕后起居不慎，房事不节，致使胎元受损而陨落。何以胎儿每孕三月而殒？张景岳谓："小产堕胎者，多在三个月及五月七月之间，而下次堕之必如期复然。正以先伤此一经，而再值此经，则遇阙不能过矣。况妇人肾以系胞，而腰为肾府，故胎妊之妇最虑腰痛，痛甚则堕。"（《景岳全书·妇人规·数堕胎》）

保产无忧散，出自《傅青主女科》，用于孕妇胎动不安，势欲小产，胎位不正，以及临盆艰难者。蒲辅周先生谓："本方养血调气诸药，其性平淡，其力甚宏，不仅胎前可以安胎，而且能使胎产顺利。"方中当归、川芎、白芍养血活血；黄芪、甘草补气；羌活、芥穗亦有助于升举胎元；艾叶温暖子宫；菟丝子益精固胎；川贝运胎顺产；枳壳、厚朴宽胸理气。再加杜仲以补肝肾、安胎元除腰痛；白术养后天健脾安胎，守方服用，终收"保产无忧"之效。

吴案用八珍汤去川芎，以山药易茯苓，大补气血。益以菟丝子、阿胶、续断、桑寄生补肝肾，固冲任；香附、枳壳、乌药理气；艾叶温暖胞宫，甘草益气调和诸药。然患者仅服药越过累次堕胎的妊娠三月，便自行停药，饮食调养，亦获保胎之效。正如张景岳所说，屡次堕胎多在三月者，是"先伤此一经，而再值此经，则遇阙不能过"之故。今填补此经之阙，故可过耳。

八十二、胎漏二例

例1 姜女，年方三旬，住濒河西路。姜某26岁结婚，27、28岁曾两次受孕，均未三月而陨。今春再孕，时仅51日，又现阴道出血。在某医院治疗6天，仍淋漓不止。因曾两次流产，日夜恐惧。3月1日由家人陪同，搭车来诊。

症见阴道出血，量少色淡，伴头晕耳鸣，心中慌乱，唯恐胎陨。腰脊酸软，小便频数，夜间尤甚。舌前部嫩红无苔，中根苔薄白，脉沉细滑。

证属胎漏，系肝肾亏虚，冲任失固所致。治当补肝肾，固冲任，止血安胎。用寿胎丸合四物汤加减。

菟丝子15g　桑寄生15g　东阿胶（烊化兑服）15g　续断15g　杜仲15g　当归15g　白芍15g　生地黄15g　白术15g　砂仁10g　陈皮12g　黄芪30g。水煎饭前温服。2剂。

并嘱卧床静养，避免劳累，严禁房事。

3月4日二诊。

上方一剂，出血减少，两剂后出血全止。心慌恐惧、头晕耳鸣、腰酸等症均除。唯腰部微胀，夜尿仍频。脉沉细滑，舌前淡红无苔，中根苔薄白。上方去阿胶，加入缩泉丸，温肾缩尿。

菟丝子15g　桑寄生15g　续断15g　盐杜仲15g　当归15g　白芍15g　熟地黄15g　黄芪30g　浙白术15g　枳壳12g　益智仁12g　台乌药12g　怀山药20g　砂仁10g　炙甘草6g。水煎饭前温服。2剂。

二剂后诸症悉除，饮食调理，当年冬产一女婴。

例2 孕妇王某，年二十有八，县城人也。妊娠54天，于2015年11月18日，现阴道出血，伴腰酸腹痛等症，即到某医院妇科求治，彩超检查，诊为："宫内早孕"。经保胎治疗，出血未止。得邻人指引，于11月22日，由其母陪同来诊。

患者阴道出血，血色淡红，面白无华，精神不振，倦怠乏力，动则心悸气短。腰部酸胀，小腹阵痛，但不坠胀。纳谷呆滞，进食作呕。舌淡红苔薄白，脉细滑。

此胎漏也，乃气血亏虚，养胎无力所致。当大补气血、固肾安胎为治。方用胎元饮加味。

红参（另煎兑服）12g　黄芪30g　当归身12g　白芍15g　熟地黄15g　盐杜仲15g　浙白术15g　陈皮12g　桑寄生20g　东阿胶（烊化兑服）15g　川续断15g　砂仁10g　怀山药20g　炙甘草6g。水煎饭前温服，每日1剂。2剂。

并嘱卧床宜静养，避劳累，远房帷。

11月24日二诊。

出血已止，短气亦除，精神稍振，纳谷有增，进食已不作呕。唯夜间偶见小腹隐痛，腰部微有酸胀，脉沉弦滑，舌红苔薄白。前方去阿胶、寄生，红参易为党参，并酌加理气之品。

黄芪30g　党参15g　当归身15g　白芍15g　熟地黄15g　浙白术15g　茯苓15g　盐杜仲15g　续断15g　桑寄生15g　砂仁10g　怀山药20g　木香10g　炒枳壳10g。水煎温服。2剂。

11月29日三诊。

停药2日后，今晨又见血出数滴，血色淡红，腰腹微有胀痛，脉沉弦滑，舌淡红苔薄白。是气血未复，摄血无力。再用一诊方加减。

黄芪30g　红参（另煎兑服）15g　东阿胶（烊化兑服）15g　当归15g　白芍15g　熟地黄15g　砂仁10g　陈皮12g　盐杜仲15g　续断15g　浙白术12g　桑寄生15g　枳壳12g　炙甘草6g　艾叶3g。水煎饭前温服。2剂。

12月1日四诊。

上方2剂后，未再出血，腰腹亦不胀痛。眠食均可，余无不适。脉弦滑而缓。舌尖仍无苔，中根薄白苔。仍以补益气血、固冲护胎为法，用八珍汤加减。

黄芪20g　党参15g　浙白术15g　怀山药15g　当归身15g　白芍15g　熟地黄15g　盐杜仲15　菟丝子15g　制黄精15g　炒枳壳15g　炙甘草6g　艾叶3g。水煎温服。2剂。此后未再出血，饮食调养，足月后剖产一男。

按：妊娠早期，阴道出血，量少，时下时止，或淋漓不断，无腰酸腹痛者，称为胎漏。故《金匮钩玄·卷之三妇人科·胎漏》云："胎漏者，谓妇人有胎，而血漏下也。"

胎漏病因甚多，或气血虚弱，举胎无力；或肾气耗伤，冲任不固；或脾胃亏虚，胎失所养；或胞宫蓄热，迫血妄行；或失足跌仆，伤及胎元。病因虽多，总不离肾亏血虚。故张锡纯指出："胎在母腹，若果善吸其母之气化，自无下坠之虞，且男女生育，皆赖肾脏作强。"（《医学衷中参西录·治女科方·寿胎丸》）

本文姜某，曾两次怀胎陨落，据其头晕耳鸣，小便频数，夜间尤甚，因将此次胎漏，诊为肾气亏虚所致。故以寿胎丸补肾精，固胎元；合四物汤去川芎，养肝血以补冲任之虚。因川芎"行气走血"，"走而不守"。《冷庐医话》谓："治胎前诸症，戒用川芎，以其能升易动胎气也。"因而去之。加入黄芪，益气摄血；白术、山药，健脾补中；砂仁、陈皮理气化滞；诸药合用，气血得补，肾虚得固，故能止其胎漏，而安其胎元。

本文王某症见面白无华，倦怠乏力，动则心悸气短，腰酸胀，脉沉细滑。当属气血亏虚之胎漏。盖气虚无力载胎，血虚无力养胎，胎元不固，因致胎漏。胎元饮功擅益气养血，补肾固胎。为治妇人冲任不足，胎元不安不固之名方。加入黄芪、阿胶、桑寄生、续断等品，以增益气养血，补肾固胎之力。服后气血得充，肾虚得补，冲任得固，胎漏自止，胎元自安。

八十三、川芎消老妇"孕腹"

严黄氏，严翁双合之内子也，住赛龙公社顺良寨。年近古稀，体犹康健，虽白发如霜，尚能里外操劳。1969年6月初，忽觉小腹渐大。初未介意，数月后腹大如孕，且腹中不时气窜，有如胎动之感。若窜动过甚，则腹痛腰酸。求医数人，凡理气、止痛药物遍尝，皆不能止其疼痛，唯取艾叶煎汤，煮红糖鸡蛋服之，其痛方止。更有奇者，黄妪常出现如妊娠恶阻状，晨起泛恶欲吐、偏嗜酸味，厌食、嗜睡无力。夫妇以为妊娠上身，老来得子，喜忧参半。严翁便以"老妻怀孕"扬之。不数日，"严某妻室，七旬怀孕"，迅播四方。余闻之颇觉其谬。

冬月初，余出诊合川码头，道遇严翁，询及此事。翁颔首然之。并申言谓："六月初某夜，老妻庭院乘凉，忽梦观音，手托一婴，授予老妻。惊喜而寤，觉有孕矣。"余更觉荒诞，因谓翁曰："年近七旬，月事早绝，何能孕育？此必是病，非孕子也。"翁摇首不信。余曰："我有一方，一服大腹便消。"公素知我术，乃请开方。遂疏川芎三钱，煎汤顿服。

越日，严翁偕妪，喜而踵门，告谓："先生药方真神，饮下须臾，腹中窜痛，已而汩汩有声，旋即矢气频传，腹胀随减，已软而可俯矣。方知是病，老朽膺服先生医术矣！昨日有某医来邻家治病，谓老妻所患，系是癌症，须开刀方可愈，因惧开刀，仍求先生开药治之。"余拟四物汤重用川芎，加枳壳、木香、香附、乌药以进，三剂后腹胀全消。一月后康复如初。翁遂扬言"某某善治癌症"云云。实则气臌耳，若癌症，岂数剂所能愈耶？至此，益信川芎乃血中之气药。其行气之力不让诸香也。《本草纲目》云：川芎"行气开郁"，不余欺也。

八十四、孕妇舌黑胎已死

严某，邻人也。1975年，时年23岁，是年5月，彼已怀孕4月。一日感冒来诊，切脉毕，察其舌色，一片青紫。结合脉象，浮缓而涩，绝无滑象。因忆《妇人良方大全·产难门》有：孕妇"面赤舌青细寻看，母活子死定应难"的记载。并释其原因："凡妊娠面色赤，是荣气流通，母活之候；舌上青色，是妊娠络绝，胎死之候。"然余尚未经历，不知古人之言是否准确。遂询之："汝腹内胎儿，尚有动感乎？"彼默忆良久，曰："近月来似无胎动之感。"余曰："恐胎儿已死腹中，速去医院做一检查，便可确诊。"彼闻言似信非信。次日感冒初愈，即去罗渡医院，一经检查，果如余言。住院数日，引下死胎。

孕妇舌黑胎已死，此余之仅见也。古人但凭肉眼，便能诊断胎死腹中，而今尚需先进仪器检查，方能诊断清楚。（有时仪器也未必能诊断明白）而古人经验，却准确无误，时至今日，亦颇适用，岂可弃之？

八十五、阴挺有实证

阴挺，即子宫脱垂。此病有虚有实，证之临床，因于虚者多，属于实者少，故每遇阴挺，医者恒以益气升提之品投之。虚者服之固然奏效，实者服后病必加重。

有新民公社李某者，其妻段某，年未三旬，体颇丰腴。1968年6月，出现前阴作胀，如有物塞。一月后，子宫脱出玉门寸余，先后在新民、罗渡、武胜等地医治，均按中气下陷投药。服药数月，病反加重。1969年端午，李某夫妻，同赴姐丈刘某家过节。刘与余毗邻，因邀余商治。切脉弦滑有力，舌质红活，苔黄根厚。自诉：子宫挺出，约逾二寸，常为内裤擦伤，脂水终日淋漓，痒痛并作。日用桐叶垫衬，布带兜提，以免内裤擦伤疼痛，虽如此，每日亦换洗数次，下部方舒。伴白带偏多，腰酸乏力，小腹作胀，口渴而苦，舌上黏腻，心中时而烦热。据其脉症析之，当系肝经湿热下注所致，而非中气下陷也。治当清利下焦湿热，即用龙胆泻肝汤合二妙散加味。

龙胆草12g 柴胡12g 黄芩12g 栀子12g 泽泻15g 木通9g 当归12g 生地黄9g 黄柏15g 苍术15g 枳壳12g 升麻18g 生龙骨、生牡蛎各30g 甘草3g，水煎温服。

另用蛇床子、枳壳各60g，棉花根250g煎汤熏洗。临卧再将还宫散（由甲鱼头、煅龙骨、冰片等组成）掺于脱出之宫肌上，并用干净月经布兜提，令其上托入于阴户之内。药进一剂，宫即回入近半。上方稍作加减，又进四剂，遂获痊愈。此阴挺之属实证者也。

八十六、小产血崩

唐某，年已四旬，赛龙人也。1970年仲春，怀孕三月。某日，农作于田，忽觉腰腹剧烈疼痛。强忍回家，瞬间，前阴下血如注，胎儿殒落矣。连招数医救治，中西药物迭进，针药兼施，方于第三日出血稍缓，而漏下仍未间断。以致气息奄奄，危在顷刻，医皆诿为不治。亲友环视而泣，束手待毙耳。其弟兴全与余素善，4月3日，迎余往诊。

比及，则亲朋数人，皆忙于后事矣。其夫引余至内室，见患者面色苍白，双目紧闭，默无声息，卧如尸然。扪其头额，汗凉肤冷，手足不温。切其脉，六部皆沉微欲绝。唇舌淡白如纸，苔灰白而润。询其所苦，告谓："心悸不安，慌乱无主，头脑昏晕，欲寐不寐，胃脘嘈杂。"言语低微，断续费力。余转询其夫："病人饮食可好？"答曰："连日不知饥饿，偶饮米汤少许耳。"旁有家人又谓："床榻稍有震动，即昏无知觉，出血仍时多时少。"据脉症分析，此气血暴脱，大有阴阳离绝之势，亟须大剂补气摄血，固护阴阳为要。幸其家中有红参二支，即令先取一支，煎取浓汁，频频与服，以固欲脱之气。再用圣愈、归脾、参附龙牡救逆汤三方加减。

黄芪30g　党参15g　红参（另煎兑服）9g　附子（先煎）15g　龙牡各30g　熟地黄24g　当归15g　白芍15g　山药30g　白术15g　枣仁9g　远志9g　麦冬15g　阿胶（烊兑）15g　炙甘草6g。水煎频服。日服1剂，共2剂。

4月5日二诊：服完2剂，漏血即止，心悸稍宁，头晕稍减，腹中知饥，每餐能进稀粥半碗。可在床上缓慢翻身活动，夜能入睡二三小时，四肢转温。自云：身热汗多，头脑跳跃状疼痛，口苦，纳谷乏味。脉象稍显，仍觉无力，舌淡苔水黄。是气血稍复，胃纳稍开，仍宜大剂补气养血，稍佐安神宁心清肝之品。

红参（另煎兑服）9g　党参15g　黄芪30g　生龙牡各30g　生地黄15g　白芍15g　当归15g　柏子仁9g　远志9g　阿胶（烊兑）15g　山药30g　栀子9g　黄芩9g　酸枣仁9g　炙甘草6g　浮小麦30g　大枣5枚。水煎温服。1剂。

4月6日三诊：头痛稍见减轻，白天身热多汗，夜间热减汗少，心悸，乳房作胀，脉搏沉细，较前有力。此兼肝阴不足，肝气不疏之故也。二诊方去栀子、黄芩、小麦，加熟地黄18g，茯苓9g，五味子6g，香附9g，附子（先煎）15g。水煎温服。

4月8日四诊：心悸有减，精神转佳，纳谷渐增，每餐可进稀粥碗许。头痛虽除，但畏风寒，须用布帕紧裹严护。自觉脑中轰轰跳动。昨日阴道出少量淡血。

切脉沉静不躁，舌淡少苔。此脾气未复，统摄无权故也。拟补中益气，固冲摄血法，用十全大补汤加味。

阿胶（烊化兑服）15g　党参15g　白术15g　当归15g　续断15g　熟地黄15g　浮小麦30g　生龙骨30g　生牡蛎30g　赤石脂30g　山药30g　黄芪30g　白芍9g　枣仁9g　炒栀子9g　五味子6g　肉桂6g　炙甘草6g。水煎温服。2剂。

4月12日五诊：食量又增，但仍觉口中乏味，身汗已少，头汗如故，咽干鼻燥，起坐时头晕，时有心悸，漏下已止，偶有白带。仍守前法，而加重益脾养胃之品，意在崇土建中，培补气血生化之源。

北沙参9g　苏条参12g　酸枣仁（炒）9g　焦山楂12g　炒扁豆9g　当归身9g　杭白芍9g　大生地黄9g　天花粉9g　广玉竹9g　炙白术9g　化橘红9g　云茯苓9g　焦谷麦芽各9g　远志肉6g　炙甘草6g　薏苡仁18g　生龙牡30g　淮山药24g　炙黄芪24g。水煎温服。2剂。

4月15日六诊：纳食、精神尚可，唯手足心发热。小腹时而胀痛起核，按之痛甚，得频放矢气后，则胀消痛止核散。恐小腹恶露未净，瘀于胞宫，则非但气血运行受阻，且新血亦难生矣。故于益气养血方中，佐以行瘀之品。圣愈汤加味。

炙黄芪30g　淮山药30g　生山楂30g　生龙牡30g　潞党参24g　大熟地黄15g　延胡索9g　川芎9g　炒白扁豆9g　炒枣仁9g　炒谷芽9g　广藿香9g　广玄参9g　当归身12g　杭白芍12g　冬瓜子24g　薏苡仁18g　炙甘草6g。水煎温服。2剂。

4月19日七诊：小腹疼痛，按之益剧，是离经之血，瘀阻胞宫明矣。近日大便秘结，乃阴液未复之故。起则头眩，动则心悸，咽干口燥，间有盗汗。皆系营阴不足所致。阴道淡血虽未净，但饮食增多，是无大碍。仍以益气养血为主，佐以滋阴润燥、行瘀止痛。

上方去白扁豆、谷芽、冬瓜子、薏苡仁，加乌贼骨24g，茜草根18g，肉苁蓉12g，麻仁12g，麦冬9g。2剂。

4月22日八诊：服19日方二剂，得下秽黯污血二三次，夹有血块及肉筋状物多块，腹胀痛顿减，此瘀滞已去。唯头尚微晕，培元生新为要。

上方稍作加减，续进3剂。

4月28日九诊：病本渐愈，食眠亦佳，二便正常，能自行起卧。然昨日起床，梳头过久，冒风感邪，而现头晕重痛，发热，自汗恶风，纳谷减少，心中懊恼，舌苔薄白，脉浮而缓。夫大病初愈，卫气未复，最易冒风。在此本虚标急之际，不得不停服前药，改用调营卫，固肌表，解其新邪再议。

桂枝 9g　白芍 9g　黄芪 9g　白术 12g　防风 9g　栀子 9g　淡豆豉 9g　炙甘草 6g　大枣 3 枚　生姜 3 片。

仿桂枝汤服法，温服须臾，进热粥一碗，以助胃气，温覆取微嗣汗，并谨避风寒。汗后解表，仍以前药进之。

后以八珍汤增损善后。前后共进十余剂而愈。年余后又产一子，母婴均健。

按：四旬之妇，经产多胎，气血本虚，再次妊娠，而又藿藜度日，昼夜辛劳，以致气血亏虚，胎养不济，气虚举胎乏力，因而稍有不慎，胎即殒落。气无摄血之力，因而血液暴下；血无载气之资，因而气随血脱。终致气息奄奄，漏下不止。前医专事止血，虽属"急则治标"，然忽视气能摄血，未用参芪峻补其气，故而血漏难止。初诊时因其气血欲脱，病情危急，血不能骤生，气可速补，故先以红参煎汁应急，再以复方大剂益气固脱，温阳摄血。方由圣愈、归脾、参附龙牡等方加减。一剂血止病减。此后或配以十全大补汤，或配以补中益气，随症加减，共进十余剂而获康复。

八十七、交肠症

严姓婴，女，4 月，住赛龙公社。

患儿系第二胎，于 1967 年 4 月中旬足月顺产。数日后换褯时，偶见患儿尿窍，有稀溏黄色粪便溢出，家人悉感惊异。尔后注意观察，每次换洗，褯布近前阴处，均留有黄色粪便，乃知是病。求医多处，不识此证，亦不开方。

8 月 10 日经人介绍，求治于先父在中公，余随往焉。

观患儿面色微黄，肌肉松弛，指纹沉滞微红，舌质偏淡，苔白根厚。其母告谓：患儿每日大便四、五次，每次均有少量稀粪自尿窍溢出。前后所出粪便，色均淡黄，质地稀溏，解便时患儿无痛苦表情。平时小便稀少，色微黄而浑。食眠未见异常。先父诊毕，谓余曰："此即古人所谓之'交肠症'也。"嘱拟五苓散加味治之。

桂枝 6g　白术 6g　猪苓 6g　茯苓 6g　泽泻 9g　黄芪 9g　当归 6g　蚕蛾 6 只。水煎频频温服。

8 月 12 日二诊：上方服后，尿窍出粪减少，小便增多。效不更方，原方再进三剂遂愈。

数月后患儿因感冒来诊，询其二便，已各归其道，未再发现尿窍溢粪。

按：此例病案系余侍诊笔记，录存先父在中公之治验。"交肠症"，即妇女大小便易位而出，临床上颇为罕见。其致病之因，先父认为，良由胎孕之际，母体感受湿热，内传胎胞，蕴积日久，化热腐肉，破肠穿脐，故见大便从尿窍而出。五苓散利小便而实大便，大便实，自难漏入脐中，从尿窍而出也。加入归芪双补气血，以利肠脐破口生新，蚕蛾功擅敛疮生肌，与归芪配合，更能促使破损加速修复。全方标本兼治，故能有效。

后读书渐多，果见古人书中有"交肠症"的记载，但所记者均是成年妇女的症治，其治法大同小异，录之以供参考。戴原礼《证治要诀·大小腑门》云："交肠之病，大小便易位而出，盖因气不循故道，清浊混淆，宜五苓散、调气散各一钱，加阿胶末半钱，汤调服。"林佩琴《类证治裁·转胞交肠论治》云："交肠症，由于大小肠失于传送，致清浊混淆也。或因病后，或因嗜酒，大便前出，小便后出。丹溪治一妇嗜酒，常痛饮，忽糟粕出前窍，溲尿出后窍，六脉沉涩，用四物汤加海金沙、木香、槟片、桃仁、木通服愈。《回春》曰：一妇病愈后，前阴出屎，先服五苓散二剂，又用补中益气汤而愈，则此证唯妇人有之耳。"

八十八、胎　黄

例1　田田，段君之孙女也，产下三日，身目发黄，腹部胀满，脐周红肿，脐眼不时溢出脂水，终日啼哭。入某医院治疗四天，病情如故。病室有病儿家长，见患儿身黄四日不退，日夜啼哭。向段君荐余医治。段遂办理出院，于1988年3月16日，抱来孙女求治。见患儿萎靡不振，身目俱黄，色泽鲜明，腹部胀满，露有青筋，脐周红肿，皮肤湿烂，脐眼脂水、淡血时有溢出，大便已三日未行，小便深黄而短。不思乳食，日夜啼哭，难于入睡，指纹沉紫而滞，舌赤苔黄厚。诊为胎黄、脐疮。胎儿初生，何以身目发黄？盖胎在腹中，感受母体湿热，蓄积日久，熏蒸肌肤而发黄。治当清热化湿，利胆退黄。遂拟茵陈蒿汤合四逆散加减予服。

茵陈10g　栀子10g　大黄（开水泡汁兑服）8g　柴胡10g　白芍10g　枳壳10g　滑石12g　虎杖8g　鸡内金10g　橘叶5张　石菖蒲5g。水煎温服。

外用：加味雄矾散（雄黄、白矾、黄连、滑石　氧化锌。按5：5：3：10：5比例配成，共研为极细末，瓶贮备用。）扑撒脐中。

一剂黄减，二剂黄退，脐疮亦愈。

例2　尹孩，女，4天。2012年5月10日，其母在某医院，剖腹产下患儿，次日发现患儿身目俱黄，经查，黄疸指数高出数倍，诊为"新生儿黄疸"。产科医生以"医院条件有限"为由，劝其家人转重庆治疗。患儿祖父母素信中医，因来询余："新生儿黄疸，中药有法治否？"余曰："新生儿黄疸，中医谓之胎黄。自古可治，非顽症也。"

13日上午，患儿祖母抱孩来诊。见患儿面目及周身皮肤发黄，色泽鲜明，舌红苔黄，指纹沉紫。询之，大便二日未解，小便短黄。诊为胎黄，系湿热熏蒸所致。拟清热利湿之茵陈蒿汤加味。

茵陈蒿12g　栀子8g　大黄（开水浸泡兑服）6g　丹参6g　左缠藤15g。水煎温服。一服大便通，尽剂黄退。眠食二便均可。

例3　杨杨，女，3天。2014年12月7日诊，三天前，患儿于某医院剖腹产出。次日，见面目发黄。医院查其黄疸指数，较正常值高出6倍，催促转院治疗。婴儿外婆，闻余可治新生儿黄疸，特抱来求诊。患儿面目皮肤发黄，色泽晦暗，手足欠温，指纹沉而淡红，舌苔白厚。询之，嗜睡纳差，大便稀溏，小便短黄。病属胎黄，为中焦湿阻，肝胆疏泄失常，胆汁外溢所致。治当利湿退黄，用茵陈五苓散加味。

茵陈蒿12g　桂枝10g　白术10g　茯苓10g　猪苓10g　泽泻12g　丹参10g　左缠藤10g。水煎，少量频频予服。

10日，患儿外婆喜来相告："今医院检查，黄疸指数已经正常。"

八十九、麻疹逆证

例1　杨孩，杨君昌银之小女也。1972年孟冬，甫3岁。患麻疹，前医未识证候，着外感风寒医治，投辛温解表剂。药后发热不解，神疲嗜睡，咳嗽不爽，时腹自泻，纳呆口渴。适值其家宰杀年猪，儿呼食肉。父母溺爱子女，尽情予食。是夜，高热渐起，时有谵语，烦啼声嘶。其父见孩病转笃，提灯邀余往诊。见患儿昏卧于床，扪其头身，壮热灼手，肤燥无汗，而四肢却欠温和。时而惊啼，时而谵语，时有啮齿，时呼饮水，然饮水不多，排尿短黄。咳嗽喘促，鼻翼扇动，鼻衄时出。余持灯照之，仅头面胸背，麻疹出紫黯，成斑成片，四肢腰腹，均未见及。唇焦口燥，舌绛无津。指纹沉紫，直过气关，脉象沉疾。

此麻疹误伤油腻，致麻毒内阻，不得外透，肺胃俱热，内陷心营，而成麻疹肺炎也。法当气营两清、透疹达邪，以冀疹透热退，则诸症可平。

石膏30g　知母9g　玄参9g　葛根12g　桑皮9g　栀子9g　木通9g　杏仁6g　大力子9g　天花粉9g　麦冬9g　金银花9g　紫雪丹1支（重1.5g，分3次兑服）。嘱避风，忌油腻。其父连夜上街捡药。煎取药汁，兑入紫雪丹予服。夜半又服一次。

越日二诊，其母谓：次晨孩身热渐减，午后斑退疹显，清晰红活，且腰腹四肢疹点透齐。咳稀喘平，白天神识较清，夜晚偶有谵语，时而扬手掷足，烦躁不安。舌仍绛红，但有津液，口渴不甚，脉数纹紫。前方切中病机，仍宗前法。

犀角（磨汁兑服）2g　生地黄9g　石膏30g　知母9g　麦冬9g　金银花9g　玄参9g　板蓝根12g　甘草6g　陈仓米1把。水煎温服。

上方尽剂，诸症平息，饮食调养，半月而康。

例2　周姓女孩，年未两岁，住合川新建公社。1970年暮春，染患麻疹，护理不当，致麻毒内陷，疹出即隐，高热烦渴，咳嗽喘促。住某区医院治疗三日，病势未折，反有加重之虞。麻疹不得外出，高热持久不退，时有抽搐，咳嗽喘咳，鼻翼扇动，哭声嘶哑，无泪无涕，汗尿亦无，唇焦舌黑，枯裂棘手。医院劝其转县院治疗。其祖母重男轻女，不愿继续治疗，背回家中，与背篓同弃户外，待其自毙。孩母严某，悲啼通宵。其娘家与余毗邻，次日凌晨，急来求治。余悯而往诊，喜病儿命长，经宿未毙。查其病情如昨，昏睡萎靡，时而惊哭，仅见哭容，不闻哭声。皮肤干燥起皱，扪之灼热棘手，五液（泪、涕、汗、尿、口津）俱无，周身疹点全无，偶有抽搐，指纹青紫，透关射甲。此热毒炽盛，内扰血营之重证也。急当清热解毒，凉营透疹。即调服紫雪丹半支，以蜂蜜水灌下，旋疏人参白虎合清营汤加减：

犀角（磨汁）3g　生晒参6g　石膏30g　知母9g　生地黄12g　麦冬9g　玄参9g　连翘9g　金银花9g　蝉蜕9g　竹叶9g　葛根12g　赤芍9g　水煎取汁，兑入犀角汁、蜂蜜各适量，频频予服。

次日热减津回，咳稀喘平，麻疹亦透，声音亦出。后调理半月而愈。此亦麻疹之险证也。

按：麻毒乃温热之邪，以外透为顺，内陷为逆。若麻疹期间，外感风寒，或内伤油腻，均碍麻毒外透，而使毒邪内陷心营，或内闭阻肺，出现高热神昏，咳嗽剧烈，抬肩喘息，鼻翼扇张，疹出即没，或见紫斑等麻疹重证。救逆之法，唯透营转气，凉血透疹。常用清营汤加减，热度重者可加犀角、紫雪丹。麻疹未透齐者，宜加开表透疹药，如葛根、升麻、紫浮萍、蝉蜕等品，可选一两味加于方中，以利毒邪外透。

例3　录先父在中先生，救治麻疹内陷1例，此余幼时所见也。1955年，余已初涉医途。其年冬月某夜，闻叩门甚急，询之，邻人罗某也。父启扉，罗某入，谓其子患麻疹，昨已疹出，今忽隐退，夜突昏迷。欲求先父救治。父闻病重，允往诊治，令余同往见习。余提灯照路，同至其家。罗妇搂儿拥被坐床，父令余举灯照儿。见患儿年约两岁，双目紧闭，面红唇赤，鼻翼扇张，抬肩喘息，喝喝有声。父观指纹舌苔后，又察患儿腹背四肢，见麻疹全隐。余以手扪儿头身，高热灼手。父曰："此儿必感风寒，方致麻毒内陷，若不及时透出麻毒，则不救矣！"

罗妇曰："午后与邻儿院坝嬉戏，殆冒风寒耳。"

罗却哀曰："望先生急速疏方，挽救吾儿！"

父曰："眼下夜半更深，疏方上街捡药，往返十余里，已属远水近火矣。为今之计，莫若取短方救之。"

罗曰："何以救之，但凭先生做主。"

父谓："尔可速速寻些芫荽、白酒来。"

罗即从菜地采回芫荽一把，又从邻家借得白酒一瓶。父令急生火炉，置小锅于炉上，将芫荽切节，与白酒同入锅中，并加水适量，大火煎煮。关闭门窗，俾药酒蒸汽充盈室里，让病儿口鼻吸入。经约周时，病儿皮肤始润，继之汗出，麻疹随汗透出体表，高热渐退，患儿目睁神清。至此，先父乃疏方付之。

黎明始归，途中先父谓余曰："麻怕风，苟冒风寒，束于肌表，麻毒被遏，不能外达，转而内陷必危。麻疹属温病，外透为顺，内闭为逆，治宜辛凉透邪外出。用药不可温燥，不可苦寒。不可收涩，不尔则毒邪内陷，致成危证，尔可记住了？"

余"喏喏"应之。

按：考胡荽又名芫荽、香菜、香荽，味辛性温，有发汗透疹的功效。杨士瀛《仁斋直指方论》谓："痘疹不快，宜用胡荽酒喷之。"先父改为煎熏，药效持久，且吸入体内，攻邪外出。亦殊途而同归也。

九十、麻后音喑

邻人唐某稚子，年三岁余，1970年冬患麻疹，疹隐后咳嗽仍剧。前医欲止咳而用二陈辈，一啜而喑哑。延余诊之，余曰："必服辛燥之剂所致。"检其方，果用半夏、陈皮、生姜等品。遂疏清润生津、开提肺气之剂，一剂而音还咳止。

方药：桔梗9g 玉竹9g 天花粉6g 葛根12g 蝉蜕6g 麦冬6g 桑皮6g 鲜苇根30g 马兜铃4.5g 黄芩6g 甘草3g。

先父在中公尝谓余曰："麻乃温邪，最易伤及肺胃之阴，麻后仍频咳不已，乃肺家余火未净，最忌辛燥止咳，当清润泻热为法。"前医不谙此理，误用二陈辈，故致患儿喑哑。余遵家训，投以清热润肺、开提肺气之品，果然见效。是知麻疹即便后期，亦当忌用辛燥，确系经验之谈。

九十一、麻疹再出

麻疹出后，便获终身免疫，此人所素知也，然余却遇一例麻疹再出者。

赛龙居民蔡某之稚子，年方6岁。1973年夏天，出现喷嚏流涕，眼泪盈眶。前医着暑热感冒治疗，热益剧，咳益频，饮水不休。6月11日，适赛龙逢场，余坐诊彼邻家，因求为诊视。见患儿高热烦渴，白睛淡红，眼含泪水，咳嗽不爽，头面胸背有稀疏红疹，因断为麻疹。其父母皆云："吾儿今春已过麻关，安有二次出疹之理？"为求诊断准确，又细查患儿口腔，两侧口颊均密布细小白点。（麻疹出现前数日，患儿两侧口颊便有细小白点密布，谓之"麻疹斑"。）遂谓："此麻疹无疑。"蔡夫妇将信将疑。余谓："前次疹出必少，麻毒未透之故。"蔡妻然之。乃疏白虎合升麻葛根汤加紫浮萍予服，并嘱避风忌油。次日全身疹点齐透，热退渴减，蔡某夫妇始信余言。

麻疹再出，余平生之仅见也。附记于此，以备参考。

九十二、小儿喘咳、下痢

张孩，年方周岁，赛龙张君之爱女也。1974年仲春患温病，见发热、咳嗽、纳呆、口渴、腹泻等症。迎某老医诊治，老先生见发热、纳呆、腹泻，按外感夹食治之，用柴平煎，两投未知。2月20日，余出诊过其门，见而邀诊。观其指纹紫滞，发热口渴，咳嗽不爽，呼吸气促，腹胀纳呆，下泻清水，日十余行，精神不振，昏昏思睡，舌红苔白厚。此因温邪阻于中上二焦之故也，治当宣上畅中。

大黄（泡水兑服）6g　白泡参6g　法半夏6g　黄芩6g　枳壳4.5g　瓜壳仁6g　桑白皮6g　柴胡6g　石斛6g　焦三仙各9g　蝉蜕6g　葛根9g　黄连4.5g　知母6g　杏仁6g　生甘草3g　车前草2株。水煎温服。

2月22日二诊：诸症未减，且有加重之势，咳嗽不爽，喘促鼻扇，声音嘶哑，唇焦舌燥，口乏津液，苔转老黄，口渴引饮，身热灼手，腹部微胀，泄泻色青，尿少而黄，嗜睡无神，指纹紫黑。此数日大泻，耗劫阴津，大有亡阴之势。亟宜益气养阴，清肺凉营，小剂复方制之。

高丽参（磨汁兑服）3g　羚羊角（磨汁兑服）2g　杏仁9g　黄连2g　木香

3g　生地黄6g　牡丹皮6g　麦冬6g　玄参9g　乌梅6g　槟榔片6g　前胡6g　法半夏6g　知母6g　桑白皮6g　瓜壳6g　滑石9g　甘草3g　竹茹3g　紫雪丹（重1.5g，分4次兑服）1支。上药浓煎，每2小时服一次，夜间亦服。

2月23日三诊：药后得微汗，身热渐退，喘平咳嗽，泻下减为5次，精神稍振，知饥寻乳，口渴稍减。药虽中病，气阴未复，仍守前方。

2月24日四诊：诸症大减，精神转佳，唯咳嗽较前为剧，是病邪由营转气之佳象，但清气热可也。

前胡6g　杏仁6g　射干6g　豆豉6g　法半夏6g　白泡参6g　大力子6g　桑白皮6g　全瓜蒌6g　防风6g　黄连1.5g　木香川3g　川贝母（研末兑服）3g　僵蚕3g。水煎温服。

2月25日五诊：声音虽出，咳嗽未减，泻止尿清，乳食增加，精神大振，再养阴清气，宣肺止咳。

法半夏6g　瓜蒌仁6g　知母6g　玄参6g　麦冬6g　黄芩6g　前胡6g　桑白皮6g　地骨皮6g　大力子6g　射干6g　沙参6g　生石膏12g　陈皮3g　黄连1.5g　款冬花6g　甘草3g　冬瓜子15g。水煎温服。

此方服后，诸症俱除，乳食调养，旬日而康。

按：此病为风温热壅于肺，兼胁热下利。初诊时，当大剂麻杏甘石汤合葛根芩连汤加减，方能扑其炎炎热毒。尽管一诊方中有芩连清肠、大黄通腑，然无石膏，肺热难祛。无麻黄，邪难外透。上焦热势未能折伏，内可逆传心营，犹可下移大肠。下痢既不得止，营阴、津液复受其伤，而致温病重证。二、三诊益气养阴，清热凉营，是扶正祛邪并重。四、五诊以清气分余热为主，兼润肺止咳，益胃养阴。后之辨治得法，因得挽救误治。

九十三、喉痧

邹君，赛龙人也。曾跟师学医，能治常病。1975年初冬，女方周岁，感邪发热，邹注射解表针药，汗出热解。越二日，复高热烦渴，且周身布满红疹，经治不解，乃住某医院治疗。诊为"猩红热"，服药输液二日，高热仍未见退，乃出院回家，邀余诊视。

观其指纹沉紫，已透气关，周身疹点密布，殷殷色红，身热灼手，体温逾41℃，烦啼不安，吮乳口烫，舌质绛红，苔黄而干，左咽红肿。细析之，证属喉痧。唯热毒已甚，气营两燔矣。治当清气凉营、解毒利咽。

生石膏 30g　知母 9g　金银花 9g　白菊花 9g　大力子 6g　射干 6g　山豆根 6g　淡竹叶 6g　马勃 4.5g　麦冬 6g　生地黄 6g　赤芍 6g　牡丹皮 6g　甘草 3g。

水煎频频与服。外用青黛散吹喉，每两小时服药一次。自晨至午，体温未降，中午再加犀角磨汁兑服，延至傍晚，体温仍高达 40.4℃。余症如故，此病重药轻，热邪难沃。遂于前方增损，加大剂量，再进一剂。

生石膏 30g　知母 12g　金银花 12g　白菊花 9g　大力子 9g　淡竹叶 6g　麦冬 9g　赤芍 9g　牡丹皮 9g　板蓝根 15g　生地黄 12g　连翘 12g　甘草 6g　犀角（磨汁兑服）2g。浓煎频服。

次晨，体温降至 39.5℃。乃加用紫雪丹半支，分三次兑服。体温方迅速至正常，红疹亦逐渐隐退。后以养阴清热之品，去其余毒而愈。

按：喉痧，又名疫痧、烂喉丹痧。现代医学称之为猩红热，是一种极易传染的瘟疫。病起急速，初起邪在卫，恶寒发热，头痛身楚，烦闷呕恶，咽红肿痛，皮肤渐现红点。一二日后，身热徒增，烦渴惊惕谵语，咽喉肿痛腐烂，丹痧全身密布，舌红绛生刺，已属气营两燔矣。本例患者，即是气营两燔之证候。因用犀角地黄汤加清咽利喉之大力子、射干、山豆根、马勃；清气解毒之石膏、银翘、菊花、板蓝根；并合用紫雪丹，方折气营炎炎之势，可见其热毒之深。此例治法，与常规辨治，稍有异焉。

九十四、宿食久积

村有何某者，其稚子，年甫 5 岁。患腹痛时剧时缓，痛甚则腹泻清粪少许。月余来，水谷不思，强与进食，则泛恶欲吐。服药多剂，腹痛日剧。1971 年 3 月 3 日傍晚，余出诊归，途遇何君。向余言及其子之病，并邀往诊，遂同往焉。见患儿面黄肌瘦，精神委顿，烦躁不安，咿呀啼哭。脉搏沉滞，舌苔白厚。腹部扁平，重按脐周有硬块，且呼疼痛。诊毕曰："此儿宿食久积也"。何母闻言，当即质疑："此儿月余未曾饱餐，何伤食之有？"余坚信宿食久积为患。遂教何君以手按子腹部，并告之："腹中硬块，系宿食久停，所结之燥屎也。"何母又问："既为内阻燥屎，必得大便秘结，岂得日泻数次？"余曰："此为燥结旁流也。"并谓此儿之积滞，非近日所得，必一二月前所致也。至此何母始忆：去岁腊月 29 日，携孙同赴邻村婿家，共进"团年午饭"。是日亲朋毕至，孩童成群，午餐炸食甚丰，其中酥肉、油炸糯米团块，最投小孩胃口，饭前群童已相互攀比而食；桌上又有可口菜肴，儿复暴食，以致食过其量。至此，何母方信余言。

《内经》云："饮食自倍，肠胃乃伤。"况糯米食品、肥腻之物，本难消化，又经油炸，更涩肠胃，安有不成积滞之理？

于是处方：大黄 30g　芒硝 30g　枳实 24g　厚朴 30g　莱菔子 15g　谷麦芽各 15g。除硝、黄用开水泡兑外，余药浓煎取汁，兑入硝、黄泡液与服，得下硬结燥屎后，即去硝黄。是夜，何君即去药店配方。

然何君畏惧硝黄性猛，不敢与儿多服，时至次日中午，药进三巡，尚未泻下燥屎。疑方有误，不愿再进，遂来询余。余令放胆加入硝黄服之。遂倍入硝、黄泡液。果一服，至晚，连连泻下燥屎十余枚。腹痛遂已，思进饮食。后以香砂六君子调理而康。

或问：五岁小儿，病经月余，正气必虚，尔方中诸药，均皆重用，妥否？答曰：方中枳实、厚朴理气，因食积日久，必重用方能开其结。莱菔子、谷芽、麦芽，为消导之品，药性均属平和。患儿积滞日久，药量宜稍重，况且小儿服药，每因味苦，不愿多喝，故余于小儿用药，习惯量大饮少，如此收效方佳。硝、黄为泻下通便之品，本案五岁小儿，用至一两，看似量大，但用开水泡取药汁，分次兑入服用，且得下硬结燥屎，即去硝黄。虽说硝、黄性猛，如此服用，却也安全。

或又问：为何不考虑患儿病久致"虚"？曰：患儿虽然"面黄肌瘦，精神委顿，烦躁不安，咿呀啼哭"，但"舌苔白厚"。苔厚属邪实，不宜用参补之。若得邪去，正气自安。故不需加入扶正之品。

九十五、小儿肝脾肿大（虚损、积聚）

刘孩小军，年甫七岁，渠河人也。半年前，出现高热、头身疼痛等症。经医治 10 余日，热退痛止。又见脘腹胀满，水谷不进。渐致身体日瘦，先后在本地及周边城区医治，均未获效。1989 年 6 月中旬，经某地医院检查，脾大 7.8cm，肝大 4cm，血红蛋白 5g/dl，白细胞正常。治疗近月，疗效不显，劝其转院治疗。其家因儿患病，已举债累累。7 月 16 日，出院回家。经人介绍，于 7 月 20 日夫妇负儿来诊。

观患儿面色萎黄，目眶深陷，骨突皮皱，肢如枯柴，精神萎靡，目不欲睁，言语低微，无力稳坐，卧于母怀。余揭衣视之，肋骨可数，腹隆如瓮，按之胀满，坚硬如石。询问他症，其母答曰："水谷不思，强食则哕，口渴欲饮，频欲解便，多次登圊，方能解出少量粪便，小便短黄。"察其舌淡如纸，苔白根部厚腻，脉细数无力，兼见结象。据此分析，病属虚损、积聚。系痰瘀交阻，中气下陷所致。治当补中益气，消积散结。

处方：黄芪15g　黄精12g　山药15g　楂曲各10g　白术（米炒）10g　白芍10g　当归10g　升麻8g　柴胡8g　牡蛎15g　香附9g　丹参12g　鳖甲（醋炒）15g　莪术8g　黑丑（炒，研末兑服）12g　白蔻仁（研末兑服）3g　鸡内金15g　枳壳9g　厚朴9g　陈皮8g。水煎温服。2剂。

二诊：7月24日。

上方服后，精神有振，欲下床与邻儿坐玩，食欲渐开，纳谷有增，进食已不干哕，渴减饮少，大便日二三次，解便较爽，已无后重。此气虚得补，气陷得升也。唯腹胀如故，按之仍觉硬满。是积聚未得消散，前法既已中的，稍作加减再进。

处方：黄芪15g　太子参12g　黄精12g　白术（米炒）12g　当归9g　柴胡6g　升麻6g　茯苓10g　陈皮8g　白芍9g　牡蛎15g　枳壳9g　香附9g　莪术9g　鳖甲（醋炒）12g　鸡内金15g　楂曲各10g　山药12g　砂仁5g　黑丑（炒）12g。水煎温服。此后，余回乡度假，嘱守二诊方，两日1剂，缓慢进药。

三诊：9月7日。

其父母来校谓："二诊方已进10余剂。目前，吾儿精神已佳，每日与邻儿戏耍颇欢，纳谷甚馨，睡眠亦好。并于9月1日报名入学。唯其腹胀尚未全消，左腹重按，尚有硬块，且觉微痛。今日我儿已去校，故未同来，求老师再疏一方。"

遂按前方稍作加减，为疏：黄芪12g　太子参12g　黄精12g　白术（米炒）10g　柴胡6g　升麻6g　茯苓8g　青皮8g　莪术8g　白芍9g　牡蛎15g　香附9g　鸡内金15g　鳖甲（醋炒）15g　丹参12g　陈皮9g　当归9g。守此方，服月余。数月后，其母生病来诊，询其儿，曰："诸症消除，体渐康复，跑跳玩耍，已如常儿。"

按：此证虚实夹杂，虚为中气虚陷，实乃痰瘀内结。故用补中益气汤加山药、黄精益气升陷，以固根本；用丹参、莪术、当归养血活血；鳖甲、牡蛎、鸡内金、楂曲软坚消积；枳壳、陈皮、厚朴、香附理气开郁；白蔻合陈皮，醒脾开胃而助运化。全方消补同用，虚得补而积易消，积得消而方受补。守方缓进，顽症终获治愈。唯治虚实夹杂之顽症，须得时时顾护胃气。磨坚消积，药不可过猛，量不可过大，缓慢求功。所谓"治外感如将，治内伤如相"，洵有深意。

九十六、小儿惊风

赛龙李某独子，年未岁半，数月来累发高热，热则抽搐。医治多处，不能控制。1992年5月27日，其祖母负儿来校求诊。未落座便谓余曰："此吾孙也，频发高热抽搐，多处求医无效，特跋涉数十里，专求老师医治。"究其起因。则曰："去年腊月27日，孙儿突发高热，旋即四肢抽搐，打针灌药，热退搐止。尔后高热又发，手足抽搐，角弓反张。经测体温，均在38～39℃。须连用青霉素、庆大霉素数次，热退搐止。今年3月以来，发热抽搐，频频出现，或半月一发，或十日一现。发病一次，体虚一分，身体益虚，发病愈频。近半月来，或三五日一发，或间日一发。"余问："可曾服用中药？"伊连数半年所求之医，余皆知其名。余曰："可曾带其处方。"伊立出处方十余张。视之，或清热解毒，或凉肝息风，或泻火滋阴。余又问："服何方有效，何方无效？"彼曰："悉无效果。昨晚又发热抽搐，打针亦不退热，今日特来求先生耳。"

遂观患儿，眼睑微浮，面色青黄，精神萎靡，嗜睡懒动，时而轻度抽搐，扪其头额，微觉发热，胸腹发热稍甚，体温38.5℃。腹部微胀，四肢偏凉。询其二便，其祖母曰："大便偏干，日二三次，小便短黄。"指纹淡红，舌苔薄白而润。其祖母又谓："吾孙自去冬以来，每次高热，均无汗出。"

四诊综合分析，实为小儿惊风。乃因脾虚肝旺，脾寒肝热，玄府闭塞，是以每有发热，病邪不得作汗外解，内陷厥阴，引动肝风，高热抽搐。

治当抑木培土，温脾凉肝，开启玄府。用理中汤合小柴胡加龙牡汤加减。

党参6g　白术6g　干姜6g　丁香2g　柴胡10g　半夏6g　黄芩6g　白芍6g　当归6g　钩藤6g　生龙牡各10g　珍珠母10g　炙甘草3g　羚羊角（磨汁兑服）2g。水煎温服。1剂。嘱其祖母，服后温覆，取微嗣汗出。忌风及油腻之物。

二诊：5月30日。

服上方头身汗出，热退身凉，未再动风抽搐，纳食增多，精神转佳，始欲下地与邻儿玩耍。舌淡苔薄白，指纹淡红。最可喜者，玄府已开，汗腺已通，平时亦有汗液排出。守方再进。

党参6g　白术6g　干姜6g　白豆蔻3g　茯苓6g　丁香2g　白芍6g　钩藤6g　菊花6g　生龙牡各10g　珍珠母10g　柴胡8g　半夏6g　黄芩6g　桂枝6g　当归6g　补骨脂3g　大枣2枚　生姜2片。水煎温服。2剂。

暑假回赛龙坐诊，患儿祖母，专来相告："自服老师药方，吾孙未再出现发热无汗，动风抽搐等症。"

按：小儿生理特征："脏腑娇嫩，形气未充"，因而发病容易，传变迅速。"肝常有余"，故易于发热动风。"脾常不足"，而脾胃易于受损。加之小儿服药困难，于是医生、父母，欲求速效，一见小儿发热，便以输液打针为务。抗生素之运用，确给世人带来不少福音，若不加辨证地滥用、过用，反而贻害无穷。所以然者，抗生素味苦性寒，颇类芩连石膏。苟频频使用，"稚阳之体"的小儿，阳气岂能不损？此儿便是过用抗生素，致使中阳受损，玄府紧闭，病邪遏阻，逼热内传，引动肝风。故治以益气温中，凉肝息风。方用理中加丁香，补益中气，温散寒邪；小柴胡枢转少阳，透邪达表（柴胡入厥阴、行三焦，开腠理，达热邪，此物必不可少）；生龙牡、珍珠母、羚羊角、钩耳，平定肝风而止抽搐。故服之效著。

小儿惊风，历代医家都认为是一种恶候，遇之当慎重对待，细心辨治。惊风分急、慢两类，急惊风属实属热；慢惊风为虚为寒。此证虚实互见，寒热错杂，故方药寒热并用，补泻同施。可见，书本知识，须与临床实际结合，灵活运用。

九十七、小儿肝风

屈孩，男，3岁。一月前，患儿午睡后，出现啮齿、咬手、咬衣，双手颤抖等症状。在当地医治，诸症未除，又现高热嗜睡等症。后经某卫生院输液服药，高热虽退后，而现下肢僵硬，屈伸不利，行走摇晃。治之效差，经人介绍，于1998年8月21日，其父母带儿来校求诊。

其母代述："我儿口流清涎，语稍謇涩。双手颤抖，不能握物；持筷不稳，夹菜不能；双足僵硬，行走缓慢，足步稍快，仆地跌倒。"余扪其肢体，肌肉松弛，下肢不温。指纹淡红，舌淡苔薄白。其母又谓："吾儿病后，情绪急躁，纳谷减少，大便二三日一行，但不干结。"

细析诸症，当属肝风内动。乃肝肾不足，虚阳化风；脾运失健，湿痰内生。风痰相扰，故见颤抖、僵直、咬手、流涎等症。治宜滋补肝肾，息风豁痰。用地黄饮子加减。

处方：熟地黄10g　淫羊藿4g　肉桂2g　白术6g　山茱萸6g　麦冬6g　当归6g　白芍10g　木瓜8g　干姜5g　肉苁蓉6g　淮牛膝6g　黄芪8g　生龙牡各15g　珍珠母12g　蜈蚣1条　全虫3g　石决明12g　茯苓6g　陈皮6g　南星6g　川贝母5g　瓜蒌壳6g。水煎温服。嘱服5剂。

9月23日，患儿父亲，带邻人来诊痹证。遂询患儿近况。曰："仅服三剂，已康复如初。"

按：经曰："诸风掉眩，皆属于肝"。"诸暴强直，皆属于风。"肝为风木之脏，体阴而用阳，主升主动，全赖肾水以涵之，血液以濡之。苟水亏血燥，则肝阳化风，上扰头目，横窜经络，出现眩仆、痉厥、瘿瘕，甚则四肢抽搐。故治之当滋水涵木，养血息风，辅以温阳运脾，豁痰开窍。

方中熟地黄、山茱萸、麦冬滋肾水，当归、白芍养肝血；木瓜、淮牛膝柔筋脉；龙牡、珍珠母、石决明、蜈蚣、全虫平肝搜风；淫羊藿、肉苁蓉、白术、干姜、黄芪益气健温脾肾，且助运化。茯苓、陈皮、南星、川贝、瓜壳豁痰利窍。如此水能涵木，血能濡肝，风息、筋柔、痰豁，诸症自可刈除。

九十八、滞 颐

1990年4月16日，一四旬妇，带一男孩来诊，身矮神呆。妇谓："此吾痴儿，出生数日，即见流涎，源源不断，如注如涌，迄今十一年矣。辗转求医，苦无良果，今祈老师开一效方，遏止痴儿流涎。"余曰："我开方试试。"便问小孩姓名年龄，小孩呆望不答。其母方代为回答："邓某某，十一岁了，尚留读二年级。"

观患儿发育欠佳，面色萎黄，语言迟钝，表情呆滞，口角流涎，清澈如水，稍有腥气，口角及颏下，均为流涎溃烂，肤显嫩红。再询他症，其母又谓："常现心烦口渴，食少艰化，小便短黄，大便稀溏，日二三次。晨起面部微浮，午后足跗稍肿。"舌淡苔水黄，根部厚腻，脉象细弦无力。综观脉症，当属三焦不利，水滞不行，湿困脾虚。治宜疏利三焦，崇土制水，投五苓散合理中汤加减治之。

桂枝6g 白术9g 茯苓9g 猪苓8g 泽泻10g 党参8g 干姜6g 益智仁6g 黄芩3g 黄连3g 炙甘草3g。水煎温服。

一剂涎减，遂于上方加减，共进8剂，滞颐告愈，随访两年，未再复发。

按：小儿滞颐，多因脾胃虚寒，不能摄纳水津；或脾胃湿热壅滞，上蒸于口所致。本例滞颐，乃因脾虚湿困，三焦不利，膀胱气化失司，水津不行常道输布代谢，停蓄脾胃，致使脾虚不能制水，上泛于口；且湿滞中焦，日久化热，故见心烦口渴，流涎腥臭，口角颏下湿烂。湿困脾虚，运化失健，故纳少艰化，大便稀溏。方用五苓散化气行水，通利三焦，则中焦水湿得以下行渗泄；合理中汤益气温中，培土制水，脾健则可杜水湿复生。加入智仁，摄津止涎；佐芩、连清泻胃中标热。方药标本兼顾，故可8剂而愈十年顽疾。

九十九、暑泻伤阴

赛龙乔某幼女，年甫二岁。1965年农历五月初，突发高热腹泻，前医中西药物兼用，3日后，热稍减，泻益剧，日夜泻下，达二十余次，以致奄奄一息，生命垂危。前医技穷告退，乔某乃迎先父治之，余随往焉。近午抵其家，乔妻出门相迎，面带泪痕。余见患儿昏睡凉榻，双目凹陷，鼻干无涕，形体枯瘦。余以手扪之，肌肤干燥灼热，脘腹胀满，父命察看肛门，肛周红肿。诊断中患儿两泻黏液，色黄而臭。唇焦口燥，舌黑枯裂。以指指之，燥而棘手。指纹深紫，透关射甲。患儿不时呈啼哭之态，却无声无泪。先父诊毕，谓余曰："指纹症候，俱属凶险。此虽为暑泻，但已大伤阴津，切不可止泻为务，当救阴为急。可仿吴氏增液法用药。"嘱拟：

白人参（磨汁兑服）3g　广玄参9g　大生地黄9g　麦冬9g　广玉竹9g　马槟榔6g　川黄连6g　广木香6g　生甘草6g　鲜荷叶半张。蜂蜜适量兑服。

疏方后，先父嘱病儿家人，即去野外采鲜马齿苋斤许，洗净后捣取自然汁，加入蜂蜜适量，频频灌服，待中药捡回（乡间无药店，配方需上街，往返约需2小时），再将马齿苋汁兑入药中，频频喂服。

次日复诊，患儿热退身凉，泻减腹软，口有津液，舌苔转黄，指纹淡紫，退至气关。其母谓："今晨已进食半碗稀粥。"稍停又谓："昨天药未捡回前，频频喂服马齿苋汁。我儿口渴，大口吞咽，服完一碗后，身热渐退，泻下次数亦减。中药服后，见效更大。"

先父遂令开叶氏益胃汤，加黄连、木香等善其后。

余疑而问之："马齿苋何以可退热止泻？"先父释曰："马齿苋药性寒凉，能清热解毒。虽烈日不蔫不黄，久旱不雨，亦不枯萎，其抗热耐旱之力可想而知，退热不在话下。且马齿苋叶青，茎红，根白，花黄，籽黑，具有五行之性，故能治五色杂痢。捣取原汁，比水煎取汁，药力更胜，加入蜂蜜养阴生津，缓急止痛。二药配伍，看似平常，却可力挽狂澜，救危急于顷刻。农村医药不便，遇到急症，不可坐等药物，就地取材，草药土方，亦可应急。"余遂牢记在心，对马齿苋功用，由是加深，此后常以之治疗湿热泻痢和一些热性疾病。

一〇〇、小儿泄泻四例

（一）寒热错杂泄泻

合川码头乡，有黄某者，子女凡四，前三皆女也。年四十岁，喜得一子，夫妇珍视之，取名黄河，今岁半矣。然此河儿，自出生即患腹泻，虽多处求医，终未获愈，近日且有加重之势。1989年夏，余回乡度假，逢场坐诊赛龙药店。8月11日，黄某负儿来诊。

观患儿面色萎黄，皮皱肌削，形枯骨突，发稀焦黄，目陷眼呆，转动不灵，烦躁不安，声音低怯，腹部膨胀，青筋暴露，按之热而不硬，叩之空空有声，噫气频作，肠鸣连连，纳谷呆滞。其父告谓：患儿昼夜泻下无度，便色黄中带绿，清稀如水，夹有食物残渣。小便短赤，口渴喜饮，唇舌淡白，苔白根部厚腻。指纹淡紫，脉呈弦缓。

证属脾虚湿滞，肝脾不调，肠胃不和，清浊不分所致。法当先理肝脾，温肠清胃，升清降浊。方用甘草泻心汤合痛泻要方加减。

炙甘草6g　法半夏6g　黄芩6g　黄连6g　干姜6g　白芍6g　苍术8g　防风6g　厚朴6g　枳壳6g　泡参6g　葛根8g　扁豆8g　泽泻6g　前仁5g　楂曲各6g　谷芽6g　鲜荷叶半张。药煎二次，两次药汁混合，分6次温服，日夜尽一剂。2剂。

第三日，黄某负儿来告：昨日夜泻约10次，渴饮减少，纳食有增，精神稍振，唯解便不爽，肛周色红。指纹淡紫，舌苔薄白而腻。再调气血，清暑湿。

当归6g　白芍6g　生薤白6g　枳壳6g　炒莱菔子10g　厚朴5g　滑石10g　陈皮5g　泽泻5g　香薷5g　扁豆6g　黄连4g　木香4g　前仁4g　白芷5g　葛根6g　升麻3g　甘草3g。水煎温服。2剂。

8月17日三诊，上方服后，日夜泻下仅4次，粪便转稠。尿量增多，颜色淡黄。纳食又增，已少烦啼，偶有笑容。舌淡苔薄白，指纹浮紫。是寒热胶结已解，湿滞得化，清浊得分，唯泄泻日久，肠滑失固，阴液亦亏。议进温涩固肠，甘酸敛阴之法。用桃花汤加乌梅、芍药。

赤石脂（一半包煎，一半调服）15g　干姜6g　粳米30g　榔片5g　木香4g　黄连3g　乌梅3枚　白芍6g　淮山药10g　甘草3g　鲜荷叶半张。水煎温服。2剂。

8月21日四诊，黄某夫妇带儿同来。黄某谓："吾儿腹泻已止，大便成形，每日一次，纳谷倍增，精神振作，日与邻儿玩耍嬉戏。"按其腹部，尚觉微胀，时有肠鸣手足心热。舌苔淡黄，指纹淡滞。此泄泻日久，中气未复，气虚痞滞故也。予厚朴生姜半夏甘草人参汤，加山药、白芍。益气宽中消痞，柔肝养胃和脾。

厚朴5g　生姜6g　党参9g　半夏6g　炙甘草3g　淮山药9g　白芍6g。水煎温服。2剂。

又嘱停药后，购淮山药斤许，磨为细粉。每晨取粉两小勺，加水适量，调鸡子一个，白糖少许，蒸为稠糊予食，养胃健脾。

按：此病历经年余，虽多方治疗，终难获愈者，盖因虚实夹杂，寒热湿浊互结，清浊不分，升降失调之故也。初诊时若投固涩之剂，必有闭门留寇之虞，故以和解为妥，选用甘草泻心汤合痛泻要方加减，调和肠胃与肝脾。方中寒热并进，补泻同用，辛开苦降。俾升降顺，虚实调，清浊分，则邪自去，而正自复也。方中用炙甘草、泡参益气扶脾，扁豆化湿健脾，补而不滞；黄芩、黄连清泄热结，干姜、半夏温开寒结，葛根升清止泻，且能升津止渴，防风祛风而舒缓肝脾，白芍和脾而泻肝养血，白术易为苍术，以增强燥湿之力，枳壳宽中行气，化滞消痞，鲜荷叶、楂曲芳香化湿，开胃醒脾，少佐前仁、泽泻，分利小便，则大便自实。二诊时兼感暑湿，故用升麻葛根汤合黄连香薷饮加味，以清暑化湿，升清降浊，调其气血。三诊暑湿已化，清浊已分，而久泻肠失固涩，津液亦亏，故改用温涩固肠之桃花汤合甘酸敛阴之品，少佐木香、黄连，清化残湿余热，鲜荷叶、淮山药升清醒脾，健胃益气。故收泻止、肠固、津复之效。四诊时，仅正气未充，虚痞未除，故以厚朴生姜半夏甘草人参汤，加山药、白芍，益气消痞，调肝养脾而安。末以山药鸡子糊调理脾胃，亦有"精不足者，补之以味"之义也。

（二）风邪入肠泄泻

游孩，年方岁余，渠河人也。其父游某，为中和氮肥厂工人。游孩于1990年5月初，突发高热，随即腹泻、腹胀，纳谷呆滞。在当地及枧子沟医院治疗月余，热退而泻下如故，后又赴渝求治，经某医院检查，未查出致病原，住院数日，泻下胀满如故。其父闻厂友介绍，得知余术，于1990年9月21日，带儿来校求治。

见患儿面色无华，山根青筋，形体消瘦，精神萎靡，昏昏思睡，入睡时双目半睁，脘腹胀满，时有肠鸣，叩之空响，扪之灼热。频频腹泻，昼夜达20余次，每次泻下，必哭闹不休，泻后始安。便稀如水，量少色绿，夹有未化食物，及少量涕样黏冻。近月来频频感冒发热，汗出畏风，咳嗽干呕，食欲不振，口渴喜饮。指纹沉滞色青，舌淡苔白，中根厚腻。虽日泻达20余次，而肛门并未发红。

据症分析，辨为风泄。乃风邪踞于肠胃，肝旺乘脾，中焦气机紊乱，清浊相干所致。当以祛风透邪，调和肝脾为治。方用桂枝汤合痛泻要方加味。

桂枝6g　白芍8g　防风6g　白术8g　枳壳6g　焦山楂10g　陈皮6g　山药10g　麦芽10g　炙甘草4g　大枣2枚　生姜2片。2剂。

取头、二煎药汁，混合后温分三服。初服温覆取微汗出，并谨避风寒，忌食生冷油腻。

9月23日复诊，药进二剂，泻下大减，昨日至今，仅泻2次。便稀色黄，且无未化食物，纳谷稍增，口渴有减。昨晚感冒发热，体温38.5℃，自汗微咳，指纹淡红，舌苔薄白而润。此泻久正虚，卫外不密，易为风邪所凑耳。拟柴胡桂枝汤合玉屏风散，祛邪扶正，两相兼顾。

柴胡10g　党参6g　半夏6g　黄芩6g　桂枝6g　白芍6g　黄芪6g　白术8g　防风6g　炙甘草4g　大枣6g　生姜5g。水煎温服。

服后热退汗止，感冒痊愈，大便正常，唯谷纳未复。疏香砂六君子汤加减，培土善后。

按：昔日农村，为方便婴童解便，常穿开裆裤。小儿弯腰，则臀部外露，户外玩耍，风邪每易自肛门袭入肠道。感邪轻者，正气尚可驱邪外出，感邪偏重，正又虚者，每致风邪稽留肠道，迨入夏日，复受湿邪，于是风湿相搏，肠胃气机乖和，清浊相混，泄泻生焉。《杂病源流犀烛·泄泻源流》云："风泄……由春伤风，夏感湿，故其泻暴，宜胃风汤。或泻而病邪内缩，必汗之，宜桂枝麻黄汤。"泻因于风者，粪便多夹绿色，且每泻必腹痛。患儿每次泻下，必哭闹不休，泻后始安者，乃腹痛也。故用桂枝汤调和营卫，俾风邪随汗外出，合痛泻要方调和肝脾，祛湿止泻，加枳壳调畅气机，山楂肉、陈皮、麦芽和胃助运，山药协白术健脾止泻。风去湿除，中宫得安，痛泻自止。二诊因正虚而感冒发热，故用柴胡桂枝汤合玉屏风散，扶正解表。病去后用六君子培土健脾，固其根本。

（三）婴儿顽泻治乳母二例

例1　少妇李某娟，年近三旬，体态丰腴。去冬产得一子，未历半月，即现腹泻，求医多处，鲜有效果，迄今半年矣。

2005年5月24日，李妇背儿，专诣某医求治。途经诊所，见候诊甚多，停足观之，并向人询余医术。人曰：尚可。遂留求诊治。

余诊患儿指纹，察舌苔，扪胸腹，看肛门，并询得患儿，日夜泻下七八度，便稀而乳食不化，常夹有乳瓣样粪便，眠食尚可。谓曰："此儿腹泻，久治不愈，殆由母病所致也。"

李闻而笑曰："我体胖无病，又无腹泻，怎传病于儿？"

余谓曰："体胖之人，气虚多湿，劳则易乏，动则易汗，便多稀溏而粘厕，苔白而厚腻。可如是乎？"彼虽颔首，然心中疑惑，便问致病之理。

余详为析之：盖脾胃为气血生化之源，属土而主运化。母之脾虚而气弱，中焦失于健运，则湿自内生，日久熬煎成痰，痰湿流渗乳中，婴儿日食其乳，于是母湿移子，子现腹泻。母病不愈，子泻难瘥。前医不明病本在母，徒治其子，安能愈乎？今治母病，法当健脾除湿，祛痰养胃。

彼闻后颇觉有理，求疏一方，以验余言。

遂疏参苓白术散合六君子汤加减。

党参15g 茯苓15g 白术15g 大枣5g 芡实15g 莲米15g 淮山药20g 炒扁豆15g 泽泻18g 葛根12g 法半夏15g 陈皮12g 楂曲各20g 谷芽15g（麦芽有回乳作用，哺乳期不可用）。水煎温服，1剂。

方中党参、茯苓、白术、大枣，取四君之意，益气健脾；芡实、莲米、山药、炒扁豆，助参术健脾助运；泽泻利湿降浊；葛根升脾胃清气；法半夏、陈皮合茯苓，为二陈汤主药，燥湿祛痰；山楂、建曲、谷芽，和胃助消化。诸药配伍，共奏益气健脾，除湿祛痰之功。

李服一剂，婴儿腹泻果减，连进三剂，儿泻遂愈。

李妇叹曰："吾儿枉服半年苦水也！"

例2 有棕巴乡蒋某蓉者，其婴出生五月，泻已四月有余，亦多处求医不效，闻李妇幼子腹泻，治母得愈，遂专程询李后，前来求治。蒋妇婴儿，日泻六七次，常闻腹中汩汩有声，粪便稀溏，夹有乳瓣及黏漉之物，排便不爽，肛门微红。纹浮淡红。诊毕，再察其母，舌淡，苔白中厚，脉缓而软。三餐之后，急于登圊，便恒稀溏，且饭后身困欲寐。综观母子，皆有病也。盖母脾气虚弱，湿自内生，湿渗乳汁，儿食日久，受湿亦深，加之六月天暑地湿，湿热熏蒸，内外相因，致湿邪壅滞中焦，于是清浊不分，泻利生焉。故当母婴同治。

婴儿用理中、半夏泻心汤加葛根升清，薏苡仁、槟榔片降浊，山药扶脾，白蔻醒脾化湿，楂曲、麦芽助消化。

母用香砂六君子汤，加芡实、莲米，协六君健脾益气，化湿祛痰；葛根升清气，泽泻、薏苡仁利湿浊，楂曲、谷芽助运化。

儿仅一剂泻止。母亦三剂得痊。

一〇一、虫症三例

例1 1991年元月13日，有杨某者，渠河人也。患咳嗽日久不愈来诊。诊毕，问余曰："小女身患怪病，日恒磨牙、吮指咬甲、揉按肚脐，已数年矣。老师可曾见过如此怪病？"

余曰："君带令爱来诊，方知病情。"

是日近午，杨带10岁女小红来诊。谓其小女，每日频频磨牙，吱吱作响，又常吮指咬甲，并按揉肚脐，已有数年。虽多次打骂，此癖不改。曾多处就医，皆谓非病，乃不良习惯，加强教育，督促改正，不需服药。

细观患儿面色萎黄，颧部有淡白虫斑。四肢纤瘦，腹部偏大。双手指甲透出者皆已咬光。便问患儿："为何吮指咬甲？"答曰："牙痒欲咬。"又问："何喜揉肚脐？"答曰："脐中作痒，揉之方舒。"乃知患儿常磨牙、咬甲、揉脐之缘故。再询纳谷尚可，大便偏稀，餐后即便，小便正常。脉沉细而缓，舌淡红苔薄白。翻看下唇，见有密集粟样小点，乃知为虫症。嘱其父自购驱虫药，服后可愈。彼诺之，带儿归家。

月余后，杨某带儿再来求治，谓服"肠虫清"三次，未见疗效，还请老师开方治之。遂拟驱杀肠虫方药：

乌梅10g 细辛3g 桂枝6g 当归6g 干姜3g 芜荑10g 鹤虱10g 百部10g 雷丸（研末分次兑服）6g 使君子（破壳去蒂）5枚 甘草4g 川花椒30粒。水煎二次，取两煎药汁，混合后温分3服，早、晚空腹服下。2剂。

后数日，杨带患儿来求调理方。谓持此方遍走当地药房，均缺多味，后去县城中药材公司，配齐方药。煎服1剂，泻下数次，每次便中均有无数线状小虫（饶虫），尚可粪水中活动。2剂服后，便中已无小虫。

遂进香砂六君子汤加减，益脾健胃。数月后杨某感冒来诊，询其小女宿癖可曾消除。答曰："驱虫后顽癖除矣。"

例2 余乡居时，逢场坐诊赛龙药店，1970年9月，一逢场日，有连茂夫妇前来询问其子"怪病"。余问："何怪之有？"彼乃详叙病情。

数月前，彼夫妇农田劳作，忽见家中房上烟雾缭绕，以为失火，疾驰至家，见五岁小儿正灶中生火，灶前浓烟滚滚，小儿倾头灶前，不断大口吞吸浓烟。丈夫见状急灭灶中烟火，妻子拉出小儿一边责打，一边喝斥："为何玩火？"儿大声啼哭，手指心口，哽咽作答："此处难受，吞吸柴烟，心中方舒。"连茂夫妇乃知是病。其妻猛然忆起，每日炊饭，小儿总站灶前，以为帮添柴火，今方知晓，实为吞吸柴烟之故。乃带儿求医，均不识何症。

听完夫妻陈述，乃曰："异嗜怪癖多为虫症。可服"宝塔糖"数粒，驱虫可愈。彼即在药店购回五粒"宝塔糖"。

数日后连茂带儿来诊，谓："宝塔糖服后，果下蛔虫数条。然每日炊饭，小儿仍喜灶前吞烟。殆非虫症，故带儿前来，请你详诊。"

观患儿面色萎黄，中有淡白色虫斑。翻看下唇内有粟状小点。询得纳食贪多，睡中磨齿。脉象细缓，舌淡红苔薄白。余曰："此虫症无疑。"遂拟一方：

乌梅9g　鹤虱6g　芜夷9g　雷丸6g　使君子（破壳去蒂）6枚　甘草3g。水煎温服。

处方交付药房，司药看后，谓余曰："除乌梅、甘草外，其余均缺。"乃教连茂回家采取苦楝根白两许（去根芯及赤色表皮，只用白皮），洗净煎取药汁一碗，温分三次，饥时服下。

越数日，连君赶场来告：煎服苦楝根白皮后，便中下蛔虫数十条，吞烟怪癖果除。

例3　录先父治虫积蛔厥一例。有严姓医者，同乡也。其次女甫7岁，体素孱弱。初夏时，忽患腹痛，十余日不止，大便数日不通，得食则呕，昼夜号呼。严连投数方，腹痛不减，又延同仁二三辈诊之，药入辄呕，且有蛔虫呕出。严一筹莫展，乃商治于先父在中公。

先父随往诊之，时患儿腹痛正剧，头身冷汗，四肢厥逆，腹部拒按，扪之起条索。切脉沉细如丝，舌淡苔薄白。诊毕谓严曰："此蛔厥耳。盖蛔虫性喜相互交缠，聚而成团，阻于肠中，格塞不通，是以腹中剧痛，得食则呕。欲止其痛，须泻大便，俾腑气一通，腹痛、呕吐自止矣。唯患儿闻药则呕，汤药已难入腹，莫若投以备急丸，偷关而过，药得入腹，便可起效。"

严欣然赞同，然畏药猛，恐生他变，祈先父暂留，以观药后变化。先父然之，遂投自制备急丸三枚。须臾腹中雷鸣，阵阵切痛，旋泻数次，下蛔虫百余条，腹痛遂止。未几，儿饥索食。先父曰："久未进食，肠胃大虚，只可米汤少予频饮。待胃气来复，方可粥饭渐进。"

临行拟香砂六君加减，益气健脾善后。

按：人体寄生虫种类虽多，然小儿易染者，当以蛔虫常见。考其致病之由，莫不因误食沾有虫卵食物，而成斯疾。故古人有云：虫症"皆由脏腑不实，脾胃俱虚，杂食生冷甘肥油腻……或食瓜果与畜兽内脏遗留诸虫子类而生"（《奇效良方·卷六十七·诸虫门》）。虫卵一旦侵入胃肠，便迅速生长繁殖，吮吸水谷精微，消耗人体气血，致使患者贪食而消瘦，或生异食癖好；扰动则嘈杂腹痛；日久则内生湿热，循经上熏，则唇齿作痒、磨牙、唇生小点、面生虫斑（盖手阳明经入下齿环口，足阳明经入上齿，二经均行于面颊，是以虫斑、虫点外显于此）。故凡虫证，多见此症。蛔虫性喜钻孔，一旦窜入胆道，则胁腹剧痛；蛔虫又喜聚结成团，壅阻肠中，上下拒格，腑气不通，得食则呕，腹中剧痛，大便难出。所以治疗虫症，驱虫当为第一要务。例1杨孩，以乌梅丸去苦寒之黄柏，辛热之附片。加入擅杀诸虫之芜荑、鹤虱、百部、雷丸、使君子。使方药杀虫力专效宏。例2患儿，仅用苦楝根白皮，亦收驱杀蛔虫之效。唯苦楝根皮有毒，宜去红色表皮，以减轻毒素。我地民间尚有先予食油煎鸡蛋，稍后再服楝根皮汤。谓蛔虫喜食香物，煎蛋油香，诱虫闻香窜至胃中，趁其争食之际，饮下杀虫汤药，集中歼灭，蛔虫自难逃匿，亦颇有理。例3严孩，系蛔虫聚团阻于肠道，腑气不通，疼痛剧烈，数日未曾大便，当治标为急。因患儿闻药则呕，故用气味淡薄，起效迅速的备急丸，服下即泻出成团的蛔虫，获得治愈。此权宜之法也，录之以备参考。

一〇二、白睛上浮（气轮肿胀）

杨孩，年5岁，香山人也。1969年8月初，突患目疾，初见双目微红涩痛，流泪多眵。父母未予重视，二三日后，渐见双目白睛上突，高出黑珠许多，疼痛异常，昼夜号哭。其父始觉严重，先后去区、县医院治疗十余日，疼痛稍缓，余症如故。出院回家，筹钱欲去重庆医治。适逢儿父感冒，招余诊治，诊毕谈起患儿目疾，问中药可否治疗。余觉病属罕见，乃求一试。见患儿双目白睛上突，肉色白嫩晶莹，有饱含水液欲滴之态，黑睛凹陷其中，兑廓（锐眦方）布有细小淡红血丝；不时流泪，大眦眼眵黏糊，眼眶及目珠胀痛，幸视力未损。切脉浮缓，舌淡苔白腻。诊毕，颇觉茫然，冥思苦想，乃忆陈达夫先生《眼科六经法要》（油印本），书中有用葶苈大枣泻肺汤，治疗气轮肿胀的记载。因按方加桑皮试服。

葶苈子15g 大枣12g 桑白皮15g 水煎，于饭后温服。

不意一服而胀痛渐已，尽剂白睛平复。自是，始深究此书，并遵陈氏理论，指导眼科临床，每多治验。

按：目之白睛属乎肺，乃肺之精气所结，肺主气，故白睛称为气轮。若肺经水气郁结，上攻于目，不但气轮高出黑睛，亦致目中气血受阻，经气不利，而痛胀如刺。葶苈子开泄肺气，泻水逐饮；大枣甘温安中，且缓葶苈峻猛，使逐水而不伤正。桑白皮能"去肺中水"（《别录》），加入方中，以助葶苈泻水之力。

药虽三味，却能切中病机，故能效如桴鼓。

附：《眼科六经法要·太阴目病举要篇》第八节原文："气轮突然肿胀，高出乌珠，痛胀欲裂者，宜葶苈大枣泻肺汤。"

葶苈大枣泻肺汤：葶苈子二钱　大枣三枚。

论理释义：此节症型，是说手太阴的里实郁结症状，不拘于肺上是水郁，是气郁，均能使气轮肿胀，眼珠欲裂，故必用葶苈大枣以泻之。

一〇三、瞳仁散大

临溪乡张姓孩，年方2岁。1994年10月，患感冒咳嗽，目赤流泪畏光。当地治疗，先服西药，病未得减，改延中医，药后有加重之势。10月23日，其姑母带来求治。见患儿目闭羞光，暗处眼虽微开，却盲不见物，无眵流泪。掰其眼睑视之，则双目瞳仁散大，风轮变窄，白睛淡红，咳嗽，流涕，面色无华，四肢不温，舌淡苔白，指纹淡红。阅前医处方，多有膏知芩连辈。询其姑母，方知其母生产张孩时，难产而逝。数月后，父亦病逝，遂成孤儿，现由姑母代养。每日面糊充饥，幼体一向瘦弱，今病又连进苦寒，焉不伤及脾胃。方书论瞳仁散大，或因风热、或因郁怒、或肝胆火旺；或肝肾不足，经血亏虚，而致斯疾。而本例患儿素体亏虚，过服苦寒，脾胃为之虚寒。中焦乃上下交通之枢纽，中焦受损，下焦精血，不能上达于目，瞳神失于滋养固敛，因而出现散大。治之宜从中焦入手，于是用补中益气汤合理中汤，益气温中，助其中焦枢转之机；加生地黄、五味子，固肾敛神，增前胡、桔梗、半夏、杏仁、茯苓，宣肺止咳。

处方：党参6g　黄芪8g　白术6g　柴胡6g　升麻5g　当归4g　陈皮5g　干姜5g　生地黄5g　五味子2g　前胡6g　桔梗5g　杏仁6g　茯苓6g　杭菊花6g。水煎温服。

仅一剂，瞳缩目开，咳嗽亦愈。

一〇四、匍行性角膜溃疡（凝脂翳）

石垭有刘某者，年近六旬。2005年秋，收割水稻，左目为稻叶划伤，流泪起眵，目赤涩痛，痛引左头。当地医治无效，又先后赴两家医院就医，均诊为"匍行性角膜溃疡"。治疗2月有余，病情仍未控制，且渐生翳膜。后经人介绍，10月31日，前来求治。

观其左目红赤羞光，涩痛有异物感，泪多频拭，眼睑微肿，黑睛（风轮）外下方，有一灰白圆翳，大如豌豆，边缘清晰，高出眼面，状如浮脂。视物模糊，左侧头痛，口苦，频于感冒。脉浮缓，舌淡红，苔水黄而润。

据其脉症，当为凝脂翳。乃眼表外伤，风热毒邪乘伤袭入，熏灼黑睛，加之烈日秋收，暑热蒸烤，风火攻目，翳生风轮。患者虽经多处治疗，然均以抗生素及中药寒凉之品投之，冰伏热邪，未曾疏透，致使热为寒遏，风为寒滞，因而流连难愈。治当疏风透邪，清热活血，明目退翳。方用柴胡桂枝汤合蒺藜煎加味。

柴胡15g　半夏12g　黄芩12g　桂枝15g　赤芍15g　蝉蜕10g　木贼12g　刺蒺藜12g　杭菊花15g　夏枯草15g　白豆蔻10g　草决明15g　石决明（打碎）15g　密蒙花12g　玉竹仁15g　当归15g　红花10g　赤芍12g　枳壳12g　前仁10g　甘草6g　大枣10g　生姜12g。水煎取药汁，先乘热熏患眼，候温方服。下同。4剂。

11月6日二诊，头目疼痛及目中异物感减轻，眼中充血减少，但眼痒泪出仍多。脉搏中取而缓，舌红苔薄白腻。前方去柴胡汤加苍术，海螵蛸除湿去翳；加槟榔片增理气，气畅涩痛自止。

乌贼骨30g　苍术15g　白豆蔻10g　草决明15g　密蒙花15g　玉竹仁15g　楮实子15g　蝉蜕10g　木贼12g　刺蒺藜15g　谷精草12g　当归10g　桂枝10g　赤芍10g　白芷12g　车前仁12g　槟榔片12g　炒枳壳12g　生甘草5g　大枣3枚　生姜3片。水煎温服。4剂。

上药服后，病又续减。后以此方加减，共进18剂，至2006年1月13日，左目外观正常，翳膜减薄，风轮清晰，目痛已除，唯早晨眼角有眵，泪水偶出，感冒时目亦不见红赤，脉浮而缓，舌淡红苔薄白。翳膜虽薄，却流连难去。此正虚故也。近贤有"补可去翳"之说，方中加入益气补血之品，亦扶正驱邪之法也。

黄芪15g　党参15g　白术15g　熟地黄15g　当归12g　白芍12g　枸杞子15g　桂枝10g　柴胡12g　半夏12g　苍术12g　防风12g　石斛12g　草决明12g　石决明（打碎）15g　密蒙花12g　木贼12g　刺蒺藜12g　玉竹仁12g　杭菊花15g　楮实子12g　前仁10g　乌贼骨20g　生甘草5g。4剂后翳膜全除。

次年二月初，刘某引一患者来诊，见其患眼外观正常，询知视力恢复如昔。

按：眼病外由风热而起者，初期当以辛平疏风，清肝透热为治。药宜辛平温和，不可过热过寒，否则易成坏病。本例患者过用寒凉，以致热邪冰伏，风邪郁滞，缠绵难愈，并生翳膜。在治疗时运用柴胡桂枝汤加味，是取《眼科六经法要》之法而变通用之。目中生翳，犹如天空起云，或由水湿而生，或由湿热而化。故加白豆蔻、苍术，芳化湿邪，以去翳膜。翳膜日久黏附牢固者，当加入活血理气之品如红花、桃仁、归尾、赤芍、枳壳、槟片之类，以利翳膜消化。亦可加入蝉蜕、蛇蜕等，蜕者退也。翳膜日久难退，乃气血亏虚也，又当补益气血，扶正托邪，以利翳膜之消退。《眼科六经法要·眼疾药物便览篇》有"补可去翳"之说。

一〇五、虹膜睫状体炎（瞳仁紧缩）

徐君某平，教师也，年四十有五。20年前，患左目瞳仁缩小，经乡间一老医治疗获愈。4年前旧病复发，再寻老医，已作古矣。而左目涩痛，瞳仁粘连缩小，迅速发展，以致失明。先后经两家医院治疗，均诊为"虹膜睫状体炎"。病情时轻时重，缠绵难愈，除服药外，尚点滴扩瞳药水，方有视觉。近两年滴眼扩瞳，已无效果，遂改用药物直接注射眼内，瞳扩倍大，方有视觉。尔后，仍日滴扩瞳药数次，方可维持视觉。起初，数月注药一次，近来间隔缩短，或一月、半月，须注药眼内。自去岁，视力日降，数米外已视之不清。2006年2月2日，得友人之荐，前来求治。

观其左目瞳仁散大，略小于风轮，（谓：昨曾眼内注扩瞳药）正下方因注射扩瞳药物，而致局部充血，其色黯红。嘱伸手以左目视其手指，谓若雾中观物，蒙眬不清。患眼微痛、微胀、微涩，偶有头昏，微渴饮少，尿频。脉浮缓而弦，舌红苔薄白。观其脉症，当属瞳神紧小，系由肝肾阴亏所致。然刻下微有表邪气郁，宜先疏风和肝，再议滋补。疏风用桂枝汤，和肝用四逆散，加味进之。

处方：桂枝12g 赤芍12g 柴胡12g 枳壳10g 香附10g 红花6g 当归10g 葳蕤仁12g 密蒙花12g 槟榔片10g 草决明12g 石决明15g 楮实子10g 甘草5g 大枣3枚 生姜2片。1剂。水煎取汁，乘热熏眼，待温而服。下同。

2月4日二诊，上方服后，眼痛、胀、涩、头昏均除，左目下方瘀血仍在，每日仍数滴扩瞳药水，左瞳孔直径几为右瞳2倍，然仍视物不清。伴见小便频急，不能久忍，脉细缓，舌质正常。议补肝肾。

枸杞子15g 杭菊12g 牡丹皮12g 熟地黄15g 枣皮15g 山药15g 茯苓12g 泽泻12g 沙苑子12g 草决明12g 石决明15g 密蒙花12g 木贼10g 刺蒺藜12g 白术12g 茺蔚子12g 当归10g 鸡内金15g。水煎温服。2剂。

2月6日三诊，左目下方瘀血渐退，色转淡红，但每天仍需滴药扩瞳，方有视觉，脉沉细缓，小便已趋正常，舌红少苔。

熟地黄20g　枣皮15g　山药15g　茯苓12g　泽泻12g　枸杞子15g　杭菊15g　石决明15g　木贼12g　沙苑子12g　白术12g　柴胡10g　牡丹皮10g　丹参12g　赤芍12g　麻黄（味辛主开，借以扩瞳孔，但宜少用）5g。水煎温服。2剂。

2月10日四诊，已有三日未滴扩瞳药水，仍能保持往日视觉，散大瞳孔回缩，与右瞳相等。但视力甚差，有雾中视物之感，白睛下方瘀血大多消散，脉象沉细，舌红苔少。宗前意加知柏。

熟地黄20g　枣皮15g　山药15g　茯苓12g　牡丹皮12g　泽泻12g　枸杞子15g　杭菊12g　知母12g　黄柏12g　麻黄6g　茺蔚子10g　石斛12g　玄参12g　草决明12g　菟丝子12g　密蒙花12g。水煎温服。4剂。后守本方，少有加减，共进25剂，患目获愈，视力恢复。随访3年，未曾复发。

按："瞳神紧小"又称"瞳神干缺"。本病乃迁延日久，肝肾阴亏，虚火上炎所致。《眼科六经法要》指出："瞳神小如针尖，不能瞻视者，系属少阴火旺的关系，病的起源，多由劳伤气血，穷极视瞻，纵欲无度，火旺阴虚，致使邪火上升，伤害胆汁，胆精不能注到眼目内，使风轮底层与瞳神略有间隔，瞳神渐收，小如针尖；或因肝热过甚，常患眼疾伤害胆精，而成此症。"并说"此证已成痼疾，收效实难。"可见本病实为眼科难治之病。若不及时治疗，往往导致失明。治疗宜滋阴降火，常用方剂如知柏地黄汤、滋阴地黄汤之类。且需守方坚持，方能获取良效。

一〇六、中心性视网膜炎（视瞻昏渺）

曹女小兰，年三十有六，洗马人氏。2011年患眼病，几致失明。其病始于当年初夏。时仅视力下降，远瞻昏蒙瞢，觉有眼眵黏，揉拭所见稍清。曾求医服药，苦无疗效。8月初，经某医院眼科检查，诊为"中心性视网膜炎"。服药并点眼药，远视模糊如故。其夫又带至南充，某医院眼科诊断亦同。开药甚多，仍乏疗效，且眼前渐现黑团，遮挡视野。后经人介绍，于10月25日，由其丈夫伴随来诊。

患者形体瘦小，面色无华。询其病情，初则两目干涩，夜间尤甚，状若灰渣入眼，常紧闭双目。数月后，视物模糊，数步之外，不能看清来人面目。延至9月中旬，眼前突现黑影，逐日增大，盲无所见，两侧尚可透光，以致认路不准，行走摇晃，身躯后仰，常恐跌仆。伴头晕耳鸣，头侧胀痛，迎风泪出。月经量少，经期延后。月经将至则腰酸膝软，周身乏力，经净半月，方可复原。察其双眼，外观并无异样。舌淡红苔薄白，舌下略有青筋，切脉沉细而缓。综合脉症，属肝肾阴虚，精血不足，目失濡养所致。治当滋补肝肾，养血明目。用明目地黄汤合杞菊地黄丸加减。

熟地黄 20g　山茱萸 15g　怀山药 20g　牡丹皮 12g　枸杞子 15g　杭菊花 15g　当归 15g　白芍 15g　密蒙花 12g　茺蔚子 12g　木贼 12g　五味子 10g　蔓荆子 10g　防风 12g　生甘草 6g。水煎取药汁，乘热熏眼，然后温服。2剂。

10月30日二诊。

上方2剂后，两目仍觉干涩，视物仍不清晰，行走摇晃畏跌，但身不后仰，头痛已除，时有头胀，头胀时视物更觉昏矇。泪出减少，但眼角作痒。舌红苔薄白，脉沉细缓。前方去防风、蔓荆等祛风止痛之品，加入补肝养肾之楮实子，清肝明目之石决明。

熟地黄 20g　山茱萸 15g　怀山药 15g　茯苓 15g　牡丹皮 12g　当归 12g　白芍 15g　木贼 12g　密蒙花 12g　枸杞子 15g　杭菊花 15g　楮实子 15g　五味子 10g　石决明（打碎）24g　甘草 6g。煎服法同上。7剂。

11月18日三诊。

头晕目痒已除，眼前黑团渐散，视物时清时糊。行走已稳，不再畏跌。唯两眼仍觉干涩，常欲以手揉拭。脉沉细滑，舌红苔薄白。上方再加入二至丸、石斛以增养肝滋肾之力。

女贞子 15g　墨旱莲 15g　枸杞子 15g　杭菊 15g　生地黄 15g　山茱萸 15g　怀山药 15g　茯苓 15g　泽泻 12g　牡丹皮 12g　密蒙花 12g　石斛 15g　石决明（打碎）24g　当归 12g　白芍 12g　甘草 6g。煎服法同前。7剂。

后守此方，随证加减。兼外感加荆芥、防风、柴胡；头痛加白芷、川芎；眩晕加天麻、龙牡；目胀加枳壳、香附；气虚明显加黄芪、党参；至12月10日来诊时，右眼视物已感清晰。次年1月13日来诊时，两目视力完全恢复。为防复发，拟丸药一料，以资巩固。

生、熟地黄各 80g　枣皮 100g　山药 100g　牡丹皮 60g　泽泻 60g　茯苓 60g　女贞子 60g　墨旱莲 60g　枸杞子 60g　杭菊花 60g　石斛 60g　楮实子 60g　当归 60g　白芍 60g　五味子 30g　黄芪 80g　石决明 60g　枳壳 30g。共为细末，炼蜜为丸。每丸重约10克，每日饭后服一丸。随访4年，未曾复发。

按：视瞻昏渺，致病之因甚多，或房事过度，折伤精元；或肝肾阴虚，目失精血滋养，或阴虚火旺，灼伤津液，以致神光暗淡；或劳思竭视，耗血伤目；或素体气血亏虚，气少无以生神，血少光华亏耗，以致目昏不明；或脾虚痰湿浊气上泛，蒙蔽清窍而致。所涉脏腑，与肝脾肾功能失调不无关联。本例患者，起病则两目干涩，渐至视物昏矇，暗影遮睛，伴见头晕耳鸣，迎风泪出，月经量少，皆肝肾阴亏之明证。故以杞菊地黄合明目地黄丸加减，补肾阴，养肝血，使肝肾之精，得以上注于目。加入木贼、密蒙花、石决明祛风清肝，明目止泪；初诊时有头晕胀疼痛，故加入防风、蔓荆子祛风止痛。此外，方中楮实子补肾清肝明目；茺蔚子活血清肝明目；枸杞子滋阴养血明目；五味子"补元气不足，收耗散之气而明目"（《眼科六经法要·眼病用药便览篇》）。石斛在方中，协地黄丸益阴填精，滋肾养肝明目。诸药加入方中，对视力恢复亦多功效，视力恢复后，以丸药大补阴精气血，以资巩固，预防复发。

一〇七、频频眨眼（目劄）

徐孩鹏程，年10岁，小学四年级学生。患频频眨眼，已有数年。入学伊始，老师同学，咸以故做怪相，一度受到批评。曾多处求医，或言非病，或言习惯性眨眼，皆未处方。去年曾去某医院就医，诊为"散光"，并配镜纠治。戴镜数月，眨眼反有加重之势。2009年4月12日，其祖母带来商治。

患儿除双眼频频眨动之外，尚见纳差厌食，易于腹泻，切脉弦缓，舌苔薄白。夫肝开窍于目，而眼睑属乎脾胃。脉弦多为肝旺，脉缓常主脾虚，考虑肝旺脾弱，风动于脾之象，用痛泻要方合四君子汤加味。

防风10g 白芍12g 白术12g 陈皮10g 党参12g 茯苓12g 蝉蜕10g 刺蒺藜10g 石决明15g 甘草5g。2剂。

4月15日二诊。上方服后，眨眼有减，纳食有加。原方再进1剂。

5月1日三诊。停药十余日，眨眼频率接近常人，偶尔流泪。上方再加杭菊10g。1剂后泪止。

本病共三诊，服药4剂而愈。

按：小儿频频眨眼，古称"目劄"，乃因肝风乘克脾土之象。盖肝开窍于目，目胞属脾。肝气郁滞，化火生风，风动不已，克伐脾土，目胞无所主持，随风摇动，故眼睑频频眨动。方中用四君子培补中土，以御木克；防风、芍药、蒺藜疏肝解郁；蝉蜕、刺蒺藜、石决明平肝息风。药服3剂，眨眼接近正常，偶见流泪，加入杭菊，而收全功。

一〇八、喉痹

陈某文，年五十余，赛龙人也。1964年3月初，突发咽喉肿痛，仅半日，便吞咽困难，次日，病情更笃，言语难出，汤水难下矣。先后两医诊治，药汁均难下咽，至傍晚，渐觉呼吸不畅。举家惶然，不知所措。邻人提示，可迎唐老先生（指余先父在中公）诊治。其子恍然猛悟，急驰来招。余随侍诊，至其家，已掌灯矣。陈某呻吟低微，见先父至，但点头指凳，示坐而已。诊脉后，电筒照看咽喉，则红肿欲遮喉矣。先父乃取自制"喉药"（由冰片、银朱、月石等组成，研极细，瓶装封固）。用麦草一段，撮药吹入喉中。顷刻，病人吐出痰涎污血碗许，呼吸遂畅。咽痛稍缓。又开射干、豆根、黄芩、石膏、大力子、竹黄、瓜蒌皮、玄参等清热利咽之剂，嘱连夜上街，配方煎服。次日，陈子来告："家父已可进稀粥，唯吞咽仍有痛感。"言罢，祈先父再与喉药一吹。先父遂取喉药与之。后数年，先父已逝，陈某生病，迎余诊治。谓余言："吾这老命，当年全赖令尊捡回。"

按：《诸病源候论》曰："喉痹者，喉里肿塞痹痛，水浆不得入也……风毒客于喉间，气结蕴积而生热，致咽喉塞而痹痛，脉沉者为阴，浮者为阳，若右手关上脉阴阳俱实者，是喉痹之候也。亦令人壮热而恶寒，七八日不治，则死。"可见喉痹实属危急重症。痹者，闭塞不通也。故治之当以通痹为先。通痹吹以喉药，其效最速。方中银朱"破积滞，劫痰涎"（《本草纲目》），"通血脉"（《类正本草》）。虽属有毒之品，但用量极微，且系暂用，故可放胆用之。冰片味辛性凉，通窍闭，散郁火，消肿止痛。是为喉痹要药。月石即硼砂，甘咸性凉，清热消痰，化腐生肌。诸药配伍，共收清热止痛，通窍开痹，活血化痰之效。药吹喉上，直达病所，其效更速。

一〇九、喑哑

李妇某春，而立之年，体魁如男，个性暴躁。患喑哑已有年余，颇为苦恼。2001年8月29日，前来求诊。自谓："嘶哑日久，用力说话，声亦难出。口咽干燥，常欲水润；喉痒作咳，痰少而黏；咽如布贴，咯之不出，吞之不下；胸脘痞闷。已历多医，声仍嘶哑。"

扣其起因。则曰："去岁年初，与夫反目，暴吵一日，遂喑至今。"切脉弦细而缓，舌淡红苔薄白。此肝气郁结，而兼风邪闭肺故也。盖肝郁则气机不利，碍于咽喉；风邪闭肺，则肺失宣肃；痰阻肺窍，金实不鸣，以致声音嘶哑。乃拟宣肺祛痰，疏肝理气之剂投之。

麻黄10g　蝉蜕10g　僵蚕12g　桔梗12g　射干12g　紫苏梗12g　厚朴12g　香附12g　郁金15g　柴胡12g　诃子15g　大海15g　乌梅10g　青果10g　浮石20g　法半夏12g　茯苓15g　瓜蒌壳12g　黄连10g　川贝10g　丹参12g　甘草6g。水煎于饭后温服。4剂。

9月6日二诊，服完4剂，诸症均减，声音稍响，守前方继进4剂，声音遂出。

2002年3月20日，与家人口角，又致喑哑。次日专来，请查前方。遂翻阅病历记录，抄出上方，连进3剂，声又恢复。

按：张景岳云："惊恐愤郁，卒然致喑者，肝之病也。"李某夫妇反目，愤怒不已，又暴吵一日，心中郁闷，肝气郁结，碍于咽喉；病起年初，阳气未开，天气尚冷，感受风寒，肺失宣肃，生痰闭窍，致使声音嘶哑。

方中麻黄、蝉蜕、僵蚕、桔梗、射干，宣肺祛风利咽；苏梗、厚朴、香附、郁金、柴胡，疏肝理气解郁；诃子、大海、乌梅、青果，生津润肺；浮石、法半夏、茯苓、瓜壳、黄连、川贝，祛痰利膈。痰阻气郁，日久势必影响血液运行，故加丹参活血祛瘀。甘草和中调药，且能甘守津还。诸药协同，肺气宣通，痰涎驱除，肝气舒展，咽喉通利，声音自然出矣。

一一○、牙　宣

伍子欢，年四十有六，其兄亦医也。伍患牙宣年余，其兄治之，不愈，更医亦不愈。某牙医视之，曰："牙龈已萎，服药岂可治愈，须满牙全拔，植上义齿，不尔，一经感染，后患无穷。"伍惧，欲拔之。牙医要价甚高，遂作罢。后遇一戚，建议找余一试，1990年2月7日，遂来求诊。

观其牙齿稀疏松动，牙龈萎缩，牙根宣露，两侧牙龈肿胀淡白，而门齿牙龈，肉色黯黑，偶渗血出。自谓：稍嚼食物，牙痛难忍，冷热酸甜遇之，牙如触电，甚觉难受。伴夜间耳鸣，稍劳腰酸。舌淡苔白润，脉象沉细，缓而无力。诊毕曰："此牙宣也。"彼问："牙可保乎？"余曰："君未五旬，大可治愈。"又问："几剂可愈？"余许以10剂为期。遂按肾虚胃实，相火不能潜蛰，上扰阳明论治。法当补肾清胃，止痛固齿。用麻黄附子细辛汤合玉女煎加减。

麻黄10g　附片（先煎）15g　细辛8g　石膏30g　知母15g　熟地黄30g　淮牛膝15g　女贞子15g　骨碎补15g　黑故子15g　甘草6g　茅草根30g。水煎温服。2剂。

2月11日二诊，上方2剂后，牙龈已无渗血，咀嚼食物，牙痛稍有减轻。效不更方，宗前意稍加减。

前方去白茅根，加肉桂增强温肾之力，入桃仁、大黄、牡丹皮活血祛瘀，加升麻助细辛止痛。2剂。

2月14日三诊，仅门牙松动依然，其余牙齿，松动均有好转。二诊方加核桃肉5枚，以增补肾之力。1剂。

2月17日四诊，门齿仍有轻微松动，近唇齿龈仍见紫黯，口涩乏味，夜尿频多，胃热已除，肾虚显露。改用八味丸加减，补肾固齿。

生地黄20g　熟地黄20g　山药30g　牡丹皮15g　附片（先煎）15g　肉桂10g　泽泻15g　桃仁15g　当归15g　黄柏15g　石斛15g　淮牛膝15g　黑故子15g　骨碎补20g　青盐（兑服）6g。水煎温服。2剂。

后按此方加减，前后服药共计9剂，牙齿遂固，食可咀嚼。

按：牙宣，指牙龈萎缩，牙根宣露于外，牙齿出现松动，甚则酸楚疼痛等表现。有虚实之分，实者起病急，多由胃火上炎，熏灼龈肉所致，其症见牙龈红肿疼痛，牙缝出血，出脓，口臭烦渴便秘等。治宜清胃泻火，消肿止痛，常用清胃散加减。虚者发病缓，多由肾阴亏虚所致，症见牙齿稀疏松动，牙龈萎缩，咀嚼时出现轻微疼痛。常伴有腰酸膝软，耳鸣等肾虚症状。治宜滋阴补肾，用六味丸加减。亦有气血亏虚者，治宜大补气血，常用十全大补汤加减治之。

本例为虚实夹杂，寒热并存，故用麻黄、附片、细辛温肾止痛；石膏、知母清泻胃热；熟地黄、淮牛膝、女贞子、骨碎补、黑故子滋补肾阴肾阳；甘草和中，协调诸药；茅草根清胃止血。二诊时因门牙龈黯黑，是为瘀血征兆，故加入桃仁大黄活血祛瘀；又加升麻以增止痛之力。四诊时，胃热已除，肾虚明显，故改用八味丸加减补肾善后。

一一一、顽固性口疮四例

例1　寒热错杂口疮

中和刘妪，李某之妻也。年逾七旬，口舌生疮，半年不愈。饮食稍热，疼痛异常，每顿饭菜，候凉方餐。李某带妪多处求医，或稍效，或无效。1998年6月14日，李某携妪来校，求为医治。

查其口腔，上腭及咽周，密布晶莹疱疹，小如粟米，疹周淡红，唯右下唇者大若豆粒。伴心烦口渴，大便偏稀。舌淡润苔薄白，有裂纹，脉沉缓。诊毕曰：此口疮也。李闻而亦曰："他医皆诊为口疮，何久治不愈？"余曰："口疮病因不一，证型各异，辨证稍差，药便不灵。尊夫人所患之口疮，乃胃有积热，脾肾虚寒。属上实下虚，寒热错杂之证也。治当清上温下，引火归原。"李曰："但愿如老师所说，服药有效便好。"遂用甘草泻心汤合交泰丸加减予服。

生炙甘草各6g　党参15g　黄连15g　黄芩15g　干姜12g　上桂6g　金银花10g　栀子10g　紫草10g　生蒲黄10g　五倍子10g　大枣10g。水煎温服。2剂。

6月18日。夫妇再至，李谓："首剂服后，疱疹消散过半，但二剂服后，口疮反而增多，不知何故。"遂嘱张口，见上腭及两颊、下唇，疱疹又密布矣。或大如绿豆，或小如粟米，未破者晶莹饱满，四周淡红，已破者，周边淡白。舌质淡红，苔白厚，脉象弦缓。细询之，曰："进食痛甚，更觉灼热。伴心烦失眠，心中嘈杂，腹胀纳呆口淡，大便偏稀，解出滞涩。"再问其平素是否畏寒。答曰："晴天不觉畏冷，稍有风雨便生寒意，四肢尤甚。"乃思，是前方清多温少，伤及中阳之故。改用附子理中汤加味，温补脾肾虚寒，稍佐苦寒清其标热。

党参15g　白术15g　干姜15g　附片（先煎）12g　肉桂6g　黄连6g　黄柏10g　玄参10g　白蔻8g　紫草10g　茯苓15g　五倍子10g　炒枣仁15g　柏子仁15g　炙甘草9g。水煎温服。2剂。

6月25日，夫妇又至，谓上药两剂后，进食口舌疼痛缓解，前日感冒，停药两天，进食咽喉微痛。观上腭及颊唇，疱疹均已消失。惟近咽喉处，尚有少量粟米样疹子，周边淡红。纳谷呆滞，目眵，舌尖淡红，苔薄白腻，脉缓而滑。前方稍作加减再进。

党参15g　白术20g　干姜15g　附片（先煎）15g　肉桂6g　紫草15g　黄连10g　黄柏12g　玄参15g　重楼15g　五倍子10g　茯苓15g　薏苡仁20g　白蔻8g　藿香15g　生蒲黄15g　丹皮10g　杭菊15g　炙甘草6g。水煎温服。2剂。

二剂后遂愈，后未复发。

按：五脏经脉皆上达于口，如胃足阳明之脉循喉咙。肝足厥阴之脉循喉咙后，上入颃颡。脾足太阴之脉夹咽，连舌本，散舌下。肾足少阴之脉，循喉咙，夹舌本。他如小肠经、心经、膀胱经之脉，都到达了口舌，故口腔五脏皆属。口舌生疮，不可但指心火上炎，胃热熏蒸也。辨证论治，前人论之详矣。本例患者，口颊、上腭及咽喉周围，密布晶莹疱疹，周围淡红，日久不愈，乃是下焦虚火上炎。兼见心烦口渴，又是标热之象。初诊以甘草泻心汤合合交泰丸治之。首服有效，继进口疮反而增多，细析原方，是方药寒多热少所致。二诊将寒温药物比例，重新调整，疗效即转明显。临床中证见寒热错杂时，寒热孰多孰少，一下很难准确把握，需在以后诊断中，细心观察，逐步调整药物配伍与剂量。

例2　小儿口疮

罗渡彭孩，年虽五岁，患口疮已逾二年，寻医已多，苦无效果。患儿舅父张某，患腰腿痛逾年，为余所愈，因荐求余为治。2015年7月4日，其母带儿来诊。

询其母，知患儿口疮始于三岁，后则此消彼发，未有愈时。当地久治乏效，今春专赴重庆求医。服药即得控制，药尽口疮又发，遂留处方，药尽续配，迄今又半年矣。伴白昼动辄汗出，夜卧汗亦湿衣。频于感冒，感冒口疮加重。平素纳呆食少，若强予食，吞下即呕。微渴，大便偏少，偶尔干结，小便淡黄。又问："令郎可曾服用中药？"答曰："初曾找过中医，唯药苦难咽，吞下即呕，遂未再服中药。"

观患儿个子矮小，面黄肌瘦，发育不良。查看口腔，舌红苔薄黄，舌尖边、下唇、两颊，有口疮10余处，或大如绿豆，或小如稗子，周边色红，或已溃，或未溃，口涎不时溢出。切脉浮缓。

据其脉症，当属气虚卫弱，心火上炎之所致。治当益气固表，清心泻火。

处方：防风8g　生白术12g　生黄芪10g　怀山药15g　焦楂曲各10g　谷麦芽各10g　细生地黄10g　京赤芍10g　金银花10g　连翘壳10g　生甘草5g。水煎温服。5剂。

8月26日，此儿又因遗尿来诊。其母告谓：服上方2剂口疮即愈，连服5剂，口疮未再复发。饮食增加，月余未曾感冒。体重增长2斤。

今年4月12日，患儿因咳嗽半月不愈，前来求诊。询其母："患儿口疮可曾复发？"答曰："迄今未再复发。"

按：患儿身体素虚，卫气虚弱，腠理不密，故易感受风邪而频于感冒。表虚失固，营阴不能内守，津液外泄，故常汗出。而口疮频发，乃"由心脾有热，气冲上焦，熏发口舌，故作疮也。"（《圣济总录·卷117》）因此用玉屏风散益气固表，以治感冒频发；加入山药楂曲，谷芽麦芽，协白术健脾助运，以培气血之源。用生地黄、赤芍、金银花、连翘、甘草清心泻火。如此正气得复，心火得平，故能愈其口疮，而健其体魄也。

例3　灼口综合征

王妇生琼，年已五旬，石垭人也。口舌生疮，已有8年。近年来病情加重，此消彼发，未曾暂愈。先后在本地及周边县市医院医治，按复发性口腔炎投药，疗效不显。2015年8月初，其女网上为其预约重庆某医院口腔科专家门诊号。8

月10日，其夫陪同赴渝就医。经专家详细检查，诊为"灼口综合征"，为患者开出千余元大方（药物不详）。谓王夫妇曰："服我方药，不待尽剂口疮必愈。"夫妻闻言欣喜，不胜感激，带药而归。每日按时服药，月余药尽，口疮依然。后闻女儿同事介绍，2015年10月28日，夫妻同来诊所。

询得王某口舌灼热辣痛，时欲凉水嗽之。牙龈生疮，大如豆粒，小如粟米，周边色红，中或腐白，舌面右侧尚有一疮未愈。患者告谓：每每舌上疮愈，牙龈疮起；牙龈疮愈，舌疮又起，交替疮发，无有宁日。严重时面颊口唇，亦生小疮。进食、说话均感剧痛，因而饮食减少。大便稀溏，小便短赤。舌质淡红，苔薄白腻，脉象弦缓。脉症合参，属胃热脾寒，心火上炎所致。治宜清胃温脾，导热下行。用甘草泻心汤合导赤散加减。

生炙甘草各8g　川黄连15g　枯黄芩15g　制半夏15g　干姜15g　川党参15g　大生地黄15g　淡竹叶12g　小木通12g　辽细辛6g　建莲子15g　晚蚕沙30g　大枣10g。水煎饭后温服，先含口中片时，再徐徐咽下。2剂。

11月2日二诊。

上方二剂，舌上疮愈，下唇及牙龈口疮减少，溃面缩小，疼痛缓解，但昨感风寒。今见头昏，微恶风寒。舌淡红苔薄白，脉象弦细而浮。上方已效，酌加解表之品。

生炙甘草各8g　法半夏15g　川黄连15g　枯黄芩15g　干姜15g　川党参15g　苍术15g　肉桂6g　晚蚕沙30g　北细辛6g　生蒲黄15g　藿香15g　竹柴胡15g　荆芥15g。煎服法同上。2剂。

11月8日三诊。

今观其口，仅下龈近唇处尚有一小疮，余皆愈合。刻下：口苦黏腻，视物昏瞀，脉细弦，舌淡红，苔薄白。此胃热已清，心火已降，前方去生地、芩连苦寒之品，加入"润肝明目"之蒙花，（《中药大辞典》）"令人明目"之玄参。（《本经》）再服2剂。

法半夏15g　肉桂6g　蚕沙30g　细辛6g　蒲黄15g　苍术12g　党参15g　蒙花15g　玄参12g　甘草6g。水煎饭后温服。2剂。

半月后，王妇因连夜不能入寐来诊，谓口舌之疮，近未复发。次年7月13日，王带其女前来诊病，询其口疮可曾复发。答曰："自愈后未再复发。"

按：中医学认为：口腔是经脉循行之要冲，不少经脉均循行于此。故口舌生疮，可涉及多个脏腑经络，而与心脾关系尤其密切，盖"心主舌……在窍为舌。"（《素问·阴阳应象大论》）"脾主口……在窍为口。"（《素问·阴阳应象大论》）

此外"足太阴之脉,上膈挟咽,连舌本,散舌下。"(《灵枢·经脉》)故口舌生疮,多关心脾。近年来人民生活水平提高,餐桌常见鱼肉,偏嗜辛辣,恣饮寒凉,积热生湿,脾胃损伤,以致土虚火浮,熏蒸口舌,发为口疮。故用甘草泻心汤和导赤散加减,清心泻火,温脾燥湿,方中炙甘草、党参、大枣补虚安中,干姜、半夏、蚕沙温脾除湿,芩、连苦寒清热,更兼导赤散合莲子,泻心火而引热下行。细辛止痛,与黄连为伍,善治口疮。因患者口疮日久不愈,故又加入苍术、蒲黄、肉桂等品,八年口疮因获治愈。

例4 复发性口腔溃疡

易妪,六十有五,大城人也。口舌生疮,反复难愈,已历32年。曾在本县及南充、成渝等地医院医治,均诊为"复发性口腔溃疡"。服药疮愈,停药复发。后又经多位中医诊治,用方不外导赤散、清胃汤、泻黄散、知柏地黄汤、竹叶石膏汤等清热泻火之剂,均无显效。2015年11月7日,由一医界同仁荐来诊治。

查其口腔,下唇、牙龈、舌尖、舌根、上腭均有分散小疮,溃面色白,周边淡红。平时疼痛不剧,但口中灼热,常含冷水。进食热馔,疼痛明显,每餐饮食候凉方啖。伴脘胀食少,长期便秘,久蹲难出,并不燥结,尿频量少色黄,眠差易醒,手足心热。切脉沉细,舌淡红苔薄黄。证属虚火口疮。此因上焦浮热、中焦虚寒,下焦虚火所致也。治当清上温中,滋阴潜阳。方用连理汤合潜阳封髓丹加减。

川党参15g 浙白术15g 干姜12g 肉桂6g 细辛6g 川黄连12g 熟地黄15g 制附片(先煎)6g 盐黄柏10g 龟甲10g 春砂仁10g 杭白芍12 天冬12g 广玄参15g 炙甘草6g 怀牛膝6g 竹叶心30支。水煎候温,先含口中片时,然后咽下。2剂。

11月10日二诊。

上方两剂后,口疮明显减少,进食疼痛缓解。大便已畅,解出爽快,手足心热减轻,唯睡眠仍然欠佳。前方加夜交藤30g,再续2剂,服法同前。

11月13日。

口疮大都愈合,疼痛缓解,唯左上唇近口角处,尚有一粟米大口疮未愈,睡眠尚可。舌淡红,苔薄白,脉沉细缓。

川党参15 浙白术15 干姜15 川黄连15g 细生地黄15g 肉桂6g 细辛6g 莲子15g 蚕沙30g 蒲黄15g 苍术12g 炙甘草6g 竹叶心30支。水煎温服。2剂。

药后口疮全部愈合。月余后进城办事,顺路来告:口疮未再复发。

按《寿世保元·口疮》云:"口疮连年不愈者,此虚火也。"患者口中灼热,常欲口含冷水，是上焦虚热，而非实火，故漱水不咽；腹胀食少，大便秘而不结，乃中焦虚寒运化乏力所致，尿频量少，手足心热，下焦虚火使然。故用黄连、莲子、竹叶心，清上焦浮热，桂附温补下焦命火，并引火归元；砂仁宣中焦阴邪，纳下焦肾气；龟甲、黄柏合玄、芍、地、冬，滋阴潜阳；参术姜草，温中益脾，以伏其火，使不外越。如此上中下一齐调治，上焦虚火得平，中焦虚寒得温，下焦龙火得潜，故能愈其多年口疮。

一一二、鹅口疮

吴孩某谦，年方周岁，住东门外。吴孩春节后，口舌出现白膜，揩之可去。当即某医院儿科求治，诊为"鹅口疮"。外用2%小苏打清洗，涂擦冰硼散、内服制霉菌素混悬剂等药。经治三月余，病情反复，难于根治。一日，儿母遇昔日同窗，告知此病服中药甚效，并力荐求余治疗。5月18日因带儿来诊。

观患儿唇颊内侧、舌面、上腭等处，成片乳白色黏膜状物覆盖，棉签揩之可去，但移时又起。舌红呈抽心苔，纳谷呆滞，厌食艰化，口渴喜饮，精神欠佳，时而烦啼。指纹沉而淡紫。证属胃阴不足，脾失健运。治宜养胃健脾助运。方用益胃汤合参苓白术散加减。

太子参10g　麦冬10g　玉竹10g　生地黄10g　桑叶6g　茯苓12g　白术12g　莲米10g　芡实10g　薏苡仁12g　炒扁豆10g　白蔻仁5g　淮山药15g　谷麦芽各10g　鸡内金10g　甘草4g。水煎候温，少量频饮。

5月20日，其母带吴孩再至。见口内白膜，已退大半，纳食亦增。药既见效，守方继进。三剂后病获治愈，随访半年，未再复发。

按：《中医儿科学》分析病因，认为"可由先天胎热内留，或口腔不洁，感染秽毒之邪所致。"其证治分为"心脾积热和虚火上浮"两型。却无脾胃虚弱之证治类型。本例可作为病分型的补充。

本证何以久治不效？因其正气亏虚，病邪难除之故。何以知其胃阴不足？以其出现抽心苔，且口渴喜饮而知；何以知其脾失健运？以其厌食艰于消化而知。故两方合用取效。本例证治，体现正复邪自去之理。

一一三、舌生痰包、痰核

（一）痰包（左舌下囊肿）

罗女小琳，年方二十，九龙人也。2015年5月初，觉舌下不适，即到某医院诊治，经查左侧舌下，凸一肿物。医疏内服消炎西药，又予含片，治疗月余，未得消散。六月底去南充某医院口腔科医治，诊为"左舌下囊肿"。劝其手术治疗，患者及家人均不同意，又开服药及含片予之。用药一周，肿物未见缩小，罗女意欲转赴重庆医治。患者有叔父罗某者，其家人患病，辄求吾诊，颇知余术。得知侄女患病，即于7月4日带伊来诊。

观其左侧舌下，有一长约2.5cm，宽约2cm椭圆形囊肿，表皮浅白，内容晶莹，按之觉硬，重按微痛。自觉舌下如塞一物，咀嚼不适，语言不利。伸舌则左边上翘，舌质淡红，苔白中厚，脉沉细略数。

此痰包也，乃痰涎水饮，郁阻舌下所致。余曰："可以三棱针刺破，放出痰涎自愈。"彼闻针刺，恐生他变，极不赞同，力求开方服药。遂投利水化痰，软坚散结之剂。

疏方：桂枝尖15g 白术15g 云茯苓18g 猪苓15g 泽泻20g 皂角刺10g 白芥子15g 牡蛎30g 浙贝母（打碎）15g 连翘15g 香附15g 淡海藻15g 淡昆布15g 柴胡10g 法半夏15g 制南星15g 瓦楞子30g 夏枯草30g。水煎饭后温服。3剂。

7月10日二诊。

察其舌下囊肿，已有缩小，按之仍硬，表皮红色血丝，清晰可见。舌面淡红，左侧仍高，苔转薄白。脉沉细稍数。药已见效，加减再进。

桂枝尖15g 白术15g 茯苓18g 猪苓15g 泽泻20g 皂角刺10g 猪牙皂6g 广郁金15g 红花6g 白芥子15g 牡蛎30g 浙贝母（打碎）15g 连翘15g 香附15g 法半夏15g 制天南星15g 瓦楞子30g 夏枯草30g 海浮石30g 柴胡10g。水煎饭后温服。3剂。

7月16日三诊。

上方三剂尚未服完，囊肿便已溃破。今观痰包平复，伸舌左右高低相等，余无不适。舌淡红苔薄白，脉沉缓。囊破痰除，当健脾化湿，以防复发。

黄芪20g 党参15g 白术15g 茯苓15g 半夏12g 陈皮10g 瓜壳12g 海浮石20g 白芥子12g 桂枝12g 天南星12g 薏苡仁20g 炒白扁豆15g

甘草6g。水煎温服。3剂。

按："舌下囊肿"为现代医学病名，中医学称为"痰包""鲍舌""舌下痰包"。乃"痰饮乘火流行，凝舌下，结而鲍肿"（《外科正宗》）而痰饮之形成，与脾虚生湿、三焦不利不无关联。故治之当通利三焦，清化热痰，溃膜排涎。方中五苓散利水渗湿，温阳化气，俾停蓄舌下痰饮化水消散。白芥子、牡蛎、贝母、半夏、夏枯草、制天南星，清热化痰散结；海藻、昆布、瓦楞子、皂角刺、连翘，软坚散结溃膜，其中皂角刺有破坚癥之功，走窜极速，透疮极易，用以穿溃囊膜，亦可建功。香附解郁理气；柴胡疏解少阳。诸药合用，破膜祛涎，消痰散结，故可消其痰包。痰包消后，须健脾化湿，方杜痰包再生。

又按：舌下囊肿（痰包），治本简单，可以三棱针，消毒后刺破囊皮，俾囊内积液流出，掺以冰硼散，二三日即愈。当初欲用此法，然患者拒不接受，退而求其次，拟上方消之。

（二）舌根痰核

何妪群英，年逾古稀，原籍岳池。20世纪60年代初，婚入新疆石河子。老来病多，医药不离。彼地中医绝少，欲看中医，需远涉乌鲁木齐，多有不便。因思回川探亲，趁便求一中医调治。去年腊月，夙愿得遂。春节之后，其弟居宏，带伊来诊。

何妪先述头脑昏重不清，行走摇曳需扶，独自不敢外出，下肢寒冷，夏亦不温，身痛乏力等症求治。经调治近月，诸症悉除。3月15日，又求治一症。谓余曰："吾舌根生一硬核，已有年余，说话进食，舌不灵活，曾在乌市医治，服药虽多，未见消散。医生曾断言：非手术不能除。本欲回疆后即去手术，然近来感觉，咽喉似有物塞，进食滞阻明显，对镜察之，硬核已然增大，不知老师可否中药消散？"

余令张口视之，见舌根左侧边沿，果凸一核，大若蚕豆，半嵌舌根，其色淡红，以棉签探之，硬而光滑，微觉疼痛。询其兼症，尚有口苦，口中灼热，切脉弦细而缓，舌红苔白，中根苔厚，舌下有短粗青筋。

此痰核也。多因脾虚不运，湿痰流聚舌根而成。治当清化热痰，软坚散结。用柴胡温胆汤加减。

竹柴胡15g　法半夏15g　枯黄芩15g　云茯苓15g　陈橘皮12g　浙贝母（打碎）15g　牡蛎30g　白芥子15g　连翘壳15g　夏枯草30g　炒枳壳15g　丹参15g　水竹茹10g　生甘草6g。水煎饭后温服。5剂。

3月19日二诊。

上方服后，咯吐痰涎甚多，口苦及口中灼热消除，自云手指扪之，硬核已软。张口视之，痰核已小，舌红苔薄白，脉象弦缓。效不更方，上方加入白僵蚕15g 猪牙皂6g 皂角刺10g。再进5剂，煎服同前。

3月37日三诊。

痰核已消，舌面已平。患者恐其复发，要求再服二诊方3剂。

此后未再服药，延至6月中旬，舌上未见异常，遂离川回疆。

按：《喉风论》云："痰核者，痰涎注于心包，郁热上涌，舌上生核。"《医宗金鉴》则认为：多由心脾二经痰火邪热上炎所致。可见此症因痰而起，因火而成。故治当清化热痰，软坚散结。方中小柴胡去参枣，加连翘、夏枯草清解郁热，二陈合浙贝母、白芥子、黄芩清化热痰，浙贝母、牡蛎、白芥子、连翘、夏枯草又擅软坚散结，枳壳理气，竹茹消痰通络。诸药合用，共收消痰散核之效。

一一四、情志与肝硬化

韩某者，邻人也。年逾不惑，体素健壮，勤而耐劳，行事公允，乐于助人。深得周邻赞之，众举为生产队长。韩自任职，粮食、副业收入，均有攀升，众益爱之。韩为人耿介，不迎合上司，常因集体事，忤逆驻队干部，干部怒其桀骜不驯，屡欲罢其职，众皆不许。干部无奈，听之。韩遂连任队长十余载。

其队有李某者，烧窑工匠也。常年在外烧制砖瓦，每月交队数十元，可获300工分（当年每10分值约为三四角）。1974年夏，李烧窑于广安城郊。其地引进良种小麦，试种之，产量大增。周邻闻之，争求良种。时粮食紧张，需以粮换粮，队长见求种者众，故昂其值，需大米两斤，换种麦一斤。虽如此，求种者亦络绎不绝。李见而心动。未回队商议，便为生产队称出30斤麦种，并送回队上。韩某及全队社员，闻此麦高产，咸感激之，并请李转告：秋后送去新产大米。

秋收甫讫，韩亲自挑大米60斤，徒步60余里，送至广安城郊。交付完毕，李留韩小住几日，韩欣然应允。李款待甚殷，次日上午，陪韩游览县城。途经医院，李突谓韩曰："队长可愿检查身体？医院医生多与我熟，可帮忙检查，不需给钱。"韩闻不需给钱，兴致盎然。李遂陪韩逐一检查。查毕，李带韩回至工地。下午又同去医院询问检查结果，医生漫云："无大碍，少劳累，想吃什么便吃什么。"韩闻言初甚放心。是夜，韩与李同榻而寝。李白昼劳累，落枕即鼾。韩素择铺，难以成寐，遂忆医生话语，心中不免嘀咕：虽无大碍，总有小碍……为何叫我"想吃什么便吃什么"？越思越疑，辗转反侧，目不交睫。盼至天明，央李再去医院询明，究患何病。上午，李遂取道医院，细叩韩某病情。医生乃明白喻之："尔友罹肝硬化，已近晚期，治愈难矣。"李回至工地，欲以好言蒙之，怎奈李素诚实，经不住韩再三盘诘，只得如实相告。韩闻之如五雷轰顶，顿觉天旋地转，面色惨淡，木然无语。李多方劝慰，良久韩方出一语："吾当速归，准备后事。"言毕收拾箩筐，起身回家。李挽留再三，韩归心似箭，去意已决，李也只好送出城外。韩原路回家，虽挑空箩，却感两脚沉重，步履艰难，挨至日西，方抵家门。

韩回家后，闷闷不乐，万念俱灰，队里诸事，悉交副职，每日凉椅呆坐，茶饭不思。韩妻再三问之，韩遂将实情相告。韩妻虽惶恐不已，仍好言宽慰。韩置若罔闻，每思正当壮年，儿女尚幼，却身患绝症，便悲痛欲绝，泪下潸然。韩嘱妻曰："我患绝症，已至晚期，家中素来清贫，不需请医服药，浪费钱财，拖累儿女。"亲友邻里闻之，相继而至，看望劝导。韩见众人劝慰，愈觉悲伤，遂放声恸哭，终日不止。众人见状只得作罢，延数日腹胀渐大，不逾月而逝。

疾病之发生、发展，与情志的变化至为密切。《灵枢·口问》指出："心者，五脏六腑之主也""故悲哀愁忧则心动，心动则五脏六腑皆摇。"情志对人的影响，首先是心脏，而"心为五脏六腑之大主"，故心受伤，人体功能皆会受损。又云："大惊卒恐，则血气分离，阴阳破散。"经络厥绝，脉道不通。阴阳相逆，经脉空虚，血气不行，乃失其常。《灵枢·本神》还进一步指出："恐惧而不解，则伤精……精时自下"，所谓"精时自下"，非单指肾精，而是指五脏之精气。（《内经》有云："五脏者藏精气而不泻也。"）可见恐惧太过，不但"血气分离，阴阳破散"，五脏所藏之阴精，也会失去统摄，耗散不止。韩君若不去体检，便不知身患何病，尚可泰然处之，仍可"日出而作，日落而息"，不会有身患疾病的感觉。今因突获身患绝症，而备受惊恐，自然会影响"血气分离""阴阳破散"，致使"精时自下"，而过早地去世了。可见情志于疾病何等重要。如此看来，医生、亲朋对身患重病之人，有时不必尽吐真言。

余亦遇一肝病患者，结果却大相径庭。李某，梁河人也。年二十有二，患腹胀胁痛，纳谷呆滞等症，求医半年，病情如故。1984年冬，渐觉腹部胀满，食少艰化，周身乏力。母嘱其在家休息，弟妹骂其偷懒装病。某菊颇感委屈，终日郁闷不乐，以致病情益剧。母甚怜之，遂带至枧子沟医院，经查为"肝硬化"。住院治疗十余日，因经济拮据，未愈出院。其邻人有知余者，荐来求诊。

证见面色萎黄，腹胀纳呆，胁胀隐痛等症。余按脾虚肝郁气滞投方，三诊而病无稍减。乃令其解衣视之，则腹部膨隆如鼓矣。叹曰："此蛊胀也，治之颇难。"女闻放声大哭。且曰："既如此，我便不治了。反正活着也是天天受气。"

言罢起身欲去。余询其中缘故，遂将生世尽告：原来此女非李家所生。李氏夫妇，早年结婚，多年未育，遂收养一女，作为"押长"。自收养此女，李妻果然开怀，且连生三胎。李氏夫妇，遂养四个儿女，生活虽苦，却也和谐，偏这"收养"之女，患上"不治之症"，非但不能劳动创收，反而成天花钱，弟妹便生嫌弃之心。谚云："屋漏偏逢连夜雨，"李某昔日订婚男友，闻其患"不治之症"，便移情别恋，李益伤心。

余闻其哭诉，心甚怜之，不断好言相慰；"病虽难治，却非不治。"女闻可治，遂求开方。然心结终未得解，此后每次来诊，仍不免啼哭，服药仍不见效。因思病人心结不去，服药必难获效。乃以诈言贻之："我观尔非短命之相，乃福寿双全，儿孙孝顺之命也。"渠闻言面色顿霁，忙问曰："老师还会看相？"余曰："粗知一二。"乃言彼天庭满，地阁圆，法令长，都是富贵长寿之相。彼闻而信之。自此心情舒畅，认真服药，病情逐日而减，半年后终获治愈。数年后遇之于途，见其面红神爽，手牵一孩。屡教孩子："快叫唐爷爷。"

有时，善意谎言亦是良药。

一一五、"微似有汗"新解

桂枝汤服法，有"服已须臾，啜热稀粥一升余，以助药力，温复令一时许，遍身漐漐，微似有汗者益佳，不可令如水流漓，病必不除"一段文字。曾问学生："微似有汗"如何理解？多数将其理解为"稍微出点汗"，或"微微出点小汗"。再问为何微出小汗？则曰："下文不是说'如水流漓，病必不除'吗？"我对此句的理解，是让病人汗出时间有所延长。何以如此理解？盖"似"在句中，并非"似乎"之意，而是"嗣"的通假字。"似"通"嗣"古已有之。如《诗·小雅·斯干》"似续妣祖，筑室百堵。"（继承祖妣遵遗愿，盖起宫室千百间。）"嗣"者，继承，接续、延续之意。于此可知"微似汗"，是让病人出汗的时间稍微延续，使汗出透彻。再联系"遍身漐漐"，则更易理解了。"遍身"包括头面、躯干、四肢在内。"漐漐"，《康熙字典》释为："汗出貌，一曰小雨不辍。"不辍，即不停止或连续不断之意。"遍身漐漐"即周身小汗慢慢渗出。为何"有汗"了还要"微似"？因为服药发汗，人体上下并非同时渗出，常常是先头面胸背，再腰腹，再四肢，最后手足掌都有汗出。所以要达到"遍身漐漐"，在出汗时间上，必须稍微延续，（即"微似"）。如此才能使周身汗出透彻，达到汗出邪去的效果。我治外感风寒实证，服药后都要求病人出一身透彻的汗。

一一六、"苦极"可两解

《金匮要略·中风历节病脉证并治第五》后附有：

"《近效方》术附汤，治风虚头重眩，苦极，不知食味，暖肌补中。益精气。

白术二两　附子一枚半（炮，去皮）　甘草一两（炙　右三味，㕮，每五钱匕）姜五片　枣一枚　水一盏半。煎七分，去渣，温服。"

此方的主治中，有"苦极"二字，注家们多未提及"苦极"所指。余以为"苦极"本是形容词，但它既可作为"头重眩"的意动词用。意为：以"头重眩"而感到十分苦恼。也可作为形容词用，指口苦的程度到了极点，以致于进食"不知食味"。可见本方既可用于脾肾阳虚，寒湿内阻，清阳不升所致之眩晕，又可用治寒湿内盛，土壅木郁之口苦。验之临床确实如此。现举二例临床实录。

段妪，耄耋之年，中和人氏。1988年10月，患眩晕多日不愈，平卧尚可，起则欲仆，且频频呕吐，曾请某医诊治，拟半夏白术天麻汤加龙牡予服，药后未效。又请当地村医输液，眩晕依旧。10月20日迎余往诊，见其卧床不起，询之头昏晕胀重，起则天旋地转，不能站立，四肢不温，神疲嗜睡。纳少乏味，仰卧由人喂食。切脉沉细缓，舌淡如纸，苔白厚腻。此脾肾阳虚，寒湿内阻，清阳不升所致也。用近效白术汤原方。

白术（土炒）15g　附片（先煎）15g　炙甘草10g　大枣10g　生姜一小块切片。水煎温服。

服一剂，诸症缓解，即可起床，再剂遂愈。

尤某，年方不惑，大石乡人。患口苦数年，服药甚多，均无疗效。有医生向其推荐龙胆泻肝丸可治口苦。自购服之，亦无疗效。2014年7月15日，其妻周某英，来调月经，偶然询余："老师可曾医过顽固性口苦？我老公口苦多年，吃的药可用箩筐挑，就是没效。"余曰："口苦原因甚多，可带尔夫君来诊方知。"次日周领其夫尤某至。询之终日口苦，晨起为甚，漱口后口苦稍减。伴见口中黏腻，谷食乏味，嗜睡易疲。切脉沉细而缓，舌淡苔白滑腻。此脾肾阳虚，寒湿困脾，土壅木郁，胆汁不循常道，横溢于胃中，熏蒸至口，故口苦也。治当温阳燥湿，疏肝利胆。用近效白术汤加味。

苍术15g　白术（土炒）15g　制附片（先煎）15g　炙甘草6g　柴胡12g　郁金15g　大枣10g　生姜15g。水煎温服。2剂。

7月17日二诊。口苦大减，饮食增加，嗜睡亦除。原方再进二剂。遂愈。

一一七、学习《伤寒论》应用桂枝的体会

仲景《伤寒论》辨证立法，处方用药之精当，为历代医家所公认，因而被奉为中医经典著作。该书是学习中医学的必修课程。近年来通过对《伤寒论》的反复学习，书中要旨略有领悟，现将《伤寒论》中桂枝的应用规律，试作粗浅探讨，不当之处，尚祈同道教正。

（一）发汗解表

风寒束表，卫阳被遏，血行不利，毛窍闭塞，肺气不宣，而现恶寒发热，头痛身痛、无汗的太阳伤寒证（表实证）。仲景取麻黄桂枝同用，组成辛温发汗之峻剂，开表逐邪，发散风寒。桂枝通阳散寒，透营达卫，协助麻黄发汗解表，以增强其发散风寒的功用。如麻黄汤，大、小青龙汤。

（二）调和营卫

仲景对风邪袭表，卫阳被伤，营卫失调，而出现头痛发热，汗出恶风，鼻鸣干呕，脉浮缓，营弱卫强的太阳中风证（表虚证），治法则不相同。此证若仍以发汗解表之麻黄汤治疗，势必令病人正气大伤，甚至出现亡阴亡阳之变。因而采用桂枝配芍药组成的桂枝汤，来调和营卫，发汗解肌进行治疗。桂枝辛能解肌发表，温能外散风寒，而治卫强；芍药酸能敛汗，寒能行阴分而益营阴，以扶营弱。所以桂枝配芍药，于发散中寓敛汗之意，使病邪出而正不伤。

（三）通阳利水

太阳病表邪未从外解，内结太阳之腑，致使膀胱气化不利。出现头痛发热，烦渴欲饮，水入即吐，小便不利的太阳经腑同病之蓄水证时，则又当化气利水，兼解表邪。仲景常以桂枝配苓、泽、白术，内外双解，桂枝既解肌表之风寒，又温通阳气，蒸发三焦，而助苓泽利水。小便利，则蓄水自除。同时还助白术健脾燥湿。一旦膀胱气化趋于正常，则津液上腾，口渴亦止，方如五苓散。

（四）通脉逐瘀

太阳病邪未从外解，亦可随经入腑化热，与血搏结于下焦。出现其人如狂，

谵语烦渴,入夜发热,少腹急结,小便自利的"蓄血证"。治以破血化瘀,通下热结。仲景桃核承气汤,用桃仁、大黄破血行瘀泄热的同时,更配以桂枝疏通经络,宣导瘀血邪热,且使大黄不致直泻肠胃,而能随之进入经脉,发挥其攻热逐瘀之力。是又成为通脉逐瘀之法。

(五)温助心阳

汗为心液,发汗过多,阳随汗泄,心阳受损。心神失养,空虚无主,而见"其人叉手自冒心,心下悸,欲得按"的心阳虚证。此为阳虚之轻者,故仅用桂枝、甘草二味配伍,扶阳补中,复其心阳。桂枝辛温色赤,入心通阳;炙甘草补中益气,使阳气生化有源。二药合用,辛甘化合,作温通心阳之用。其伤心阳甚者,心神外越,出现烦躁,甚或惊狂。则又在桂枝甘草汤中加入龙牡,又成复阳安神之剂。若更兼心血不足,出现脉结代,心悸者,仍在桂甘的基础上配入滋阴补血之品,合阴阳两扶之治法,方如炙甘草汤。

(六)温阳除饮

饮为阴邪,乃寒水所化。因其停蓄部位不同,表现各异,或咳、或呕、或悸、或眩、或满、或肿。仲景治饮之法虽多,但不离"温药和之"这一大法。他常以桂枝配茯苓为主药,成为苓桂类方剂,这不仅是"温药和之",同时也可使水饮"从小便去之"。复根据水饮停蓄的部位不同,配以相应的药物,精当地进行治疗。如脾阳不振,运化失司,水饮中阻,升降失常,出现心下逆满,气上冲胸,起则头眩时,增白术、甘草而成苓桂术甘汤,健脾利水,通阳化饮。若胃阳不足,饮停胃脘,出现"口不渴,厥而心下悸",则又改加温胃行水的生姜,而成温胃化饮,通阳行水之剂,如茯苓甘草汤。更有因发汗不当,损伤心阳,致肾气发动,水气上逆,出现"脐下悸,欲作奔豚者",仍以苓桂为主,再合甘枣而成苓桂甘枣汤,方中苓桂温化水饮,桂草辛甘复其心阳,草枣培土防水,则寒水泄,心阳复,脐下悸安得不止?奔豚又岂能欲作?

(七)温经散寒

素体阳虚血寒的病人,复感外寒,正气为之抑郁,气血流行受阻,四肢失其温养,虽出现"手足厥寒,脉细欲绝"之证,但无恶寒蜷卧,吐利腹痛,乃是血虚而涩,素体阳虚之故,与阴盛阳微之寒厥四逆有别。因而仲景在治疗上采用温经散寒,养血通脉之当归四逆汤治之。方中桂枝温通经脉,合细辛以散内外之寒邪，伍芍药调和营卫，配当归温血养血，共收阳振寒除，经通血养，厥回脉复的功效。

（八）散寒止痛

风寒湿邪杂至袭人，阻滞经脉，营卫失和，气血运行受阻而致痹痛。其人身体痛烦，不能自转侧者，是风寒湿邪流着肌肉，病邪偏重于风寒，病位尚在肌表，所以用桂枝配附子祛风散寒，温经助阳而止痛，如桂枝附子汤。对于病邪深入关节者，其病势较前为重，每现"骨节疼烦，掣痛不得屈伸，近之则痛剧，汗出短气，小便不利，恶风不欲去衣，或身微肿"。其病邪偏于风湿，治疗仍以桂附同用（但附子较前为重）。更加白术健脾燥湿，意在温经散寒，祛湿止痛，缓以图治，非同邪在肌表而利于速效也。如甘草附子汤。

（九）建中补虚

《伤寒论》中有"伤寒，阳脉涩，阴脉弦，法当腹中急痛"者，先与"小建中汤"，和"伤寒二三日，心中悸而烦者"，亦与小建中汤治疗之法。《金匮》还用小建中汤治疗"虚劳里急……腹中痛"者。这"阳脉涩，阴脉弦"，是少阳病而兼中焦虚寒。气血不足，而为少阳病邪所乘，所致"悸"与"烦"也属于虚，因此症状虽异，病机却皆责之中气虚弱。若中气得健，气血一旺，腹痛悸烦安能不除？小建中汤以饴糖草枣合桂枝辛甘化合为阳，资生阳气；合芍药酸甘化合为阴，滋养脾阴，遂成一温补中州，平补阴阳气血的名方。

（十）降逆平冲

误用烧针取汗，劫伤心阳，下焦寒邪乘虚上逆，引发奔豚，气从少腹上冲心者，治以桂枝加桂汤，温通心阳，平逆降冲。方中桂枝不但温通心阳，重用更能下趋于阴，起到平冲气，降逆气，制肾邪，泄奔豚的功效。桂枝加桂汤虽与桂枝汤药味相同，但桂枝用量加重，证治就大不同了。

《伤寒论》中还有桂枝配人参（桂枝人参汤、新加汤），配黄连（黄连汤），配半夏（半夏散及汤）等。在《金匮》里还有桂枝配黄芪（黄芪建中汤），配知母（桂枝芍药知母汤），配石膏（小青龙加石膏汤、木防己汤），配地黄（肾气丸）等，可见一味桂枝，经过恰当的配伍，能起到如此多的作用，足见仲景遣药之巧思，配伍之精当，值得我们毕生研究和探索。

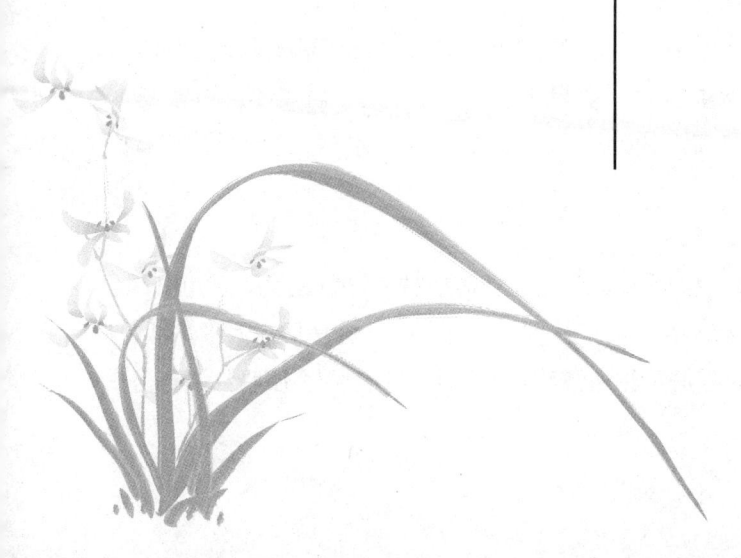

下篇 重症篇

一、脑挫裂痴呆

李某华，男 54 岁，住西溪花园。2009 年 7 月 5 日初诊。

病历摘要：患者于 4 月 23 日晚不慎坠楼，头部严重受伤，出现呕吐、昏迷。120 立即赶来，送往某医院，经脑外科手术抢救，取出坏损颅骨，止血并清除瘀血。昏迷数日，醒后呈痴呆状，胡言乱语，二便失控。医治数日，无明显改善，乃转入重医附院医治。病情稳定后，于 5 月 6 日出院，在广安某医院做高压氧治疗。至 6 月 17 日，神志恍惚加重，6 月 23 日，再次去重庆医附院。入院时说话胡言乱语，不听招呼，交流困难，二便不能控制。至 7 月 3 日，症状稍有改善，出院回家。经人介绍，由两人护送搭车来诊。

刻诊：左额颞顶颅骨缺损，头皮内陷，面积约 10cm×10cm，凹陷深约 4cm。形体消瘦，面色萎黄，精神恍惚，不识家人，语言低微，断续不清，答非所问。站立不稳，行走须两人着力搀扶，且身体后仰欲坠，步态不稳。其妻告谓："三餐全赖他人喂食，饥饱全凭家人掌控；二便毫无知觉，屎尿常遗衣褥。干咳阵作，偶尔自言头痛。"切脉沉细而短，舌淡暗，苔薄白。

脑者，元神之府也。跌伤脑颅，元神必伤。血瘀颅内，气血必阻。且血瘀水停，痰湿必生。痰瘀并阻而元神又伤，因而神志恍惚，记忆丧失，不识家人，不能与人交流，时言头痛。又经开颅手术，气血再次受伤，故言语低微断续，站立不稳，行走不能。

证属元气大亏，痰瘀阻脑，蒙蔽元神。治当益气养心，活血化瘀，涤痰开窍。方用补阳还五汤合导痰汤加减。

黄芪 30g　当归 15g　川芎 15g　红花 10g　丹参 15g　党参 15g　枣仁 15g　菖蒲 15g　远志 10g　益智仁 15g　半夏 15g　茯苓 15g　南星 15g　陈皮 15g　泽泻 20g　甘草 5g　竹沥 1 瓶（100ml）每次兑服 20ml。水煎三次，共取药汁约 600ml，温分三服，5 剂。

7 月 13 日二诊。

上方服后，纳谷略增，稍可站立。行走仍需搀扶，脚软乏力，数步即歇。表情痴呆，意识仍昧，默无言语，答非所问，二便失控，进食仍需人喂，偶言腹胀。察其头伤凹陷处，微见浮肿，按之濡软，午后下肢微肿。舌质暗红，苔薄白，脉沉短而涩。

夫脑者，髓海也。下连于肾，故伤及脑髓，亦即伤肾。肾司二便，肾气大亏，丧失司掌二便职能，故二便遗出，毫无知觉。方中加入补肾填精之品，再观其效。

黄芪30g　党参15g　当归12g　赤芍15g　川芎12g　红花10g　丹参15g　郁金15g　桃仁15g　薏苡仁30g　枣仁15g　石菖蒲15g　远志10g　益智仁15g　半夏15g　白术15g　茯苓15g　南星15g　陈皮15g　泽泻15g　熟地黄15g　枣皮15g　山药15g　龟甲15　菟丝子15g　泽兰15g　甘草5g　竹沥（分次兑服）1瓶。水煎温服。5剂。

7月22日三诊。

上方加入补肾填精之品后，神智时有清醒，二便偶有知觉，大便解出缓慢费力，小便频数，下肢浮肿，按之凹陷，良久方起。语言仍少，嗜睡。舌红苔薄白，脉短而缓。仍守益气祛瘀、豁痰醒神，补肾填精大法。方中暂加利水之品。

黄芪50g　党参30g　白术20g　川芎10g　当归10g　红花10g　桃仁15g　陈皮15g　法半夏15g　南星15g　竹黄15g　枳壳15g　茯苓15g　远志10g　石菖蒲12g　熟地黄20g　山药20g　山茱萸15g　益智仁15g　桑螵蛸15g　菟丝子15　骨碎补15g　龟甲15g　桂枝15g　泽泻15g　猪苓15g　腹皮15g　益母草20g　甘草6g　竹沥（分次兑服）1瓶。水煎温服。3剂。

上方服后，下肢浮肿消退，精神转佳，可扶墙行走数步，二便亦有知觉。本方除去利水之品后，作为主方，随症加减。出现便秘，加火麻仁、肉苁蓉，润肠通便；小便频数，加益智仁、桑螵蛸，固精缩尿；腹胀加入木香、槟片，理气消胀。方中黄芪渐加至100g，并加入红参、莲子、黄精等补元气，益脾肾之品。数剂后，可在家慢步行走，能自己进食、如厕。治疗一月后，神智逐渐清醒，能简单回答一二问题，偶能与家人语言交流。8月2日，去重庆新桥医院，做颅骨修补后，头部外观复原。8月26日来诊时，已可识往返诊所路径，能与他人正常交流，语言清晰，反应稍慢。至10月底，行如常人，意识清楚，记忆恢复。按上服主方，稍作加减，大剂为丸，服用三个月，以资巩固。休息至2010年6月，恢复上班。后来，其妻喜谓余曰："当初有医生断言：医好也是植物人。幸未言中。"

按：本例患者为脑挫裂伤伴颅内出血，虽经及时抢救，保住性命，但留下难以治愈的后遗症。中医理论认为："离经之血便是瘀，"而"治血者必先祛瘀为要"，但患者元气大伤，故益气祛瘀，当为第一要务。然而"血不利则为水"（《金匮》）是谓瘀血内阻，常致水津郁滞，出现肿胀，进而产生痰湿，蒙蔽元神。所以利水化痰、开窍醒神，亦须兼顾；初诊以益气养心，活血化瘀，涤痰开窍立法。用补阳还五汤合导痰汤加减。虽服至五剂，神智仍未清醒，诸症减轻不多。仔细推敲，人身本为整体，局部与脏腑，相互关联，密不可分。颅脑受伤，必内牵连脏腑。《灵枢·经脉》云："人始生，先成精，精成而脑髓生。"《叶选医衡》亦云："肾生髓，髓以脑为主。"于此可知，脑髓与肾精关系密切。脑髓受伤，则肾精亦损也。且"灵机记性在脑，不在心"（《医林改错》）。患者伤脑失忆，便知记性在脑。欲使神志清醒，记忆恢复，不但须益气活血，涤痰开窍，更应壮补脑髓。而补脑填髓，实则补肾填精。于是二诊时加入补肾填精之品。组成大剂复方，其中以补阳还五汤益气活血；导痰汤并菖蒲、远志、竹沥等味，涤痰开窍，兼以醒神。用六味丸及龟甲、菟丝子等品，补肾填精充髓，更加酸枣仁"安五脏""养心液，益水精"；智仁秘精固气，益智安神，以利记忆恢复。组方虽然庞杂，用药仍有层次。三诊出现头部、下肢水肿，暂加利水之品，肿消即去。后按二诊方为主，随症加减，守方继进。气血渐复，痰豁瘀祛，肾精日充，不但身体复原，记忆也得恢复。

二、肝硬化腹水（臌胀）

严孩，女，15岁，住大佛乡。2010年3月30日初诊。

病历摘要：患儿于2009年5月初，出现体倦乏力，肌肤黯黄，皮肤瘙痒，食欲减退，腹部胀满等症。在当地医治无效，其父母带至重庆某医院治疗，经检查诊断：①原发性肾上腺皮质功能减退症。②自身免疫性肝炎。住院月余，病情得以缓解而出院。2010年2月下旬，旧病复发，发展迅猛。在当地治疗，病情未得控制。3月2日再次去重庆某医院治疗，经MRI复查：①左侧垂体可疑小结节影，考虑垂体小腺瘤？②肝硬化，脾大。③大量腹水、腹膜增厚。住院20余日，病情逐日加重，院方两次下病危通知。其父母觉患儿回生无望，遂出院回家。经人介绍，于3月30日专车来我所求治。

刻诊：患儿下车后，由其父母扶至诊所，呈重症病容，面色苍黄虚浮，精神不振，倦怠乏力，不能稳坐，蜷卧长椅，口鼻干燥，时欲思饮，纳呆厌油，艰于消化。脘腹不舒，腹大坚满如足月孕妇，腹皮现不规则片状黑斑，腹围88cm。肚脐上突，如嵌小球，皮薄欲裂，内容似水，按之濡软。肌肤瘙痒，小便短黄，大便结而不畅。脉浮而数，重按无力，舌淡红苔薄白。

西医诊断：①垂体小腺瘤？②肝硬化，脾大。③大量腹水。

中医诊断：臌胀。

辨证：气血双亏，水饮痰瘀内停所致。

治法：益气养血，理气利水，化瘀软坚。

方药：黄芪30g　党参15g　当归12g　桂枝12g　白术15g　猪苓15g　茯苓15g　泽泻15g　鸡内金15g　楂曲各10g　山药20g　黄精15g　半夏15g　陈皮12g　柴胡15g　白芍15g　佛手15g　香附15g　益母草30g　丹参15g　腹皮15g　桑白皮15g　黑丑30g　地肤子30g　白鲜皮30g　生姜6g。水煎日3服，并嘱饮食宜淡盐。3剂。

4月8日二诊，上方服后，大便转稀而畅，精神稍振，可起坐，可站立，并可缓慢行走，但走动乏力，且不能稍久。皮肤仍瘙痒，腹大脐突，过脐腹围，减至85cm，纳谷仍差。前方去黑丑，加鳖甲15g，以增软坚散结之力。5剂。

4月18日三诊，昨日感冒，头痛发热，汗出恶风。今量体温38.4℃。纳呆乏味，腹泻尿少，腹围又增至87cm，腹皮黑斑如故。腰痛乏力，失眠，口苦，脉浮数，舌红苔薄白。先解表邪，再治臌胀。解表用柴胡桂枝汤加味。

柴胡15g　半夏15g　黄芩15g　党参15g　桂枝15g　白芍15g　防风12g　白术15g　黄芪15g　乌药12g　独活15g　泽泻15g　砂仁10g　楂曲各20g　前仁15g　甘草5g。水煎温服，温覆微嗣汗，避风。2剂。表解后服治臌胀方。

黄芪30g　党参15g　当归12g　桂枝12g　白术15g　猪苓15g　茯苓15g　泽泻15g　鸡内金30g　沉香（后下）10g　三七（研粉兑服）12g　白芥15g　牡蛎30g　楂曲各20g　山药20g　黄精15g　半夏15g　陈皮12g　柴胡15g　白芍15g　佛手15g　香附15g　益母草30g　丹参15g　腹皮15g　桑白皮15g　鳖甲15g　生姜6g。水煎温服。8剂。

上方服后，诸症均减。后以此方为基础，随症加减。每诊均配方10剂。至5月31日来诊时，腹围减至76cm，脐突平复，精神振作，纳谷增加，腹皮黑斑转淡，遂减利水消肿之品。至7月4日来诊时，腹围仍为76cm。腹皮黑斑褪尽。17日去重庆某医院复查：B超检查：①肝回声增多，增粗，提示：肝硬化可能。②脾偏大。肝功能检查：谷丙转氨酶44U/L（参考数：0～40U/L），谷草转氨酶45U/L（参考数：5～34U/L），R-谷胺转氨酶103U/L（参考数5～54U/L）。其余各项均属正常。未见腹水。守方至10月26日，再次去重庆某医院复查，皮质醇88.44nmol/L（参考值138～680nmol/L）；谷丙转氨酶55U/L（参考值0～40U/L）；谷草转氨酶48U/L（参考值5～34U/L）；R-谷胺转氨酶104U/L（参考值5～54U/L）；5-核苷酸酶21.5U/L（参考值0～18U/L）；其余多项均在正常范围。此时患儿，精神较佳，眠食二便，亦属正常，尚可帮做家务。至

2011年3月25日十诊，患者已进药80余剂。身体恢复较好，腹部按之柔软，无胀痛感觉，二便食眠均可，唯面色尚欠红润，遂以香砂六君子加味调理中焦，以资巩固。2011年5月初，患者及家人均觉病愈，遂与邻人去广东打工。2012年11月10日，有患者亲属来诊，谓其身体尚可，仍在广东打工云。2016年春节与同村青年结婚。

按：肝硬化腹水，属中医学"臌胀"范畴。为四大难证之一。其形成机制，多由情志抑郁、饮食、邪毒所伤等因素，长期作用于人体，导致气血亏虚，邪毒积聚，形成积块，阻滞气机，日久导致血瘀、水停腹中。病变脏器主要在肝脾，久则入肾。结合本例患儿，因久患肝病，肝失疏泄，气滞血瘀，进而横逆乘脾。脾属土而主运化，脾虚失健，不但化源不足，气血日亏，且脾虚不能制水，水湿内聚，又致土壅木郁。病延日久，累及肾，肾虚则气化无权，开阖不利，水湿停留，积蓄腹中，发为臌胀。喻嘉言认为，"胀病亦不外水裹、气结、血瘀"。（《医门法律·胀病论》）而致水裹、气结、血瘀者，正气亏虚也。故在治疗上，采取益气养血、理气利水、化积消臌的思路。方中以归芪四君，益气健脾补血为君；山药、黄精、楂曲等健中助运辅之。且黄芪既能补气帅血，又可行皮肤之水而消肿，用为主药；五苓五皮利水消肿为臣，佐柴、芍、香附、佛手、沉香，疏肝理气，益母草、丹参、三七、活血祛瘀。其中沉香"坚肾，补命门……降逆气，凡一切不调之气皆能调之"（《医林纂要》）。笔者早年曾治一臌胀，久治不效，原方加入沉香，小便增多，大便泻水如注，腹胀即消，因知沉香有下气利水通便之功，用治肝硬化腹水，甚为对症；而丹参功同四物，行血而补血，药性平和；泽兰入肝脾，"行水活血"，祛瘀而不伤正；三七活血止血，现代研究还可改善肝血流，退黄，阻止肝坏死，用于本病，能促使肝修复；牡蛎、鸡内金、鳖甲、半夏、白芥子，软坚散结并祛痰，对肝硬化、脾大都甚适合。生姜温胃醒脾，用为使药。诸药配伍，颇合病机，故能渐起沉疴。

或问：本病初诊，腹大如箕，肚脐高突，何不"急则治标"，投舟车丸，逐水通便？答曰：腹水虽多，但正气大伤，若浪投舟车辈，只能徒伤正气，反增病情危急。唯有平和之剂，扶助中气，恢复脾运，畅通气血，俟正气来复，病邪自去，不可急功而偾事，只能缓图以建功。此外，虽有瘀血，亦不可径投山棱、莪术、土鳖、水蛭辈破血克伐之品，否则，亦属诛伐无过，落井下石，病必加重。故对于此类重症，始终以固护中气为大法。培补正气，以无形之正气，驱有形之腹水，方能稳妥取效。

三、水臌

林孩，男，10岁，住临溪乡，1996年8月25日初诊。

家长代诉：患儿腹胀如鼓，水谷不进，倦怠嗜睡，已有一月。

刻诊：面色萎黄，精神萎靡，腹胀如鼓，汩汩肠鸣，大便初鞕后溏，小便短黄，舌淡红，苔白中根厚腻，脉沉而缓。

中医辨证：水臌。证因脾为湿困，三焦不利，水阻中焦所致。

治法：燥湿运脾，化气利水。

处方：胃苓汤加味。

泽泻15g　茯苓15g　猪苓12g　白术12g　桂枝12g　苍术12g　陈皮10g　厚朴10g　楂曲各10g　腹皮10g　白蔻6g　甘草3g　冬瓜子15g。水煎温服。1剂。

8月27日二诊。

药后腹胀稍减，纳谷稍增。时有胁痛。

前方去白蔻、冬瓜子，加黑丑（炒）12g，榔片10g，木香10g，以增理气利水之力。

9月1日三诊。上方后，泻水样粪便数次，腹胀随之而消。唯纳谷未复，大便偏稀，精神欠佳。舌淡红苔薄白，脉缓。遂疏香砂六君子，加芡实、扁豆、山药、大枣、薏苡仁，健脾益胃善后。

按：腹胀肠鸣，汩汩有声，大便初鞕后溏，苔白而厚腻，均系水湿内停之明证，小便短黄，为水湿内阻，膀胱气化不利所致。脾为湿困，故纳呆厌食，倦怠嗜睡。脉沉缓亦主内湿。胃苓汤运脾燥湿，化气利水，但湿阻水困，气机亦滞，故二诊方中加榔片、木香理气，气行则水行，加黑丑逐水通便，俾水湿从二便出，因而效果尤其明显。末以香砂六君子加味健脾养胃，以资巩固。

四、肝硬化伴腹水（臌胀）

刘某立，男，54岁，华蓥市明月人。1991年10月4日初诊。

病历摘要：患者在渝经商数年，生活多无规律，五年前查出"乙型肝炎"。今年初，出现脘腹作胀，纳后尤甚，因忙于生意，未予重视。至6月，腹部渐大，纳谷日减，周身乏力，方去重庆某医院就医。诊为"肝硬化伴大量腹水"。服药两月余，病情无明显减轻。8月中旬回家，求其族叔刘某某医生治疗。服药至国庆节，腹胀益甚。刘医生与余相识，因荐余治。

余非当地医生，群众多不相识，患者素未耳闻，虽有族叔推荐，仍不情愿来诊。其叔再三劝说，方于10月4日，与叔一同来校求诊。彼身材高大，着一军用大衣，坐于桌前。切脉未竟，便问："老师摸脉，可知我患何病？"初，余不知其患有此病，但据脉象言之："君脉沉缓，左关弦劲。脉沉主里，缓脉主湿、亦主脾虚。左关弦劲，乃是肝旺克伐脾土之象。据脉推之，当有腹胀胁痛，纳呆，二便不调等症。"刘闻而即曰："所言不差。"随即解衣露腹，见其腹胀如鼓，按之硬满，青筋显露，量其腹围，达105cm。询之，动辄气喘，静坐气息方缓，纳谷呆滞，进食后腹部胀甚，大便稀溏不爽，小便短少而黄，下肢微肿，畏寒喜温，舌淡苔薄白。

西医诊断：肝硬化伴大量腹水。

中医诊断：臌胀。

辨证：肝气郁滞，脾肾阳虚，气滞水停，发为臌胀。

治法：温阳利水，行气消胀。

处方：真武汤合五苓散加减。附片（先煎）15g　白芍15g　茯苓18g　白术30g　生姜15g　桂枝15g　猪苓15g　泽泻20g　黑丑（炒）30g　腹皮15g　陈皮15g　厚朴15g　益母草30g。水煎温服。3剂。

治疗经过：上方加减服至10月27日，大便畅通，小便增多，腹围减为90cm。纳谷有增，精神转佳，胁腹胀满，去腹皮、桂枝、猪苓，加柴胡15g，香附15g，乌药15g，疏肝理气。服后得矢气增多，腹胀得减。至11月7日，腹围减至85cm，腹水已消过半，腹胀虽减，但胸胁仍觉胀满，动辄气喘。此是气机壅滞，非肾不纳气。改用温运中焦，理气消胀治之。用附子理中汤合五磨饮加减。

党参15g　白术30g　干姜15g　附片（先煎）15g　乌药15g　槟榔片15g　木香12g　青皮12g　沉香（磨汁兑服）10g　香附15g　厚朴12g　白芍15g　砂仁10g　炒黑丑30g　甘草6g　紫苏梗15g。水煎温服。

服后，泻出水样大便五六次，量甚多，顿觉胸腹大为宽松。守方数剂，腹围减为83.5cm，小便清利，纳食增加，精神转佳。以上方为基础，随症加减，服至次年1月21日。腹胀全消，余无所苦。病人求疏一丸药处方，带回重庆服用。

遂拟：党参60g　黄芪100g　白术60g　茯苓50g　白芍40g　附片30g　当归30g　巴戟40g　鹿角霜40g　干姜30g　淮山药60g　白蔻30g　陈皮30g　厚朴30g　泽泻30g　炙甘草15g。上药研末为丸，健脾温肾，以资巩固。

2001年春节，患者夫妻回家，专来访余。询其身体状况，告谓：自病愈后，注重生活起居，劳逸结合，至今身体甚好。

按：患者因忙于生意，生活毫无规律，又患"乙肝"数年，以致脾肾阳虚，水湿凝聚，肝郁气滞。三者以阳虚为本，水湿凝聚、肝郁气滞为标。初诊时见腹胀如鼓，青筋显露，腹围达105cm，动辄气喘等危重证候，故以真武汤合五苓散，温阳利水为主法。加入黑丑，消肿除满，利尿通便，逐三焦壅滞之水。服后腹水大泄，腹胀逐步减轻。11月7日时，患者胸胁胀满，动辄气喘，是气滞症状明显，因此改用温运脾肾之附子理中汤，合理气除满之五磨饮，标本兼顾。气滞得解，腹水湿浊，迅速泄出。遂以温养阳气，补益脾肾，顾本善后。

五、早期贲门癌（噎膈）

王某，男，57岁，中和镇人。1996年5月29日初诊。

病历摘要：去年母、妻相继病逝，悲痛数月。续弦进门，家生不和，口角不断，以致胸闷胁胀，饭后胃脘胀痛。间断服药，多无疗效，近来偶现进食哽滞。

刻诊：稀粥吞咽顺利，干饭稍觉滞塞，久咀慢咽，亦可下胃。每餐食后约1小时，即现胃脘胀痛，酸水上泛，即服小苏打数片，酸止噫出，胃脘胀痛，始得缓解。扪其脘腹，微觉胀满。脉缓重按无力，舌淡苔薄白。

辨证：胃痛。乃肝气不舒，气血郁滞，木贼土虚所致。进食作哽，需防噎膈。

治法：疏肝和中，理气活血。

处方：用香砂枳术丸合丹参饮加味。木香12g 香附15g 砂仁10g 白术15g 枳壳15g 丹参15g 檀香10g 乌贼骨20g 浙贝母（切片）15g 良姜10g 白芍15g 半夏15g 丁香10g 吴茱萸6g 延胡索12g 瓜壳15g 甘草6g。水煎温服。2剂。

6月7日二诊。

服上方后，胃脘胀痛消除，吞咽较前顺利。停药数日，进食又觉梗阻，大便燥结，右脉弦滑，左脉弦缓。进食梗阻，噎膈明矣。

辨证：噎膈。系痰气瘀血，阻于食道，则生噎膈。气郁不能布津，肠失津润，大便则燥。

治法：理气化痰，活血润燥。

处方：吴旋启膈饮（自拟）加减 吴茱萸9g 太子参15g 旋覆花（包）10g 赭石20g 浙贝母（切片）15g 檀香（后下）10g 丹参15g 砂仁（后下）10g 瓜壳15g 桔梗12g 香附12g 郁金15g 黄连12g 半夏曲15g 大黄（后下）10g 甘草6g。煎取药汁，入保温杯，时时小口温服。2剂。

7月1日三诊。

药进二剂,进食梗阻消失。患者以为病愈,自行停药。至7月中旬,胃脘胀痛,吞咽梗塞复发,且逐日加重。遂于7月28日去某区医院诊治,经吞钡透视:"见贲门管狭窄约2.5cm,靠前缘不规则,钡剂通过有异常改变"。诊为:"早期贲门癌"。在该院门诊治疗一个月,噎塞益甚,遂又求治于余。

刻诊:流动稀粥,尚可缓慢下咽,米粥稍稠,梗塞难下,且食管梗痛,必呕出食物,咽喉方舒,故三餐仅以稀粥或羹糊充饥。平时胸中滞闷,如有物塞,胃脘胀痛,时有噫气,脉象弦缓,舌苔薄白。痰气瘀阻,甚于前矣。仍宗二诊法治,稍作加减。

处方:太子参15g 吴茱萸9g 赭石30g 瓜壳15g 旋覆花12g 浙贝母(切片)15g 丹参15g 檀香10g 砂仁(后下)10g 香附15g 郁金15g 川黄连12g 法半夏15g 大黄(后下)10g 淡海藻15g 淡昆布15g。服法如前。4剂。

9月7日四诊。

食粥顺利,胸闷稍舒,胃脘胀痛稍有下移,舌淡红,苔水黄根厚,脉弦缓。

前方去赭石、旋覆花、郁金,加滑石30g,薏仁30g,蜈蚣2条,赶山鞭30g。二剂。

9月17日五诊。

进食稠粥已无梗阻,干饭尚觉梗塞,胸部仍感滞闷,舌红苔粗白,脉弦缓。于四诊方中,加入活血之五灵脂、蒲黄各15g,软坚散结之牡蛎、瓦楞子、夏枯草各30g。

守前方服至9月21日,吞咽已无梗阻,且进食干饭,细嚼慢咽,亦不妨咽。唯胸部仍隐隐作痛,腹中气窜上下,时有噫气。脉来细缓,舌淡红苔薄白。上方稍作加减,缓慢进药,服至11月17日,精神转佳,纳谷有味,饭量有增,吞咽正常。余促其去医院复查,患者竟未查停药。延至12月16日,方去广安医院食管摄片(片号10166)检查:取正、斜位,用10×12片,食管吞钡见食管下段近贲门处,示有一长约1cm的环形狭窄,扩张受限,钡剂通过受阻,其上段食管明显扩张,余(-)。意见:上述改变,考虑食管下段癌。

患者见病已转愈,心甚欢喜,遂又来诊,均按三诊方加减。至1997年1月中旬,共诊18次,服药30余剂,吞咽干稀食物,均畅通无阻,乃停服药。经年观察,进食正常,胃脘亦无胀痛之苦。1999年春夏间,突发脑溢血而逝。

按:本例患者,家庭累遭不幸,情志抑郁而伤肝,忧思过度则伤脾,肝郁气滞,进而血瘀;脾失健运,则津聚成痰,痰气瘀血,交阻食管,遂生癌变。治以疏肝理气，健脾祛痰，活血去瘀为主，辅以软坚散结之品。吴旋启膈饮，系吴茱萸汤、旋覆代赭石汤、启膈饮三方加减而成。方中太子参益气养阴，吴茱萸、旋覆花、赭石、半夏温中下气，消痰止呕；半夏、瓜壳、浙贝母开结化痰，檀香"调脾胃，利胸膈，疗噎膈之吐。"（《本草从新》）砂仁"治脾胃气结滞不散"（《医学启源·用药备旨·药类法象》），香附、郁金疏肝解郁；黄连清胃热，与瓜蒌、半夏合用，清化热痰；丹参、大黄活血祛瘀；海藻、昆布散结化痰。全方有益气润燥，降逆止呕，化痰消瘀，开郁散结之功效。此外，心理安慰亦是良药，治疗重病，不可或缺。

六、贲门腺癌（噎膈）

朱某，年已古稀，齐福乡人。2015年11月13日初诊。

病历摘要：患者3月前现咽喉干燥，进食干饭觉哽，在当地治疗，效果不显。近1月来，病情日渐加重，遂于2015年10月31日，去广安市某医院医治。经胃镜检查（检查号GS38766）所见，"食管：未见异常。贲门：见溃疡型新生物，活检质硬，胃底受侵犯。胃体：黏膜红白相间，以红为主。胃角：形态正常，光滑，弧度存在。胃窦：黏膜斑片状充血、糜烂。幽门：圆，开闭好。十二指肠：球部及降部未见异常。"

检查提示："贲门新生物（性质结合病理）；慢性糜烂性胃炎。"

病理诊断报告（病理号B1509503）："贲门腺癌。"

该院医生劝其手术治疗，患者考虑手术花费较多，无力承担，且见邻有患此病者，前年在某医院手术后，仅存活数月亦逝，遂放弃手术治疗。回家后，某中医曾开数方，服后仍乏疗效。后有其戚郭某闻之，特介绍求余医治，遂于11月13日，偕同来诊。

刻诊：患者形体消瘦，面色萎黄，进食作哽，虽久嚼慢咽，亦塞食管，难下胃中，且呃逆连连，气阻胸紧，终致呕出食物痰涎，胸膈方舒。呕后若即饮食，虽汤水入口亦吐。约需30分钟后，方可缓慢咽下稀软食物，以致每餐仅可粥羹充饥。伴胸脘灼热，痞塞紧闷，但不疼痛，时有噫气，口咽干燥，频欲小饮，大便初结后软，小便短黄，舌红苔薄黄，舌下青筋显露。脉沉细缓。

西医诊断：贲门腺癌，慢性糜烂性胃炎。

中医诊断：噎膈。

辨证：痰气交结，阻塞胸膈。胃阴不足，津不上承。

治法：理气化痰，开郁润燥。

方药：吴旋启膈饮（自拟）加减。

吴茱萸6g　法半夏15g　北沙参15g　旋覆花（包煎）10g　代赭石30g　大贝母（切片）15g　瓜蒌皮15g　麦冬15g　丹参12g　檀香（后下）10g　广郁金15g　缩砂仁10g　陈皮15g　薏苡仁30g　瓦楞子（打碎）30g　大蜈蚣2条　硼砂（分6次兑服）6g　生甘草6g。水煎取药汁，装入保温杯内，如品茶样随时小饮。两日1剂。3剂。

11月20日二诊。

上方3剂后，进稠粥已不觉哽，胸脘稍开，不再灼热，仍觉稍紧，口咽已不干燥。舌质淡红，苔水黄薄腻，脉沉缓。药已中的，原方稍作加减再进。

吴茱萸6g　黄药子15g　白僵蚕15g　威灵仙15g　法半夏15g　北沙参15g　代赭石30g　大贝母（切片）15g　丹参15g　瓜蒌皮15g　麦冬15g　檀香（后下）12g　缩砂仁10g　薏苡仁60g　瓦楞子（打碎）30g　大蜈蚣2条　硼砂（兑服）6g　生甘草6g。煎服法同上。5剂。

12月7日三诊。

上方后可进食干饭，且能顺利咽下，毫无哽阻，胸咽已舒，不再发紧，大便偏干，偶有燥结。舌红根部薄黄苔，脉沉而缓。原方略作调整续进。

吴茱萸6g　代赭石30g　旋覆花（包煎）10g　北沙参15g　浙贝母15g（打碎）　瓜蒌皮15g　法半夏15g　麦冬15g　紫丹参12g　檀香（后下）10g　缩砂仁（后下）10g　大蜈蚣2条　薏苡仁60g　黄药子15g　白僵蚕15g　威灵仙15g　射干15g　火麻仁15g　生甘草6g。煎服法同上。5剂。

此后未再来诊。半年后，其戚郭某来诊所诊病，患者托其转告："饮食已如常人。"并代致谢云。2016年10月底，朱翁荐一中年妇女来诊（自疑患食管癌，余诊为梅核气）。余询朱翁近况，妇谓曰："朱翁云饮食如常，身体尚好。我因咽喉哽哽不舒，以为患上食管癌，专去询他病是谁治愈。他才教我前来找您。"

按：噎膈形成，多因气结在先，影响津液输布运行，渐致津阻水停，化生痰涎，痰气相搏，阻塞胸膈，遂致饮食噎塞，胸膈痞满。气结津液不能上承，故口咽干燥。食不得下，无以化生精微，充养形体，故形体消瘦，面色萎黄；舌红苔薄黄，脉沉细弦，是内有郁火，津液不足之象；舌下青筋显露，则知内已有瘀，然胸膈并无疼痛，又知瘀阻不甚。因而治疗以理气化痰，开郁润燥为主，酌加活血之品。吴旋启膈饮系由吴茱萸汤、旋复代赭石汤、启膈饮三方加减而成。方中郁金、砂仁、檀香、旋覆花、陈皮、吴茱萸开郁利气为君；法夏、贝母、瓜蒌皮、硼砂、代赭石化痰止呕为臣，北沙参、麦冬、丹参，养阴润燥兼活血；佐以薏苡仁、瓦楞子、蜈蚣，软坚散结，消除癌变之物；使以甘草，调和诸药。诸药合用，共收开郁润燥、软坚化痰之效。

七、胃窦低分化腺癌（胃痛）

贺某，男，50岁，万寿人。1997年7月26日初诊。

病历摘要：患者胃脘疼痛10余年，时缓时剧，剧则服药，缓则听之。近数月来，疼痛频繁，尤以午夜为剧。1997年6月26日，经某医院胃镜检查，并胃部细胞活检，诊为"胃窦低分化腺癌"。患者疑其诊断有误，又于7月2日去南充某医院，做进一步检查治疗，除有"胃窦低分化腺癌"之外，尚有"幽门管溃疡""十二指肠球炎""糜烂型胃炎""食道贲门炎"。服药半月余，胃痛未减。经人介绍，于1997年7月24日，来校求治。

刻诊：患者形体消瘦，面色黯黄，精神萎靡。胃脘作胀，右侧承满至关门间，终日隐隐作痛，按之稍硬而痛甚。晚饭后，上腹部疼痛逐渐加重，半夜十二点至一点间最剧，尔后疼痛逐渐缓解，凌晨两点后方能入睡。每夜如此，已有数月。伴嗳气连连，纳差艰化；进稀粥尚可消化，若食干饭油腻，食滞难下，且脘腹胀痛益著。肠鸣便溏，时夹黑粪。晨起口苦，舌淡而胖，苔白润根部淡黄，切脉沉细而缓。

西医诊断：胃窦低分化腺癌、十二指肠球炎、糜烂型胃炎。

中医诊断：胃脘痛。

辨证：中阳不振，运化失司，气滞血瘀，湿滞痰结。

治法：益气温中养胃，理气活血散结。

处方：砂半理中汤合丹参饮加味。

党参15g　炒白术20g　干姜12g　砂仁9g　法半夏15g　檀香（后下）10g　丹参20g　枳壳20g　木香15g　佛手15g　延胡索15g　法罗海15g　白芷15g　薏苡仁60g　瓜壳15g　半枝莲30g　黄药子15g　瓦楞子（打碎）30g　菱角（打破）10只。水煎温服，并嘱忌食辛辣及不易消化食物。5剂。

11月11日二诊：上方服至5剂后，胃痛全除，纳食渐开，精神有振。因家中经济困难，见胃痛已止而停药。近因协助家中播种小麦，劳累过度，以致脘腹又现胀痛，嗳气频来，纳谷顿减，下肢浮肿。舌淡苔白润，脉细无力。药本中的，初效停药，又加过劳，以致正衰邪进。治宗前法，稍作加减。

生黄芪 30g　党参 15g　土炒白术 20g　干姜 15g　淮山药 20g　砂仁 10g　姜半夏 15g　茯苓 15g　枳壳 15g　吴茱萸 7g　五灵脂 15g　黄药子 15g　高良姜 12g　瓦楞子（打）30g　瓜壳 15g　丹参 15g　天南星 15g　浙贝母 15g　白芥子 12g　厚朴 15g　薏苡仁 60g　甘草 6g　菱角（打破）10 只水煎温服。2 剂。

11 月 21 日三诊。

胃脘胀痛缓解，下肢浮肿消退。然噫气连声，时时欠伸，易于疲乏，夜间尿频，舌淡胖，苔薄白而腻。脉来虚细。此因寒痰瘀滞中阻，胃失和降，气逆上行，则噫气不断；肾气亏虚，则时时欠伸而夜尿频多；精气不足，则易感疲乏。故当温中以降逆，补肾以缩尿，佐以化痰软坚之品。

处方：黄芪 30g　党参 20g　土炒白术 20g　干姜 15g　吴茱萸 10g　桂枝 15g　白芍 15g　延胡索 15g　黑故子 15g　姜半夏 15g　砂仁 15g　玉竹 15g　枳壳 15g　山药 30g　覆盆子 15g　益智仁 15g　枸杞子 20g　黄药子 20g　制南星 15g　浙贝母 15g　木香 15g　薏苡仁 60g　陈皮 15g　丹参 30g　瓦楞子 30g　白芥子 15g　菱角（打碎）10 只。水煎温服。2 剂。

12 月 25 日四诊。

上方 2 剂，病又得减，经济拮据，无奈停药。近日胸脘胀痛，如物支撑，午后加重，入夜尤剧，时过午夜，疼痛渐缓，方得入睡。观其面色无华，微有浮肿；时时欠伸，噫气频来，噫后脘腹胀痛得以减轻；动则胸闷心累，夜尿频多。舌淡胖苔薄白，脉沉细缓。幸每餐可进稀粥两碗，是胃气未败，正气尚未大亏。治守前法，稍作加减。

处方：黄芪 30g　党参 20g　炒白术 20g　法半夏 15g　吴茱萸 10g　黄药子 15g　玉竹 15g　益智仁 15g　山药 20g　当归 15g　五灵脂 15g　覆盆子 15g　制南星 15g　浙贝母 15g　丹参 15g　赭石 30g　佛手 15g　瓜壳 15g　延胡索 15g　郁金 15g　茯苓皮 15g　瓦楞子 30g　丁香 10g　大腹皮 15g　菱角（打碎）10 只。水煎温服。4 剂。

1998 年 2 月 17 日五诊。

前方 4 剂后，各种症状均得控制。停药月余，又见动辄心悸心累。续进四诊方 2 剂。

2 月 26 日六诊。

刻下脘腹微觉胀满，按之微痛。纳谷虽增，而艰于消化；黑便虽无，而便不成形；精神稍振，而正气未复。投大剂复方，集益气温中、健脾助运、化痰软坚、理气活血之品为一方治之。盖复杂之病，需投复杂之方。

乌贼骨 30g　浙贝母 15g　黄芪 30g　党参 20g　白术 15g　法半夏 15g　吴茱萸 10g　楂曲各 20g　黄药子 15g　瓦楞子 30g　丹参 15g　郁金 15g　丁香 10g　僵蚕 15g　乌梅 15g　延胡索 15g　瓜壳 15g　佛手 15g　南星 15g　当归 15g　五灵脂 15g　黄精 15g　淮山药 20g　代赭石 30g　旋覆花 15g　炒枳壳 15g　广木香 15g　厚朴 15g　白芍 15g　甘草 6g　炒莱菔子 15g　八月札 15g　荜澄茄 15g　砂仁 10g　檀香 15g　茯苓 15g　乳没各 15g　菱角（打碎）10只。水煎温服。3剂，后又续进 5剂。

上方 8 剂，服至三月中旬，诸症消除，春耕开始，又能参加农活。此后数年，劳作未曾间断。终因家境贫寒，胃痛止后，不能继续服药而臻根治，以致 8 年后（即 2006 年 5 月）旧病复发，无力医治而逝。

按：胃癌属中医学"反胃""胃痛""癥积"范畴。其病理机制，多因情志不遂，肝郁不舒；兼饮食不节，脾胃受损，致使肝胃不和，运化失常，痰浊内生。且气机不畅，血滞成瘀，痰瘀互结，日久成积。若迁延日久，脾胃失调，化源不足，新血不生，恶血不去，气血大亏，每致虚实夹杂，治疗颇难。本例患者病机之演化，盖如此也。故自始至终，均以砂半理中汤加黄芪、山药益气温中，健脾养胃而固其本；用丹参饮加木香、佛手、枳壳、法罗海、五灵脂理气活血；黄药子、瓜蒌、茯苓、南星、浙贝母、半夏祛痰散结；瓦楞子、菱角软坚化癌，为祛邪之用。因其病情复杂，故当大剂复方，标本兼顾，方能取效。

八、胃低分化腺癌并肺、直肠转移，不完全性肠梗阻（积聚、痢疾）

严某某，男，71 岁，住大佛乡，2003 年 4 月 26 日初诊。

病历摘要：患者因长期胃痛，胃纳不佳。近来又见肛门坠胀，频频登圊，粪便不出等症。在当地医治无效，于 4 月 22 日，入某医院治疗，经胸透、胃镜、肠镜、活检等检查，诊断为："胃低分化腺癌并肺、直肠转移，不完全性肠梗阻。"住院数日，病情未得控制，劝其转院治疗。其出院证明谓："入院后经灌肠、输液等处理后，病情无明显改善。建议到上级医院进一步治疗。"遂于 4 月 26 日出院，由其子护送，搭车来诊所，求余诊治。

刻诊：患者枯瘦如柴，面色萎黄，精神萎靡，稍坐即欲躺卧。整日肛胀里急，频频如厕，虚坐努责，终无粪出，如此20余日。偶有少量粪便解出，亦为涕样白色黏液。多日未进米谷，唯以葡萄糖水延生。肠鸣辘辘，腹部胀痛，轻抚较舒，重按则痛。胃脘高突，状如覆碗，按之顽硬疼痛。舌红苔粗白，脉弦细重按无力。

西医诊断：胃低分化腺癌并肺、直肠转移，不完全性肠梗阻。

中医诊断：积聚、痢疾。

辨证：气阴双亏，寒湿热邪内聚，气血壅滞胃肠，腑气不行，日久成积。

治法：先通肠和胃，化滞消积。

处方：理中汤、小承气汤、半夏泻心合用加减。

党参15g　白术15g　干姜15g　黄精20g　厚朴15g　大黄（泡汁兑服）12g　枳壳15g　半夏18g　黄连12g　黄芩15g　白头翁15g　升麻15g　薤白10g　佛手12g　木香12g　炒莱菔子12g　楂曲各20g　白芍15g　赤芍15g　当归15g　麻仁10g　蛇六谷30g　重楼15g。水煎温服。2剂，服后视病情再作处理。

4月29日二诊。

患者家距县城40余公里，病重往返不便，故其子来述病情求方。

2剂服完，纳谷稍开，每餐可进米汤或稀粥半碗，但仍频坐马桶，解出为白黏胶冻，未见黄色粪便，腹部胀满，舌红而干。痢下日久，气阴必亏，气机逆乱，升降必悖。故当益气养阴，调畅气机。

黄芪30g　党参15g　白术18g　当归12g　生地黄15g　麦冬15g　玄参15g　肉苁蓉12g　升麻10g　厚朴12g　枳壳12g　大黄12g　麻仁12g　薤白10g　莱菔子12g　槟榔片12g　甘草6g。水煎温服。3剂。

5月9日三诊。

其子来述：上方3剂，已有粪便解出，黏滞不爽，且夹血液。纳谷仍少，口淡乏味，口渴喜饮。随大便之排出，胃脘包块有上下游动之态。按之顽硬，仍觉疼痛，舌红而干。气阴未复，仍当益气养阴，调气止血。

沙参15g　生地黄15g　山药30g　黄芪30g　党参15g　白术15g　甘草6g　鸡内金12g　槟榔片12g　枳壳12g　厚朴12g　佛手15g　薤白10g　麻仁10g　三七（研粉兑服）10g　仙鹤草30g　当归15g。水煎温服。6剂。

6月2日四诊。

其子来述：上方共进6剂，食欲转佳，饭量增多。每日登厕，减至数次至十余次不等，大便清稀色黄，夹有少量白冻，腹部胀痛，肛门及小腹坠胀不舒，口已不渴。正气稍复，病邪暂退，是为佳象，仍以补益中气，调畅气机为要。

黄芪30g　党参15g　白术15g　山药20g　茯苓15g　砂仁10g　当归15g　白芍15g　槟榔片15g　薤白15g　枳壳15g　厚朴15g　葛根30g　升麻15g　楂肉20g　鸡内金15g　麻仁15g　木香12g　黄连15g　仙鹤草30g　半枝莲20g。水煎温服。3剂。

6月10日五诊。

其子来述：每餐可进食干饭一碗，胃脘包块现已消散，精神转佳，可出户外散步。但肛门仍感坠胀，频欲登厕，难出粪便，久蹲偶出少量黄色稀粪，并夹有蛋清样黏液，小便频急，不能稍忍，舌红无苔。养胃扶正，消积散瘤。

黄精15g　沙参15g　扁豆15g　玄参15g　二冬各15g　山药20g　白术15g　白芍15g　桑螵蛸15g　仙鹤草30g　地榆15g　苦参15g　升麻15g　白头翁15g　麻仁15g　滑石20g　木香12g　厚朴12g　槟榔片12g　薤白12g　瓦楞子30g　牡蛎30g　山楂20g　鸡内金20g。水煎温服。5剂。

5剂后，患者胃纳增多，消化亦好，精神转佳，并可参加适度农活。以为病愈，自行停药，饮食调养，体力慢慢恢复。2003年10月21日，有邻人来诊：谓其可下地收挖红薯。至次年秋天，患者旧病复发，方知所患为癌症，拒绝医治，迁延月余而逝。

按：近年来癌症发病，呈上升趋势，然治愈者甚少。究其原因或家贫而无力医治；或恐癌而正气先亏；或谓癌无药可医，而放弃治疗；经济宽裕者，或求速效而开刀除癌，或求全歼癌毒而放疗化疗。现代医学的"除癌务尽"思想，是当今医院治疗癌症的总趋势。然癌症之患，总因正气先亏，然后邪毒方能入侵，致使气滞血瘀，痰浊壅滞，终致癌肿。尤其癌症晚期，正气极虚，无论开刀、放疗化疗，总是"杀敌八百，自损三千"。愚以为：治疗晚期癌症，当以扶正为第一要务。正胜则邪退，不必"除癌务尽"。控制癌肿发展，带癌生存，与癌"和平共处"，乃是妥善之法。

本例患者因长期胃痛，胃纳不佳，营养不良，以致中气虚损，身枯面黄，精神萎靡，中气下陷，整日肛胀，频频登厕，虚坐努责，终无粪出。湿浊阻滞肠道，故解出之物，如涕如冻。痰湿瘀浊，结于中焦，脘突硬痛。故方用理中汤加黄精，益气温中，鼓舞正气；厚朴、枳壳、薤白、佛手、木香、萝卜子，理气消胀；大黄、芩、连，泄热通积，半夏、蛇六谷，散结软坚；重楼、白头翁，清解热毒，且白头翁可疗"癥瘕、积聚。"（《罗氏会约医镜本草》）升麻解毒而升举阳气；楂、曲助运化积；白芍、赤芍、当归，养血活血止痛；麻仁不但滑肠通便，且"甘能补中，中得补则气自益，甘能益血，血脉复，则积血破。"（《本草经疏》）二诊时，纳谷渐开，可进稀粥半碗，唯舌红而干。是气阴亏虚显现，故用参、芪、术、草益气健脾；当归、生地黄、麦冬、玄参、肉苁蓉滋养阴血；升麻、麻仁、薤白、萝卜子、榔片合小承气汤，升降气机，导滞消积。三诊则着重益胃阴、养脾气。盖有胃气则生，无胃气则死，况正气健旺，自能驱除病邪，六腑以通为补，故以鸡内金、槟榔片、枳壳、厚朴、佛手、薤白、麻仁调气机，通肠道；三七、仙鹤草、当归，止血养血；重楼解毒消肿。四诊时，饭量增加，泻下减少，正气渐复，病邪减退，仍守补益气血，升降气机，开胃助运，解毒利便大法。五诊时，患者每餐可进食干饭一碗，腹中包块亦已消散，精神转佳，故于养正方中加入瓦楞子、牡蛎、山楂、鸡内金，以消积化滞，巩固疗效。本例患者共诊五次，服药19剂，收效较好，惜病人未坚持服药，一年后旧病复发，得知实情，拒绝医治而逝。良可叹也！

九、喉癌（喉菌）

罗某，男，50岁，住华鎣市铜堡乡，1989年12月24日初诊。

病历摘要：患者于半年前，现咽喉干痛，渐次咳嗽胸痛，声音嘶哑。医治数月，病情日剧。于1989年12月，去广安县医院，经X线透视，见"双肺纹理呈网状增多"。食管镜检查，则见"左侧喉壁及左声带内有新生物"。细胞活检发现癌细胞。遂确诊为"喉癌（鳞型）"。劝其去重庆手术治疗。患者因经济困难，且畏惧手术，未去重庆。经人介绍，来校求治。

刻诊：面黄肌瘦，咽喉干灼疼痛，痛引左侧耳中；说话费力，声音嘶哑，几乎不能听清所说话语，常以手示意。咳嗽不爽，咳引胸喉疼痛加剧。初咳痰稠，继则痰稀，黏喉难咯，且夹少量血丝。动辄气喘，心悸心累，胸憋气塞，如压重物。左颈肌肉，频频瞤动。左耳下有一硬核，大如指头，推之痛而不移。口渴频饮，口淡乏味，纳谷呆滞，进食咽喉梗痛，三餐均食稀粥。伴头晕目眩，肢体乏力。脉来弦细，重按无力，舌淡苔薄白腻，中心无苔，舌底青筋怒张。

西医诊断：喉癌。

中医诊断：喉菌。

辨证：乃痰浊结聚，气血瘀阻喉间所致。

治法：豁痰散结，理气化瘀。

处方：(1) 化瘀散结汤（自拟）：丹参15g 川芎12g 当归12g 桔梗15g 射干15g 威灵仙15g 杏仁12g 枳壳12g 半枝莲20g 白花蛇舌草20g 薏

苡仁 20g　法半夏 12g　黄精 15g。5 剂。

（2）化痰散结散（自拟）：大蜈蚣 6 条　僵蚕 12g　乌梅肉 12g　川贝母 12g　全蝎 6g　硼砂 6g。5 剂。

煎服法：将汤剂连煎三次，共取药汁约 1200ml，混合后分 6 次服。

散剂：各药焙干，共研细末，分为 6 包。于每餐饭后半小时，取药汁约 200ml，散剂 1 包，缓缓服下。忌烟酒辛辣诸物。

1990 年 1 月 4 日二诊。

上方间日 1 剂，5 剂服完，咳嗽爽快，吐痰甚多，痰未夹血。喉及胸部疼痛大减，胸廓宽舒，气息平和，进食不梗，食量有增，精神转佳，但喉仍干燥。说话虽嘶哑费力，但能听清话语。药已中的，不需更方。前方去薏苡仁、法半夏，加天花粉、麦冬各 15g。散剂中川贝母改为浙贝母 12g。煎服法如前。

1990 年 2 月 27 日三诊。

二诊方服至春节时，已进 10 剂，咽喉及胸部疼痛消失，声音恢复，纳谷如常，吞咽顺利，精神振作，左耳下硬核也已消失。余无不适，以为病愈而停药，春节期间又与亲朋饮酒。近日感冒风寒后，又见咳嗽不爽，声音稍嘶，喉部不适，左耳作胀，头痛恶寒，脉浮紧，苔薄白。始觉病根未除，又来求方，于是拟三拗汤加桔梗、僵蚕、柴胡表散风寒，表邪解后，继以二诊方增损以进。

汤剂：威灵仙 15g　山豆根 12g　射干 12g　枳壳 12g　柴胡 12g　丹参 15g　川芎 12g　归尾 12g　桔梗 10g　法半夏 12g　薏苡仁 30g　半枝莲 15g　白花蛇舌草 15g　沙参 15g　黄精 15g　麦冬 12g　光杏仁 12g。

散剂：原散剂方加硼砂至 9g。两方各 10 剂。

嘱其坚持服用本方至 3 月中旬。

5 年后，即 1994 年 10 月 5 日，罗带一戚来校求治，见其身体颇健。询知，体无不适。

按：喉癌属中医学"喉菌""喉疳""喉百叶"等病范畴，是发于喉部的恶性肿瘤。中医古籍中，早有类似喉癌证候的记载，如《医宗金鉴·外科心法要诀》云："此证……初觉咽嗌干燥，如毛草常刺喉中，又如硬物隘于咽下，呕吐酸水，哕出甜涎，淡红，微肿微痛，日久其色紫暗不鲜，颇似冻榴子色……破烂腐衣，叠若虾皮，声音嘶哑，喘急多痰，臭腐蚀延，其痛倍增，妨碍饮食，胃气由此渐衰，而虚火日盛。"并指出"其证投方应病，或者十全一二，否则难救。"现代医学则主张手术切除，或者放疗，结合化疗。本例患者有数十年吸烟、酗酒史，咽喉及肺脏，长期为烟火熏燎，势必灼津耗气。加之酒浆助湿生热，湿热煎

下篇　重症篇

189

熬，血因之而瘀，蓄积日久，结为喉癌。故用射干、杏仁、半夏、贝母、灵仙消痰散结；硼砂化痰消坚；三虫攻毒散结，丹参、当归活血化瘀，薏苡仁渗湿健脾，枳壳理气，半枝莲、白花蛇舌草清热解毒，黄精益气养阴，乌梅不但收敛生津，且"去恶肉"。(《本经》)二诊时，湿痰已化，气津未复，故去薏苡仁、半夏，加沙参、麦冬、天花粉。诸药合用，共收化瘀、祛痰、散结、畅气、消癌、复正的功效。但癌属顽症，须坚持服药，并严守禁忌，方能获愈。

十、腰椎结核（骨痨）

例1 李某翠，女，60岁，住渠河乡。1989年7月3日初诊。

病历摘要：患者半年前出现腰部隐痛，逐日加剧，当地医生多按腰痛医治，或补肾或除湿或活血，终无疗效。至6月中旬，腰痛剧烈，放射至左侧臀部大腿，不能站立行走。卧唯右向，且不动弹，其痛方缓。稍动则痛如锥刺，并引手足抽搐，肌肉挛急。因于6月20日，住某区医院治疗，经治数日，疼痛不减，转入华蓥山枧子沟医院医治。该院经查血透视，诊为"腰椎结核（第4～6椎）"。用药数日，疼痛如故。同室病友，见其痛苦难当，询之，得知病情，遂告之余善治骨结核病。遂于7月2日出院，次日上午，患者两子，轮番背负，来校求治。

刻诊：患者面黄肌瘦，呈痛苦病容，呻吟不已。命门穴处肿胀微凸，约可容掌，皮色不红，按之微硬灼热，腰部至下肢疼痛。若背靠软物，静坐不动，疼痛可忍，若变体位，腰痛如折，手足亦现挛搐。半年来仅能俯卧于床。切脉沉弦细数，舌红苔少，口渴欲饮。

西医诊断：腰椎结核。

中医诊断：流痰（亦名骨痨）。

辨证：系肾脏亏损，督脉空虚，寒湿入侵，气血凝滞，蚀骨腐肉，化脓成疽。

治法：急则治标，先活血化瘀，清热解毒。

处方：赤白芍各15g 甘草12g 蒲公英20g 北细辛6g 白芥子12g 黄柏12g 栀子12g 炮穿山甲10g 苍术10g 忍冬藤30g 天花粉12g 连翘15g 生地黄12g 当归12g 川芎12g。水煎温服，先进1剂，以观疗效。

7月4日二诊。

昨日药方，昼三夜一服，疼痛大减，已能下地站立，由人搀扶可移动数步。腰椎肿处，略有消散，按之仍痛，但不灼热。左腿后侧尚觉疼痛，口苦微渴，舌红少苔，脉象沉细略数。热毒已挫，议用温化寒痰，滋肾养督为主，稍佐清化之品。

处方：麻黄6g 白芥子10g 生地黄20g 干姜8g 鹿角霜15g 大蜈蚣1条 炮穿山甲9g 黄柏10g 忍冬藤15g 蒲公英20g 连翘15g 牡蛎20g 乳没各10g 甘草6g。水煎温服。2剂。

7月7日三诊。

命门处肿胀消而未平，站立、卧床，腰腿均不觉疼痛，唯坐下与起立时，腰仍疼痛。微渴饮少，自觉发热。效不更方，加减再进。

处方：前方加北细辛6g 白芷15g 当归15g 薏苡仁20g，忍冬藤易为金银花15g。水煎温服。3剂。

7月11日四诊。

在家行走自如，今日拄杖来诊，行走中腰腿疼痛轻微，尚能坚持，步行二里，脉浮缓，舌苔薄白。

处方：白芍20g 甘草10g 木瓜30g 麻黄6g 白芥子12g 干姜6g 鹿角霜12g 生地黄20g 金银花15g 蒲公英20g 黄柏15g 白芷12g 川芎12g 独活15g 乳没各15g 淮牛膝15g。水煎温服。3剂。

7月21日五诊。

腰部肿胀已全部消散，按之微觉疼痛，然腰尻至大小腿，尚觉酸胀微痛，脉象浮缓，舌质正常，苔粗白。流痰虽衰，余邪未尽，再进温化冷痰，解毒化湿之剂。

处方：麻黄6g 干姜6g 熟地黄24g 白芥子10g 鹿角霜15g 蜈蚣2条 黄柏15g 苍术15g 金银花15g 蒲公英20g 白芷15g 山药20g。水煎温服。

此后暑假，余回乡下，嘱患者守方继进，两日一剂。至9月初，患者诸症均已消除。随访3年，未曾复发。

按：骨结核属中医学"流痰""骨痨""附骨疽"范畴。现代医学认为，系结核杆菌侵袭骨关节所致。中医学则认为，多因先天不足，或后天亏损，以致骨骼空虚，风寒乘虚侵袭，使痰浊凝聚，而成斯疾。本例患者，既有肾脏亏虚之本，又有寒痰化热之标，因此初诊时以清解标热，缓解疼痛为主。方中天花粉、芍药、甘草、忍冬藤、栀子、黄柏、蒲公英、连翘，清热解毒而止痛；苍术、白芥、细辛温燥寒痰而止痛；四物汤养血活血；炮甲不但走窜经络，且助连翘、白芥、花粉散结消痰。待其标症得以缓解，则以阳和汤加减治本为主。

骨痨发病缓，取效慢，治愈不易，虽辨证准确，亦需要守方续进，方收全功。

例2 方某，男，29岁，成都市人，1998年1月28日诊。

病历摘要：患者腰痛年余，加重半年。1997年10月初，住成都某医院治疗，

下篇 重症篇

191

经 CT 显示："腰$_{2\sim5}$椎骨结核"。经采取抗结核、对症治疗等措施，病情有增无减。病人家属与院方，邀请多位知名教授、骨病专家会诊，仍不能抑制病情发展。乃告知病人家属：药物已无法控制病情，手术极易招致腰以下截瘫，建议去美国某医院，进行手术治疗。家属通过有关人士，联系美国某医院，方知所需不菲，且亦难保术后不致腰下瘫痪。父母遂放弃去美治疗，欲去北京求医。

接诊经过：吾校教师段某，与患者为大学同学。闻方某生病住院，利用寒假，前去看望。了解病情后，遂向患者及家属介绍，余善治此病。患者及父母闻言，喜出望外，即于1月27日，来电话联系，欲专车接吾去蓉。时余长子迎新，正实习于"四川省中医研究院"。遂通知吾儿：次日去患者所住医院，诊脉问症，电话向余陈述脉症，然后记录所拟处方，交其服用。

据吾儿来电述：患者终日卧床，枯瘦如柴，肤色晦滞，呈痛苦面容；日夜呻吟，语言低微；腰部漫肿，命门周围，高突寸余，状如覆碗，肌肤绷急，皮色不变，触之顽硬，扪之微热；腰部疼痛，时剧时缓，剧时难忍，腿足挛急，需注射哌替啶一支，方得缓解。痛缓时，可由两人搀扶，艰难站立，胸挺后仰，蹒跚数步即坐，坐则倚墙靠椅，或两手用力支撑椅凳，以减轻腰脊负重。舌淡苔薄黄，脉象沉微。

西医诊断：腰椎结核。

中医诊断：流痰。

辨证：系三阴亏损，骨髓空虚，寒湿乘虚侵袭，痰浊凝聚，发为流痰。

治法：温化寒痰，补肾通督，佐以散结解毒。

处方：汤剂：阳和汤加味。生地黄20g　白芥子15g　麻黄6g　鹿角霜30g　肉桂6g　泡参15g　当归15g　连翘20g　蒲公英30g　乳没各10g　玄胡10g　甘草5g　牡丹皮15g　赤芍15g　黄芪30g　黑故子10g　附片（先煎）10g　淫羊藿10g　滑石（包）30g。每日1剂，取3次煎液混合，温分3服。

散剂：骨痨散。土鳖虫30g　全虫30g　蜈蚣30条，共研细末。分为30包，每次1包，日服3包，与汤药共服。

服完3剂，来电告知，诸症减轻，可下床站立。嘱守原方，继续服用。

患者于11月23日，专程来校，告谓：按方服用，初服一剂，疼痛减轻，遂信心大增，坚持每日一剂。至2月底，病情大为缓解，乃间日一剂。至5月中旬，疼痛全止，行走自如。7月份恢复上班。停药至今，腰部又现酸痛，今来求根治之方。

查患者腰部，患处肿块，已不明显，按之虽硬，不觉疼痛，但久坐久站及用力，腰部仍觉酸痛乏力，行走喜双手叉腰，以减腰部左侧压力，左侧手足隐隐疼痛，脉则虚细，舌淡苔薄白。

夫肾主骨，为作强之官；肝主筋，为罢极之本；督脉内系于肾，外过于脊，今脊骨变形，酸痛无力，是肾虚而不能作强，肝虚而筋无力系骨，故而不能耐劳。督脉空虚，易招外邪侵袭，受损而变形。故当峻补肝肾，以强筋骨而充督脉也。拟虎潜丸加减。

处方：熟地黄100g 龟甲90g 黄柏45g 知母45g 当归60g 淮牛膝60g 蜈蚣30条 茯苓60g 鹿角90g 陈皮45g 肉桂30g 黄芪100g 党参100g 锁阳45g 淫羊藿45g 白芍45g 杜仲60g 续断60g 五味子30g 白术45g 山药100g 豹骨45g 狗脊60g 甘草30g。共为细末，蜜丸重约10g，每饭前盐汤服一丸，日3服。

后常有电话联系，谓能全日工作。2004年冬，其弟陪重庆友人来诊。称其兄身体尚可，并经常出差外省云。

2013年7月15日，方某驱车去武汉开会，与下属一行六人绕道岳池，前来看望笔者。谓其下属曰："这就是我的救命恩人。"握余之手，再三致谢，并带来公司产品相赠。

按：流痰病名，始见于清·高秉钧（《疡科心得集》）。病变部位以脊椎、肩、肘、腕、膝、踝髋关节为多见。当脓肿形成后，可以流窜，溃后脓液稀薄，故称流痰。文琢之先生治疗此病，未溃者治用加减阳和汤合小金丹，已溃者治用加味虎潜丸或六味地黄丸。并指出：佐服中九丸（各期均可），有特别效果。骨痨散止痛疗效亦佳。验之临床，洵为经验之谈。

西医治疗此病，未溃者，抗结核为主，多可治愈；已溃者施以手术，留得性命，多致残废。

余治此病，谨遵外科业师文琢之先生经验，脓未成者，温而散之，用阳和汤加减；溃烂者，大补气血，用人参营养汤加减。至于脓成而未溃破者，余与内服解毒托脓之剂，外敷温散阴毒内消膏（《药蔹启秘》方），不需开刀引脓，可使腰背冷脓毒液，自二便缓慢排出，而收到脓肿消退、新骨生长的效果。近二十余年来，经治十余例，疗效均可。此外，骨结核患者，还可辅佐食疗，如皂角刺炖老母鸡（皂刺1斤遍刺鸡身，加水5升，文火炖5小时）；乌龟炖服等，均有利于新骨的修复。

附：阴毒内消膏：麝香 肉桂 胡椒各3g 丁香 牙皂 高良姜 制乳没各6g 轻粉 腰黄 炮穿山甲 川乌 阿魏（瓦上去油）各9g 樟冰12g。上共为细末，用凡士林调匀外敷。2～3日一换。

十一、重症肌无力（痿证）

屈某某，女，41岁，住岳池县城，2002年11月12日初诊。

病历摘要：患者两年前出现眼睑下垂。至今年5月下垂加重，且周身乏力，说话费力，吞咽困难。6月上旬，经某医学院附院诊为"重症肌无力"。服新斯的明等治疗后，一度好转出院。9月初，病情又重，再次去该医院治疗，投以新斯的明等药，效果并不理想。治疗半月，因经济困难而出院。回家后，服中药数剂，效仍不显。后经人介绍，于2002年11月12日，求余出诊（因住七楼，不能上下楼）。

刻诊：患者瘫卧于床，面色萎黄，眼睑下垂，无力睁开，四肢痿软，上肢尤甚。咀嚼乏力，吞咽不利，喝水呛咳。说话费力，语音低微。起坐翻身需人帮助，面部麻木，周身肌肉跳动，胸憋短气，便溏尿频，多汗畏风，易于感冒；口干饮少，舌尖麻木，质淡苔薄白，脉沉细弱。

西医诊断：重症肌无力。

中医诊断：痿证。

辨证：中气下陷，肝肾俱虚。

治法：补中益气，温肾养肝。

黄芪60g 党参30g 红参（另煎兑服）10g 升麻20g 柴胡15g 白术20g 当归15g 枳壳30g 附片（先煎）15g 白芍15g 熟地黄15g 山茱萸12g 枸杞子15g 杜仲15g 射干15g 防风10g 大枣10g 炙甘草6g。水煎服。2剂。

11月15日二诊。

肌肉跳动减轻，吞咽顺利，饮水不呛，咀嚼较前有力。说话仍然费力，声音仍低，眼睑可睁，旋又下垂，面肌麻木，前额作胀，短气畏寒。舌淡红苔薄白，脉沉细缓。前方加减以进。

黄芪70g 党参30g 当归15g 升麻20g 白术20g 川芎15g 熟地黄20g 附片（先煎）15g 鹿角霜12g 白芍15g 白芷15g 茯苓15g 防风10g 柴胡15g 大枣10g 淫羊藿15g 菟丝子20g 甘草6g。水煎温服，每次加服制马钱粉0.5g。2剂。

11月17日三诊。

床上可翻身，但仍乏力，起床仍需人帮助，站立头晕目眩，视物不清，偶有复视，腹部坠胀，平卧坠胀消除，胃脘嘈杂。脉细无力，舌淡苔薄白。

效不更方，守方继进。

此后以上方为主，随症加减，黄芪渐加至100g。胃胀纳呆，加香砂平胃散；胁胀合四逆散；头昏重加藁本；项强加葛根；足膝酸加木瓜；尿少肢冷，合真武汤；不寐加枣仁、龙牡；多梦加远志、茯神、麦冬；肾虚明显，加菟丝子、锁阳、巴戟。至12月6日，共计九诊，服药16剂，服制马钱子粉，计30g。体力恢复，诸症消除，顽疾得愈。迄今10余年，未曾复发。

按：中医并无"重症肌无力"病名，根据其临床症状，可按中医学"痿证"辨治。一般多从中气亏虚入手，选用补中益气汤加减。然本病不仅气虚，且有血虚。盖筋骨肌肉，失于气血滋养，方成斯疾。严重阶段，肝肾亦已亏虚，因此仅补中气，必难获效，须在补气养血同时，加入大剂补肾养肝之品，方能取效。故本例患者以补中益气汤为基础，增大黄芪剂量，加入熟地黄、白芍、川芎、枣仁、枸杞子诸品，补肝养血；续断、杜仲、鹿角霜（或鹿角胶）、菟丝子、锁阳、附片等温肾壮阳。如此气血阴阳，肺脾肝肾，均可顾及。其效自然优于仅补中益气者。有报道，马钱子有兴奋中枢神经的功效，加入方中，确可增加疗效，唯其用量须严格掌握，否则易于中毒。此外食补，对恢复体力，亦甚重要。患者体会，炖食鸡肉，较猪牛羊肉，效果更著。

十二、低位肠梗阻（关格）

屈某某，女，49岁，住岳池九龙大街。2010年10月5日初诊。

病历摘要：患者8年前，曾患重症肌无力，后经余治愈。数日前右上睑下垂，继而胃脘作胀，气自小腹上冲胸脘，而致频频呕吐，大便三日未解。住本县某医院，予服新斯的明，大便可解，停药又闭。因疑肠瘫痪，转入某医学院附院治疗。入院时仍频频呕吐，大便闭结，小便点滴而出，腹部胀满。经透视检查："双侧膈下未见游离气体，腹部肠内积气，（以结肠分布区为主）并可见阶梯状气液平面"。影像诊断："低位肠梗阻"。住院期间，曾三次灌肠，每次灌肠，仅解羊粪状燥屎数粒，旋即呕吐清水，第三次灌肠后，竟吐出乌黑粪水，臭气四溢。经治13天，呕吐未止，大便仍闭，小便全无，连续10日未进水谷。医院三下病危通知，催促转院。其夫田某，来电告知病情，诉说心中苦闷，求余中药治疗，并谓："死马当成活马医，苟死无怨。"遂勉为其难，同意一试。

10月5日，患者回家。已极度消瘦，目眶深陷，斜视珠定，不能转动。精神萎靡，语言低微。腹部微胀，按之疼痛。下肢不温，乏力懒动。其夫补述："时时泛酸，得食则吐，吐出物夹有涎痰。心下嘈杂，夜间口咽干燥，但不欲饮，大便十余日未解。常有尿意，虚坐不出。"舌淡红苔白，欠润，脉沉细缓，重按无力。诊其趺阳、太溪，脉虽沉伏，但可触及，是先后天未绝，虽属危候，犹可救治。综合脉症，证属关格。

西医诊断：低位肠梗阻。

中医诊断：关格。

辨证：痰阻中焦，气机升降受阻，饮食不下，二便不出。

治法：当豁痰为要，降逆止呕，理气通便。

处方：用枳砂二陈汤合大黄甘草汤加减。

枳壳 10g　砂仁 10g　法半夏 30g　茯苓 15g　陈皮 12g　香附 12g　瓜壳 15g　党参 12g　大黄（后下）12g　炙甘草 6g。水煎凉服。

药煎成兑入生姜汁，候凉少量频服。谁知药汁入口即吐。遂暂停服药，改用针灸，先止呕吐。

取内关（双侧）、足三里（双侧）、天枢（双侧）、丰隆（双侧）、中脘。平补平泻。留针 40 分钟，针后艾条灸之。经约 1 小时，患者云："心中舒矣。"再用气味俱淡之番泻叶 20g，开水浸泡，少量与服，下咽顺利，未曾作呕。于是频频少饮，半碗药汁，多次服完，竟未再吐。

次日复诊，仍无力说话。其夫代述：昨晚服番泻叶药汁后，泻下数次，大便色黑，且夹黑色瘀块，气味极臭。知饥索食，已进稀粥半碗，后又饮果汁半杯。刻下尚觉胸中冷气，频繁冲胸达颈，酸水随之泛出。热敷胸部，可得缓解。痰黏喉中，欲咯无力。口咽干燥，小便仍未解出，下肢仍冷。舌淡欠润，中有白苔，脉象细缓。

针灸取膻中、足三里（双侧）、天枢（双侧）、丰隆（双侧）、中脘、关元、三阴交（双侧）。平补平泻，留针半小时，针后温灸。

针灸后再进祛痰理气方药。用温胆汤加味。

法半夏 15g　茯苓 15g　陈皮 15g　枳壳 12g　水竹茹 10g　瓜蒌壳 15g　桔梗 10g　胆南星 15g　沙参 15g　石斛 15g　黄连 12g　吴茱萸 6g　苏梗 15g　滑石 20g　甘草 6g。水煎温服。

10 月 7 日三诊，服药两次，当晚小便解出，大便亦通。胸中冷气亦除，喉中痰涎减少，下肢已温，口渴饮少。但口中仍觉灼热，食欲仍未大开，每餐仅进一小碗稀粥，脉沉细，重按无力，舌苔薄白。遂以六君子合益胃汤加减，调理半月而愈。

按：《素问·脉要精微论》曰："阴阳不相应，病名曰关格"。即阴阳不相顺从，气血不相营运，邪正不相适应，而发生关格。《伤寒论·平脉法》篇曰："关则不得小便，格则吐逆"。认为关格，是以小便不通和呕吐为主症的疾病。本例患者，不但频于呕吐，二便均闭而不通，确属危重证候。初诊时，断为痰阻中焦，气机升降不通，故以豁痰理气为法，用枳砂二陈合大黄甘草汤，欲收降逆止呕，理气通便之效。但药入即呕，不能达到预期目的。故改用针灸，辅助治疗，却收止呕良效。呕止即以番泻叶泡水饮之，以其气味俱淡，对胃刺激甚小，故服下并无呕吐，顺利进入肠内，泻出积滞。二诊时呕止，大便通畅，用温胆汤加味，理气化痰，清胆和胃，加左金丸，疏肝和胃而制泛酸；沙参、石斛滋养水之上源，六一散开启水之下窍，小便遂通。再根据症状，配合针灸治疗。其胸中冷气，频繁冲胸达颈，是中寒气逆，故取膻中（"为气之海"）针灸，理气散寒，逆气自降；内关、足三里、中脘、天枢，畅肠胃气机，止呕开胃；丰隆祛痰且通二便。关元"主积冷虚乏"、三阴交"主脾胃虚弱"（均见《针灸大成》），二穴俱为强壮穴，能振奋脾肾之气，且能通利小便。针药协同，其效益彰。病重日久，中气已虚，故呕止便通后，即以六君子汤合益胃汤，健脾养胃，扶助中气，方得康复。

十三、右颞叶顶叶胶质瘤（痿证、偏瘫）

陈某某，男，52岁，住纳溪县永宁路，2000年8月5日初诊。

病历摘要：患者数年前，出现头晕头痛，多处治疗，病情未能控制。至1994年秋，病情加重，出现肢体瘫痪、语言謇涩、视物模糊等症状，经某医学院附属医院检查，诊为"右颞叶顶叶胶质瘤"。该院为其开颅行肿瘤摘除，病得暂时控制。1995年冬，病又复发，又入该院，再次手术治疗。术后疗效并不理想，出院后改求中医治疗。

时患者之女陈某梅，正就读于成都中医药大学，与我校考入该校女生宋某同住一室，两人要好。宋每见陈郁郁寡欢，询知因其父病缘故，乃谓陈曰："何不将病情电告吾师，求得一方试试。"因向陈介绍余医术，陈闻而欣然。遂于2000年8月3日，电话述病求方。余闻而悯之，遂教回家，切脉问症察舌后再告，视其病情而定。

次日回家，8月5日来电称：其父左下肢痿废不温，肌削骨突，毫无痛痒感觉，语言难出，神情呆滞，舌质正常，苔薄白，舌下青筋怒张，脉搏每分钟78次（学生尚不会脉诊）。并告知某医院检查结论，及治疗经过。于是口述下方，陈记录予服。后将治疗经过整理如下。

西医诊断：右颞叶顶叶胶质瘤。

中医诊断：痿证、偏瘫。

辨证：肝肾亏虚，气虚血瘀论治。

治法：益气活血，补肾起痿。

处方：虎潜丸合补阳还五汤加味。

当归15g　白芍15g　龟甲（先煎）20g　黄柏15g　熟地黄20g　淮牛膝15g　锁阳15g　陈皮15g　干姜12g　豹骨（研末兑服）20g　淫羊藿15g　猪脊髓1～2条　黄芪50g　川芎6g　桃仁6g　红花6g　地龙10g。水煎，于饭前半小时温服。间日1剂。

8月27日二诊。

来电称：守上方，连进11剂，下肢已可活动，稍觉有力，踝关节微肿，语言恢复，神志清楚。舌红苔少，中有裂纹。

上方去干姜，熟地黄易为生地黄15g，加萆薢30g，知母15g。间日1剂。

10月6日三诊。

来电称：可下床行走，但步态摇晃，举足无力，患侧足冷。

二诊方加黑故子15g，桂枝15g。

11月8日四诊。

收到其妻李某屏来信，称："可在家缓慢行走，能自己上厕所，上桌吃饭，但患肢行走感觉沉重乏力"求一复正巩固方。

遂疏：当归60g　白芍60g　龟甲（打碎沙炒）80g　黄柏50g　熟地黄80g　淮牛膝60g　锁阳60g　陈皮60g　干姜60g　黄芪250g　川芎40g　巴戟天60g　鹿角片（沙炒）60g　附片40g　薏苡仁120g　桃仁40g　红花24g　豹骨（打碎沙炒）50g　猪脊髓（蒸熟）5条。上药粉碎细末，捣猪脊髓入药粉中，加蜂蜜适量为丸，每丸重约10克，每服1丸，日三服。

2001年春节，其妻来函致谢，称其"生活已经可以自理"。

2004年秋，其县有葛姓妇，亦患脑瘤致瘫，经陈介绍，其夫前来求方。告谓：陈某已可协助家中经营生意。

按：中医并无脑瘤病名，但可据症处方。此患者左下肢痿废，毫无痛痒感觉，颇类痿证特征。兼有语言难出，神情呆滞，又似中风。推其病机，乃是肝肾不足，气血亏虚，瘀血阻滞所致，故选虎潜丸合补阳还五汤加减，方中熟地黄、龟甲、黄柏、知母滋补肝肾之阴，鹿角、锁阳、豹骨、巴戟天、干姜、附片温补肾阳，强筋壮骨；归、芍养血；合补阳还五汤补气逐瘀，又加猪脊髓与鹿角、龟甲、豹骨合用，取精不足者补之以味之意。诸药配伍，益肝肾精血，补气祛瘀，颇合病机，服之果获良效。虽未能恢复昔日健康体魄，却可生活自理，协助经营生意，亦属可喜。

十四、左小脑半球肿瘤、脑血管多发性硬化、脑萎缩（眩晕）

赵某某，女，72岁，退休教师，2001年4月17日初诊。

病历摘要：患者数年前，反复出现头痛头晕等症，多处治疗，难以治愈。1999年5月4日，经某医学院附院CT及MRI检查，诊断为：①左侧小脑半球肿瘤，胶质瘤可能性大，转移不排除。②脑血管多发性硬化。③脑萎缩。带药回家治疗，后又在当地中西迭治，疗效始终不显。延至去夏，已晕眩不能行走，平卧于床或静坐于椅，则晕眩可平。后又经人介绍，其子媳用轮椅，送其来诊。

刻诊：头顶胀痛，眩晕每日数发，发则天旋地转，恶心干呕，卧则稍缓，故常卧于床。伴健忘失眠，夜尿频多，站则腰部疼痛，坐卧可得缓解，纳差。舌淡苔薄白，脉象细缓。

西医诊断：①左侧小脑半球肿瘤，胶质瘤可能性大，转移不排除。②脑血管多发性硬化。③脑萎缩。

中医诊断：眩晕。

辨证：系三阴亏虚所致，夫脾肾阳虚，则内生痰湿；精血亏损，则易生虚风，风夹痰浊，上扰于脑，凝结毒块，因而眩晕。

治法：先养血祛风，化痰散结，以治其标；再补肝肾，滋阴血，固其本。

处方：四物汤加味。当归15g　川芎15g　生地黄12g　白芍12g　枸杞15g　独活10g　藁本10g　天麻12g　蔓荆子12g　龙牡各30g　石决明30g　土苓30g　茯苓15g　薏苡仁30g　石打穿20g　蛇六谷15g　龙葵15g　吴茱萸9g　生姜10g。水煎温服。间日一剂。2剂。

治疗经过：服药2剂，未再出现剧烈眩晕。上方加减服至5月12日，其子陪同，前来复诊，头晕未再发生，可下床行走，不需搀扶。唯小便频多，行走稍久，或稍用力，则腰部疼痛，视物模糊，舌苔薄白，脉沉细无力兼见结象。改用养血补肾为主，用四物汤合杞菊地黄丸，加祛痰散结之品。

当归15g　川芎15g　白芍15g　熟地黄20g　山药20g　山茱萸15g　茯苓15g　泽泻15g　枸杞子15g　杭菊花15g　杜仲15g　覆盆子15g　益智仁15g　菟丝子15g　巴戟15g　龙牡各30g　薏苡仁30g　土茯苓30g　白芥子12g　法半夏15g　制南星15g　龙葵15g　石打穿15g　蛇六谷15g　竹茹10g。水煎温服。间日一剂。

后以本方为主，稍作加减，二三日一剂，服至10月6日，精神转佳，已可行走自如，还可洗衣做饭，干些轻巧家务。停药观察，偶现眩晕，瞬时即止，左手心微觉发热，舌质偏淡，脉弦缓。大补阴阳气血，元神自得滋养。

拟大剂龟鹿二仙胶合大补元煎加味，峻补气血阴阳，以善其后。

鹿角胶60g　龟甲胶60g　红参50g　枸杞子60g　黄芪120g　当归60g　熟地黄60g　淮山药100g　白芍药50g　杜仲50g　山茱萸50g　土茯苓200g　益智仁60g　菟丝子60g　上药除二胶，共为细末，烊二胶与炼蜜入药末，制为药丸，每丸重约10克，每服1丸，日三服。

此后病未再发，次年春节，特送来锦旗一面，以表谢忱。

按：病机十九条曰："诸风掉眩，皆属于肝。"患者眩晕时发，发则天旋地转，则知肝血亏虚，虚风上扰所致。平时头顶胀痛，晕则恶心干呕，是为痰湿中阻之故。健忘失眠，实乃心血不足。夜尿频多，站则腰部疼痛，坐卧后疼痛，肾虚故也。

急则治标，先养血祛风化痰，以止眩晕。方中四物汤加枸杞子，养肝血以息风源；藁本、杭菊花、蔓荆子驱散外风；天麻、独活祛少阴厥阴之伏风；龙牡、石决明平肝息风；土茯苓、茯苓、薏苡仁、石打穿、蛇六谷、龙葵化痰散结消瘤；吴茱萸、生姜温中降气，气降痰湿亦降。眩晕缓解后，则以四物合杞菊地黄丸，加祛痰除湿之品，养血补肾，祛痰散结。诸症消除后，又以龟鹿二仙胶合大补元煎加减，扶正善后。重用土茯苓，治疗脑瘤，前人已有报道，唯其用量宜大，其效方著。

十五、右肾囊肿（腰痛、水肿）

张某某，男，44岁，住大佛乡。1993年11月27日初诊。

病历摘要：右腰胀痛2月有余，先后在当地及广安县医院医治，经B超检查："右肾有多个液性暗区，最大1.7cm×1.6cm"。诊为"右肾囊肿"。在当地医院做保守治疗，服药月余，B超复查，囊肿如故。遂于11月27日前来求治。

刻诊：右侧腰部酸软胀痛，行走、站立稍久，则胀痛加剧。伴周身酸强，时时心慌气短。下肢浮肿，按之凹陷，良久方起。平时恶寒畏冷，频于感冒。舌淡胖嫩，苔薄白而腻，中有裂纹，边有齿印，脉濡缓无力。

西医诊断：右肾囊肿。

中医诊断：腰痛、水肿。

辨证：脾肾阳虚，寒湿积聚，经气不利则胀痛，水湿停聚则肢肿。

治法：温补脾肾，益气散寒，利湿化积。

处方：肾着汤合防己黄芪汤加减。

茯苓30g 干姜12g 白术15g 泽泻15g 炙甘草6g 白芥子12g 独活12g 黄芪15g 防己10g 橘核12g 附片（先煎）12g 桂枝10g 白芍10g 台乌12g。水煎温服。嘱咐3剂。

12月8日二诊。

上方连服3剂，腰部胀痛已得缓解。近日感冒后，腰部又胀，周身酸楚，口淡乏味，纳谷呆滞，舌淡胖苔厚腻，脉缓无力。

茯苓30g 干姜12g 白术15g 狗脊15g 附片（先煎）12g 黄芪15g 防己12g 薏苡仁30g 白豆蔻8g 二活各12g 台乌12g 橘核12g 白芥子12g 炙甘草6g 牛膝12g。水煎温服。嘱服3剂。

12月19日三诊。

二诊方仅服1剂（因处方丢失），腰胀即除。停药数日，腰胀复作，舌淡，中见薄黄腻苔，脉沉而缓，重按无力。

于二诊方去白豆蔻、橘核，并配金匮肾气丸（成药），与汤药同时服用一丸。5剂。

1994年6月中旬，患者带亲戚来诊。云："腰部胀痛至今未再出现，且诸症亦除，可参加轻体力劳动。"1994年8月29日，经广安人民医院B超检查："双肾大小、形态正常，右肾实质部探及液性暗区，形态规则，边界清晰，最大为0.6cm×0.5cm"。

按：多囊肾为一先天性肾脏畸形疾病，常双侧均有，本例为单侧性肾囊肿。囊肿可随年龄增大，甚至压迫肾组织出现腰痛、血尿、高血压，或者并发感染，严重者可导致肾功能不全。X线肾脏平片及肾超声波均可对本病确诊。

在治疗上，除用肾着汤之外，尚可根据临床症状选用其他治法。若见腰部胀痛或刺痛，部位固定不移，日轻夜重，腹部痞块等症，乃气滞血淤。治当理气活血，一般选用桂枝茯苓丸或当归芍药散，加白芥子、香附、红花、川牛膝。刺痛甚者加三棱、莪术、土鳖虫以破淤散结。

若肾阳不足，水湿停聚，郁而生痰，痰湿不化，阻塞经脉者，每见有阳虚症状，伴腹部痞块，触之不硬。治应温阳祛湿、理气化痰。可选真武汤或肾气丸加理气化痰软坚散结之品，如陈皮、枳壳、厚朴、半夏、昆布、牡蛎、白芥子。

若肾囊肿合并感染出现脓尿，甚至发热、恶寒、身痛等，可用四苓散合五味消毒饮加减治疗。

十六、原发性高血压、脑溢血（中风）

王某某，男，47岁，住临溪乡。1989年5月17日初诊。

病历摘要：患者于4月27日突然中风，出现口眼㖞斜，左侧偏瘫，次日住枧子沟华蓥山中心医院，诊断：①原发性高血压（BP 190/104 mmHg）。②脑溢血。治疗10余日，患侧仍不能动弹，且因经济困难而出院。

刻诊：患者仰卧于床，左侧手足麻木微肿，痿软如废，扪之不温；语言謇涩，口角流涎，进食漏饭；时发热汗出，口苦，纳呆乏味，大便燥结，数日一解，小便短黄。脉象弦硬而缓，舌红苔黄厚腻。

西医诊断：原发性高血压、脑溢血。

中医诊断：中风（中腑）。

辨证：证属肝风夹痰上扰，痰瘀交阻，经隧不通。

治法：祛风除湿，化痰逐瘀，通腑泄浊。

处方：用三平汤合星蒌温胆汤加减。

杏仁12g　白蔻仁10g　薏苡仁30g　厚朴12g　半夏15g　滑石30g　茯苓15g　瓜壳15g　南星15g　大黄（开水泡汁兑服）15g　苍术12g　陈皮12g　郁金15g　丹参15g　秦艽15g　防风15g　白芷12g　竹黄15g　竹茹10g　天麻12g　木通10g　甘草5g。水煎温服。4剂。

5月28日二诊。

上方4剂后，大便畅通，热退汗止，已能起坐，口眼转正，语言清晰，纳谷稍可。然患侧手足，仍觉重着无力，略有浮肿；时而头晕重胀，口苦，说话流涎。舌尖红，中根部黄腻厚苔，脉象弦缓，左部无力。原方已见疗效，稍作加减：去防风、白芷，改加羌活、蚕沙、石菖蒲以增祛风胜湿之力；加地龙、灵仙，增走窜经络之效；加栀子以协助大黄泻热除湿。于是疏方：

杏仁12g　白蔻仁10g　薏苡仁30g　厚朴12g　半夏15g　滑石30g　茯苓15g　瓜壳15g　南星15g　大黄（泡汁兑服）15g　苍术12g　陈皮12g　郁金

15g 丹参15g 秦艽15g 羌活15g 蚕沙30g 石菖蒲12g 竹黄15g 地龙10g 威灵仙15g 竹茹10g 天麻12g 木通10g 甘草5g。水煎温服。4剂。

6月5日三诊。

左手足仍觉无力，痰涎甚多，流涎减少。头晕，血压200/85mmHg，脉象弦劲有力。治以化风痰、平肝风为主，辅以除湿祛瘀。

半夏15g 茯苓15g 陈皮12g 南星12g 瓜壳15g 枳壳12g 竹茹10g 牙皂6g 石决明24g 钩藤15g 赭石30g 木瓜24g 丹参15g 大黄（开水泡，兑服）12g 川芎12g 苍术15g 黄柏15g 淫羊藿12g。水煎温服。3剂。

6月11日四诊。

血压降至160/80 mmHg，痰涎仍多；左足踩地，稍可站立，但觉举步沉重，提腿乏力；纳谷尚可。舌质正常，苔白中根偏厚，脉缓弦硬。上方加用验方"雷打箭"，以增活血利湿之力。

炮穿山甲10g 白薇15g 泽兰15g 当归15g 天南星12g 半夏15g 牙皂6g 茯苓15g 瓜壳15g 枳壳15g 竹茹12g 钩藤15g 石决明24g 黄柏15g 苍术15g 薏苡仁30g 木瓜24g 淫羊藿12g 石菖蒲10g。水煎温服。5剂。

上方连进5剂，至6月23日，左下肢感觉有力，能抬腿移步，由人搀扶，可缓慢行走，但觉患侧举步沉重，踝骨以下尚轻度浮肿。左上肢仍不能活动，纳谷尚可，痰涎减少。舌苔转为薄白，脉浮而缓。痰湿虽然减少，气虚却已明显，治疗改为益气活血，兼祛痰利湿。用补阳还五汤合导痰汤加味。

黄芪30g 桃仁6g 红花6g 当归10g 川芎10g 赤芍10g 地龙10g 南星12g 茯苓15g 半夏12g 陈皮12g 枳壳12g 桂枝12g 木瓜24g 牛膝12g 木通12g 淫羊藿10g。水煎温服。

后以本方为主，随症加减，至7月初，可拄杖在室内慢走。7月22日，可以释杖行走数十步，但左上肢仍觉乏力，左肩关节微感疼痛，食欲可，睡眠佳。上方黄芪渐加至100g，并加入防风、秦艽、丹参，去牛膝、木瓜、南星。守方至9月初，行走自如，且可干些家务。唯患侧上肢，活动不如健侧。

按：本例中风初诊时，风痰偏盛，故治疗侧重祛风化痰除湿，用三平汤宣畅气机，芳化湿浊，星蒌温胆加牙皂，驱逐风痰；增石决明、钩藤、赭石、木瓜平息肝阳以降血压；丹参、大黄、川芎活血祛瘀；苍术、黄柏清热除湿。五诊时痰湿症状减轻，气虚血瘀症状较为突出。立法改为以益气祛瘀为主，辅以祛痰通络。方用补阳还五汤合导痰汤加减，缓慢收功。本例患者若痰湿未除，便先期进补，不但气虚难补，且痰湿固结，更难驱除，偏瘫便难获愈。

十七、高血压、脑溢血（中风）

唐某，男，54岁，住普安镇，2002年6月5日初诊。

病历摘要：患者于5月22日夜间，突然出现头目眩晕，左侧手足麻木，旋现左半身不遂，次日送入某医院，诊为"高血压、脑溢血"。住院至今，病情稍减，进展不大。经病友介绍，出院后由其妻背负搭车来诊。

刻诊：患者体态肥胖，语不謇涩。自谓：头晕胀痛，颈强背紧，微觉恶风；左侧手足瘫痪，麻木疼痛，关节僵硬拘急，肌肉无力。口流黏涎，纳谷稍可。大便干结，三日一行。其妻又谓，有人扶之可以站立，并可缓慢移动数步，舌淡红，苔薄白，脉搏浮缓。

西医诊断：高血压、脑溢血。

中医诊断：中风。

辨证：正气内虚，风寒外凑，邪中经络。

治法：祛风散寒，益气养血。

处方：小续命汤加减。

桂枝15g　附片（先煎）10g　麻黄10g　党参15g　白芍15g　防风15g　杏仁12g　防己12g　葛根30g　秦艽12g　排风藤24g　寄生12g　木瓜24g　鸡血藤24g　当归12g　丹参15g　川芎12g　生姜10g。水煎温服。首次服后，温覆取微嗣汗，忌风一日。2剂。

6月8日二诊。

因赶车不便，其妻来述：上方服后，周身汗出，恶风项强，随之消除，肌肤麻木亦减，大便已畅，纳谷有增。尚见发热汗出，随发热见头目眩晕，口仍流涎。再疏外风，略加活血之品。

麻黄10g　桂枝12g　白芍12g　川芎12g　党参12g　白术12g　附片（先煎）10g　葛根30g　杏仁10g　钩藤12g　当归12g　防风12g　防己12g　秦艽12g　生地黄12g　智仁12g　寄生12g　泽兰15g　龙骨（先煎）30g　牡蛎（先煎）30g　甘草6g。水煎温服。3剂。

6月15日三诊。

今与妻子来诊，已可独立行走，但步态不稳，且有上重下轻之感。时而自汗头晕，流涎未绝。舌质正常，苔薄白而腻，脉浮细而缓。方中加入祛痰之品。

麻黄10g　桂枝12g　附片10g（先煎）　白芍12g　杏仁10g　川芎10g　党参12g　钩藤15g　龙牡各30g　杭菊花15g　木瓜24g　葛根30g　秦艽12g

白豆蔻 6g　半夏 15g　茯苓 18g　陈皮 12g　南星 12g　竹黄 15g　石菖蒲 12g　丹参 15g　地龙 10g　鸡血藤 24g。水煎温服。3 剂。

6月22日四诊。

行走步伐较上次稳当，但觉乏力，且有上重下轻之感。头晕时作，左面及左趾麻木。血压 155/110mmHg。口角流涎，咯吐稀痰。舌质正常，苔薄白，脉浮细而缓。外邪将尽，渐加入益气活血之品。

茯苓 15g　南星 15g　竹黄 15g　智仁 12g　麻黄 10g　桂枝 12g　川芎 12g　党参 12g　防风 15g　杭菊花 15g　秦艽 12g　黄芪 30g　当归 10g　红花 6g　桃仁 6g　地龙 10g　天麻 15g　钩藤 15g　木瓜 24g　石菖蒲 12g　龙牡各 30g　甘草 6g。水煎温服。3 剂。

此后以上方加减，至7月20日来诊。血压降至 120/90 mmHg，行走左脚自如，左面及左足趾轻微麻木，偶有流涎，舌淡红，苔薄白润，脉象弦缓。改为益气活血，祛痰通络立法。

黄芪 60g　红花 6g　桃仁 6g　当归 10g　川芎 10g　地龙 10g　天麻 10g　桂枝 10g　赤芍 10g　麻黄 10g　防风 10g　秦艽 12g　智仁 12g　竹黄 12g　胆南星 12g　茯苓 15g　川贝母 10g　薏苡仁 30g　木瓜 24g　知母 10g　牛膝 10g。水煎温服。

此方连进10剂，诸症均除，停药将息。2005年12月初，患者带一病人来诊，自云：已参加农活两年矣。

按：唐宋以前，治疗中风，每从外风入手，喜用麻桂羌防祛风，桂附散寒，膏芩清热，参术益气，归芎养血，杏仁、乌药理气，如《千金方》中所列治疗中风之方，多是如此，其组方特点是，融祛风散寒，温阳清热，理气除湿，益气养血为一方。细细揣摩，实有深义。近世医家多从气虚血瘀，或肝风内动入手，常用补阳还五汤，镇肝熄风汤，天麻钩藤饮辈投之。而补阳还五汤，使用频率最高。组方每以大剂黄芪配活血逐瘀之品，甚或加入虫药通络搜风。不知黄芪虽可补其气虚，又可实表而固邪，若系外邪所致者，必使病邪羁留，缠绵难愈。虫蛇之品，虽可入络搜风，又可引邪深入。若中风初期，病尚在经，未曾入络，便过早使用，俾在经之风、寒、痰、瘀等病邪，随虫药内潜络脉，便难出矣。夫直者为经，横者为络，络脉由大分小，直至孙络，千丝万缕，互相缠绊，状如网络，故病邪一旦入络，便难退除，羁留络中，阻碍气血津液之畅通，进而再致气滞血瘀痰凝，成为痼疾。故见许多中风久治不愈。殆如此也。

《千金方》云："偏枯者，半身不遂，肌肉偏不用而痛，言不变，志不乱，病在分腠之间"本例患者，神志清楚，能自述头晕胀痛，颈强背紧，微觉恶风，左侧手足麻木疼痛，关节僵硬拘急等症。当属真中风，系腠理不密，卫外不固，感受外风而致，病在分腠之间。故用小续命汤加减，方中麻黄、防风、葛根、秦艽、排风藤、钩藤祛除外风，而通经除湿；天麻搜内风；桂附、生姜温散寒邪；鸡血藤、寄生、地龙、木瓜、白芍通经络解挛急；党参、当归、丹参、川芎益气养血行血；大黄、丹参活血祛瘀；杏仁利肺气；防己、苍术、黄柏清化湿浊；茯苓、半夏、瓜壳、南星、竹茹化痰涎；枳壳、赭石降气镇逆。此后出现左面及左足趾轻微麻木等症，是气虚痰瘀交阻，故改为益气活血祛痰立法，服药10剂，病人得以康复。

十八、右颞部脑梗阻（中风）

唐某，男，52岁，南充阆家人，暂住岳池绸厂宿舍。2004年11月3日初诊。

病历摘要：患者近日出现头晕目眩，左手麻木等症，于10月28日晚来诊，余仅上午坐诊，遂由长子迎新接诊。量得血压：210/110mmHg，诊为中风先兆。劝其去医院检查后治疗，未曾开方。次日，病人就诊于某医院，诊为"颈椎病"。服药并颈部按摩，二日后，除上述症状加重外，且见口角流涎。10月30日下午，再次来诊所求治。迎新见后，询知患者并未做相应检查，且行走不稳，乃陪病人去医院。经做CT检查。诊断为："右颞部脑梗死"。检查毕，患者翻身下床，站立不稳，即出现左侧肢体痿软无力，遂收入医院治疗。经治三日，收效不大，于11月3日上午，其妻办理出院，护送来诊。

刻诊：头目眩晕，项背强急，面红目赤，心中烦热，左手下垂，不能活动，手指无力活动。左侧肢体及面唇，麻木不仁，语言謇涩，口角流涎，左脚沉重，举步不能。血压：185/100mmHg。脉象弦滑，两关搏指，舌红少苔，边有齿印。

西医诊断：右颞部脑梗死。

中医诊断：中风。

辨证：肝阳暴张，风火上扰，血随风动，上阻于脑。

治法：平肝息风，泻火通络。

处方：天麻钩藤饮合豨桐丸加减。

天麻15g　钩藤15g　菊花15g　石决明30g　赭石30g　龙牡各30g　黄芩12g　栀子15g　益母草20g　归尾12g　川芎12g　赤芍12g　红花6g　丹参15g　生地黄15g　杜仲15g　桂枝12g　防风12g　秦艽12g　葛根30g　海桐皮30g　豨莶草30g。水煎温服。2剂。

11月6日二诊。

服药2剂，左侧手足麻木大减，面目不红，烦热亦除，手指可动，且能打燃打火机。稍可抬腿脚，有人搀扶，可缓慢移步，举腿酸软，沉重乏力，口唇及左面，仍见麻木。舌淡红，根部薄黄苔腻，脉弦而缓。效不更方，原方再进2剂。

11月16日三诊。

左手足麻木已除，可慢步行走，但举步乏力，左面唇仍觉麻木，血压160/98mmHg。脉浮弦缓，舌淡红，苔薄白。上方加减再进。

天麻15g　钩藤15g　杭菊花12g　石决明24g　赭石30g　龙牡30g　防风12g　丹参12g　海桐皮30g　豨莶草30g　红花6g　当归12g　白芍15g　生地黄15g　生杜仲15g　益母草20g　淮牛膝15g　鸡血藤24g　霜桑叶15g　黑芝麻15g　桑寄15g。水煎温服。2剂。

11月20日四诊。

血压已降至正常，可室内行走，左手较前有力，抬举、屈伸活动自如，唯左手指及面肌仍觉麻木。眠食二便正常，脉弦缓，苔薄白。守上方继进。

12月3日五诊。

上方又进4剂，行走步伐平稳，左手握物有力，但活动稍久，患侧手足仍感酸软乏力。头时晕眩，左腰部微痛，小便频多，口渴，舌淡红苔薄白。肾亏显露，加入固肾缩尿之品。

天麻15g　钩藤15g　石决明24g　赭石24g　秦艽15g　葛根30g　鸡血藤24g　桂枝15g　白芍15g　海桐皮30g　豨莶草30g　丹参15g　龙牡各30g　地龙10g　僵蚕15g　当归12g　蔓荆子12g　杜仲15g　淮牛膝15g　山茱萸15g　益智仁15g　覆盆子15g。水煎温服。

此方连进6剂后停药，休息与饮食调养半年。2005年秋至今，又在岳池下力挣钱。偶有感冒来诊所取药，询其身体状况，自云：每日搬运货物，上楼下楼，与病前无异。

按：此例患者，初见头目眩晕，面红目赤，心中烦热等症，属于肝阳暴张，风火上扰所致之中风，故首选天麻钩藤饮、豨桐丸，以平息肝风，泻火通络。并加葛根、防风、地龙祛风邪解挛急；桂枝温通经络；红花、赤芍、川芎、丹参、归尾、益母草等，活血祛瘀利水；天麻、钩藤、菊花、石决明、赭石、龙牡平肝息风，降逆降压；黄芩、栀子清肝泻火，且黄芩清肺热助肃降，抑肝火上逆之势；生地黄、杜仲滋补肝肾；海桐皮、豨莶草祛风除湿降压。药与病机相符，因而预后良好。

十九、脑萎缩（中风）

董某，男，83岁，住九龙镇。2005年2月13日初诊。

病历摘要：患者于2月8日晚（除夕夜）看完中央电视台播出的春节联欢晚会，上床睡觉时，突然口舌不利，语言謇涩，左半身瘫痪。当即送往县城某医院抢救，经CT检查："双侧大脑半球结构清楚，脑实质内未见异常密度灶，中线结构无移位，幕上脑室系统扩大，脑沟脑池蛛网膜下腔增宽，脑回变小，颅骨内外连续完整。印象：脑萎缩CT表现。"经治疗三日，病情如故，出院回家，求余治疗。

刻诊：病人卧床，欲述病情，语言謇涩，口齿不清，以手指头。遂问："可是头晕？"彼"啊啊"点头。左侧手足瘫痪，扪之不温，掐之，尚有痛感。虽不咳嗽，但吐痰涎。舌强短缩，不能伸出唇外，且转动不灵。舌质偏淡，苔水滑黄腻，脉中取缓而兼滑。

西医诊断：脑萎缩？

中医诊断：中风。

辨证：气虚血瘀，肝风内动，夹痰滞络。

治法：祛风化痰，益气活血。

处方：导痰汤、补阳还五汤、天麻钩藤饮合用加减。

黄芪30g　川芎10g　当归10g　红花10g　桃仁10g　地龙10g　半夏15g　茯苓15g　陈皮15g　南星15g　杭菊花15g　石菖蒲15g　葛根20g　木瓜15g　杜仲15g　天麻15g　寄生15g　钩藤15g　丹参12g　木通15g　甘草6g　竹沥（兑服）1瓶。水煎温服。1剂。

2月16日二诊。

前方1剂后，左手足可以活动，语言较前清晰，可述病情，由人搀扶，能行走数步。但头后侧麻木，频频欠伸。舌左麻木，可出唇外，舌质淡红，苔薄白腻，脉象沉滑。前方既效，再步原法。

黄芪30g　川芎10g　当归10g　红花6g　桃仁6g　地龙10g　半夏15g　茯苓15g　南星12g　陈皮15g　淫羊藿15g　杭菊花12g　葛根30g　木瓜20g　杜仲15g　明麻15g　寄生12g　丹参12g　木通10g　枳壳12g　千年健15g　竹沥一盒，每次服药，兑服1支。3剂。

2月23日三诊。

左手足可活动，能自行下床，并可行走一二步，但起床后头目眩晕，且觉患肢乏力，左手已温和，左足尚欠温，语言已恢复正常，纳谷尚可，舌苔水黄，脉中取细缓。上方稍作加减再进。

黄芪 50g　川芎 10g　当归 10g　红花 6g　赤芍 10g　丹参 15g　地龙 10g　钩藤 15g　明天麻 15g　杜仲 15g　千年健 15g　石决明 20g　龙牡各 30g　寄生 15g　川牛膝 10g　杭菊花 15g　海桐皮 30g　豨莶草 30g　木瓜 30g　桂枝 12g　半夏 15g　茯苓 15g　南星 12g　竹沥一盒（每次兑服 1 支）。

后此方为主，随症加减，至 3 月 3 日，可自己穿、脱衣服。3 月 9 日五诊时，可拄杖在家慢步行走，行走时仍头晕，左手足麻木已消失，而左侧舌根仍有麻木感。至 4 月初，扶栏杆可上下楼，平地行走已如常人，至 4 月下旬，患者可独自到诊所求诊。自云：前日曾去九龙广场散步，来回约行两里。目下仅头脑时有发热感，行走时左足稍不如右足有力，血压 178/87mmHg，饭后或饮水后，胃脘有胀满感。脉沉缓。原方稍作加减，再进 2 剂。

此后停药，饮食调养，恢复正常。

按：此例医院诊断为"脑萎缩"，按此治疗三日，并未见效。余诊断为中风。运用益气活血，平肝息风，逐痰通络之法治之，计 11 诊，服药 19 剂，获得临床治愈。后可上街行走，至 90 岁，以他病谢世。

"脑萎缩"，乃是一种慢性进行性智能衰退的器质性病变。其临床表现初期以头晕或头痛，或失眠多梦，或手足发麻，耳鸣耳聋、记忆力减退、渐次出现痴呆，大致属于中医学眩晕、痴呆、善忘等病范畴。当然，最后也可能出现偏瘫症状，但它起病缓，发展慢，不像中风起病急，起病即现半身不遂，语言謇涩等症。因而我认为诊为"脑萎缩"不够准确。

二十、脑梗死（中风）

陈某，女，57 岁，齐福人，暂住岳池。2009 年 4 月 13 日出诊。

病历摘要：患者于半月前突患中风，见右目失明，右侧偏瘫等症状。住岳池某医院治疗数日，症状如故，于 4 月 6 日转入某医大附院。经诊断为："视力障碍，脑梗死，脑血管病"。经输液、口服阿司匹林肠溶片、维生素 B_6 片、血栓心脉宁、复方天麻蜜环菌等药 1 周，疗效不显，后经熟人介绍，出院回县，住其子家，迎余往诊。

刻诊：右半身不遂，掐之稍有痛感。动则汗出，右目失明，语謇不清，沉默寡言，反应迟钝，纳谷呆滞，进食咽梗，饮水作呛，口角流涎，喉中黏痰，难于咯吐。舌淡红，苔薄白，脉浮缓，重按无力。

西医诊断：脑梗死，视力障碍。

中医诊断：中风。

辨证：气虚血瘀，风痰阻滞经络。

治法：益气活血，祛逐风痰。

方用补阳还五汤合星蒌二陈汤加减。

黄芪 40g　当归 10g　川芎 10g　红花 6g　桃仁 8g　地龙 10g　丹参 10g　水蛭粉（兑服）6g　益智仁 15g　浙贝母 15g　胆南星 15g　瓜壳 15g　石斛 10g　半夏 15g　茯苓 15g　竹黄 15g　远志 10g　石菖蒲 10g　郁金 15g　竹沥一瓶，每次兑服 20ml。水煎温服。两日 1 剂。4 剂。

4月18日二诊。

精神转佳，语言清晰，话语增多。床上活动汗出减少，右脚可稍活动，但有时觉痛，右目仍失明，嗜睡，饮水作呛，喉痰易咯，痰白而稠。舌质淡红，舌苔薄白，脉缓无力。仍当益气、活血、祛痰，守前方续进。并加针灸。

头部取健侧脑三针，百会；上肢取外关、曲池、肩髃、手三里、肩髎；下肢取环跳、风市、足三里、阳陵泉、承山、三阴交、悬钟、昆仑、殷门。诸穴轮换选用。每日只针不灸，平补平泻，留针 30 分钟。每 10 分钟捻针一次。

4月28日三诊。

上方续进 5 剂，针刺 10 次。右眼已透光亮，近物可见模糊轮廓，已能下床扶墙慢步行走，但行走患肢乏力。今日感冒身痛、牙痛。暂停上方，另拟解表方药。针灸照前。感冒愈后，再进前方。

守方至 5月8日，可拄杖行走数步，右眼可见数米远树枝桠，稍远则不清晰。右手仍不能活动，微咳，脉细弦，舌淡红润，苔薄白。初诊方加入菊花 15g，熟地黄 15g，黄芪加至 60g，继续守方、针灸。

5月12日五诊。

右下肢恢复较好，今自己拄杖来诊，行走 200 余米，方至诊所，中途未曾歇息。上肢微可屈伸，但手指僵屈，不能活动。右目视力，尚未完全恢复，视物如隔纱罩，食眠尚可。脉沉而缓，舌淡红苔薄白。上方加入雷打箭（炮穿山甲、白薇、泽兰）并增枸杞子、楮实子、密蒙花益肝明目之品。两日一剂，守方服用。

针灸加针八邪（与掌平行深刺），留针 30 分钟，每 10 分钟行针一次。出针后，右手指即能屈伸，半握拳。此后改为间日针刺一次。

至 6月15日九诊。右手屈肘上抬可至头部，右眼视力提高，远物亦可看清，已能行走数里，但行走后感觉乏力。夜尿频多，大便干结。脉沉细，舌淡红苔薄白。上方加入补肾之品。

黄芪 100g　川芎 10g　当归 10g　赤芍 10g　红花 10g　桃仁 10g　地龙 10g　水蛭粉（兑服）6g　淮山药 24g　枸杞子 15g　寄生 15g　鸡血藤 30g　覆盆子 15g　益智仁 15g　乌药 15g　山茱萸 15g　肉苁蓉 15g　熟地黄 20g　甘草 6g　竹沥（分次兑服）1 瓶。水煎温服。此后停止针灸。

后又加入党参 30g，黄精 20g。至 7 月初，计服药 31 剂，针刺 33 次，除右眼视力稍差外，其余均可，停药回家休息。次年春，家人外出打工，一人守家，仍下地劳作，耕种二亩稻地及少量旱地。6 月中旬，提来自种嫩玉米棒十余枚，以示感谢。

按：本例病人，证属气虚痰瘀阻滞，所以前几诊，始终以补阳还五汤益气祛瘀，加入水蛭、丹参，以增强祛瘀之力。星蒌二陈并竹黄、贝母、远志、石菖蒲、郁金、竹沥，豁痰开窍。黄芪用量，随痰湿减少而逐步增加。后又加入穿山甲、地龙，走窜通络，逐瘀。后期行走乏力，夜尿多，则加入补肾之品。

偏瘫病人，下肢比上肢易于恢复，而上肢活动的恢复，又以手指最难。本例患者虽经 20 余次针刺，手指仍不能活动。后据《标幽赋》"拘挛闭塞，遣八邪而去矣"，采取深刺八邪穴。仅针一次，手指便可屈伸。可见此穴对手指挛急，屈伸不利，或无力屈伸，疗效颇佳，值得推广。

二十一、"乙脑"后遗症（暑温后期）

莫孩，女，2 岁，住临溪乡。1989 年 9 月 9 日初诊。

病历摘要：患儿于 1989 年 8 月 2 日，突发高热，伴头痛、呕吐、腹泻，神疲嗜睡等症。旋即昏迷、四肢抽搐。在当地治疗无效，次日入华蓥市江华厂医院，确诊为"乙型脑炎"。住院治疗半个月，高热退，呕吐腹泻、抽搐亦止，但遗留痴呆失语，肢体痿软等症。院方劝其出院，改用中药调理，后遗症或可有望改善。遂于 8 月 17 日出院，在临溪、高兴、华蓥等地服药 10 余剂，诸症如故。后经人介绍，于 9 月 9 日患儿家长，带孩来校求诊。

刻诊：患儿腰软背屈，颈软头倾，表情痴呆，不时烦啼，手足躁扰，食欲缺乏，清涎长流，舌体短缩，不能言语；上肢肌肉僵硬，屈而不伸，下肢肌肉松弛，痿而不用，扪之不温；舌尖嫩红，苔薄白而润。指纹右浮淡紫，左沉淡紫。

中医辨证：暑温后期，阴阳两亏，风痰阻络。

治法：滋阴扶阳，通络化痰，息风开窍。

处方：地黄饮子加味。

肉桂（后下）3g　附片（先煎）6g　羚羊角（药房缺，代以石决明12g）　天麻9g　枣仁9g　山茱萸9g　远志6g　肉苁蓉9g　熟地黄12g　茯苓10g　半夏9g　麦冬9g　北五味5g　鲜石菖蒲2寸　鲜竹沥（分次兑服）1瓶　生姜汁（分次兑服）1调羹。水煎温服。2剂。

9月13日二诊。

前方2剂，心烦、躁扰得已控制，流涎减少，纳谷有增，精神有振，腰脚稍见有力，已能独自靠墙稳坐，且能扶墙稍站片刻。方药既已对证，不必较大改动。

处方：续断9g　鹿角霜10g　附片（先煎）3g　肉桂3g　建菖蒲6g　山茱萸9g　熟地黄10g　黑故子8g　黄芪10g　党参9g　茯苓9g　天麻9g　钩藤6g　石决明（先煎）12g。水煎温服。3剂。

9月19日三诊。

药进3剂后，颈、腰、下肢已显有力，可由人提臂缓慢行走十余步，能坐半小时，头可仰，胸能挺，手能举，但均不能持久。足已温和，舌可伸抵门齿，口涎又多，指纹沉而淡红，舌苔薄白。三阴同补，风痰并祛。补肾方中加入导痰汤。

处方：续断8g　鹿角霜12g　龟甲（先煎）12g　肉桂4g　南星8g　半夏8g　益智仁10g　远志6g　建菖蒲6g　枣皮8g　熟地黄12g　黑故子10g　黄芪12g　党参10g　枳壳8g　天麻8g　钩藤8g　石决明（先煎）10g　巴戟天8g　石斛8g　陈皮6g。水煎温服。5剂。

9月29日四诊。

诸症虽有减轻，但语言仍未能出。导痰既无显效，再增入络搜风虫药。

处方：黄芪10g　党参10g　肉桂4g　附片（先煎）6g　龟甲（先煎）10g　南星6g　远志6g　半夏8g　青皮6g　枳壳8g　当归8g　石菖蒲6g　全虫3g　僵蚕8g　地龙9g　益智仁10g　甘草3g　竹茹6g。水煎温服。4剂。

10月9日五诊。

上方后，四肢已可活动，并能自由行走，步出户外，与儿玩耍，眠食均佳。然舌仍不能前伸出齿，且转动亦不灵活，仍不能言语。时有咯痰，口涎时流。舌边稍黯，苔白而润，指纹沉滞。仍守前方，稍作加减，再进。

处方：龟甲（先煎）12g　胆星8g　远志6g　益智仁10g　半夏8g　僵蚕8g　全虫3g　黄芪12g　当归8g　白芍8g　葛根10g　茯苓8g　珍珠母（先煎）12g　建菖蒲6g　香附6g　地龙8g　丹参8g　枳壳8g　桔梗8g　石斛9g　枣仁8g　天麻8g。水煎温服。2剂。

10月17日六诊。

舌可前抵门齿,可发单字语音,但不清晰,流涎减少,痰涎较多,舌尖偏红,苔薄白,指纹淡紫。仍守补肾祛风豁痰大法。

处方:钩耳6g 龟甲(先煎)12g 珍珠母(先煎)15g 远志8g 乌梅8g 僵蚕8g 当归8g 白芍9g 全虫3g 天麻8g 半夏8g 茯苓8g 胆南星6g 石斛8g 瓜壳8g 生地黄9g 牡蛎12g 大贝6g 桔梗6g 陈皮6g 甘草3g 生姜2片。水煎温服。2剂。

10月27日七诊。

古人云:言为心声。语言难出,口齿不清,除因于肾精亏虚、风痰阻于舌本之外,与心气不足、心血亏虚,不无关联。方中加入柏子仁、远志、菖蒲、茯苓、黄芪、当归等养心开窍之品,再图建功。

处方:远志6g 茯苓9g 柏子仁9g 石菖蒲6g 黄芪12g 当归8g 白芍8g 竹茹6g 桔梗6g 南星6g 半夏6g 射干6g 全虫3g 蜈蚣1条 牡蛎12g 天麻9g。水煎温服。2剂。

11月4日八诊。

舌体较活动,已能伸出口外,说简短词语较前清晰,但不能成句连说。因忆薛生白《湿热病篇》中有"三甲散",治疗湿温,邪深入厥阴,络脉凝瘀,使少阳生气不能萌动,气机唯降不升,心气闭阻,灵气不通,以致"声不出……默默无语"。乃将三甲散纳入方中,重新组方,以观其效。

处方:醋鳖甲(先煎)12g 柴胡8g 土鳖虫6g 桃仁6g 炮穿山甲6g 僵蚕8g 南星8g 珍珠母12g 半夏10g 天麻9g 远志6g 枣仁8g 钩藤8g 全虫3g 当归8g 白芍8g。水煎温服。嘱守方慢进,以观其效。

此方服至1990年元月中旬,已能说出简短话语。春节期间,其父母带儿来校致谢,患儿向我拜年,祝贺新春,并用较缓慢语言说:"谢谢爷爷救我!祝爷爷全家新年快乐,身体健康!"等话语,口齿清楚,精神亦佳。余拟八珍汤加味,双补气血,以资巩固。并嘱家长,每日挖取鲜地龙10余条,剖洗泥污,烹作膳食。

1990年3月7日,莫母带一邻妇来诊,告谓:渠儿语言已如常人。

按:从乙型脑炎的发病季节(常在7、8、9三个月)及临床症状看,此病可归于中医学"暑温""伏暑"范畴。因其发病迅速,传变快,病情重,治疗稍不及时,或有偏差,常出现偏瘫、痴呆,甚或终身残疾。本例患儿初诊时,已病至暑温后期,肾阴肾阳大受损伤,风痰痹阻经络,因而出现肢体痿废,口不能言等症。证候颇类风痱。故以地黄饮子合二陈汤加减投之。在治疗中,又据病情,进行加减。对肢体痿废，疗效尚可，但语言总难恢复。后于方中加入三甲散，方得慢慢说出话语。本例虽属个案，通过总结，对今后治疗乙脑后遗症，或许有所启发及借鉴。薛生白《湿热病篇》之三甲散，原本主治：湿热证，邪入厥阴，默默不语，神志昏迷。今借以治疗"乙脑"后遗症，特别是语言难出，确有良效。录存以备参考及日后印证。

附录：薛生白《湿热病篇》34条原文：

"三四、湿热证，七八日，口不渴，声不出，与饮食亦不却，默默不语，神志昏迷，进辛香凉泄、芳香逐秽，俱不效，此邪入厥阴，主客浑受，宜仿吴又可三甲散：地鳖虫、醋炒鳖甲、土炒穿山甲、生僵蚕、柴胡、桃仁泥等味"。

方药共计六味，分为三组对药，许宜昌认为："鳖甲入厥阴，用柴胡引之，俾阴中之邪尽达于表；土鳖虫入血，用桃仁引之，俾血分之邪，尽泄于下；山甲入络，用僵蚕引之，俾络中邪，从风化而散。"颇有见地。

补记：后读《南方医话》（北京科学技术出版社1991年12月出版），有《三甲散新用》一文，（见该书第556页。）作者为浙江乐清张良骥医师，文中介绍作者曾于1985年夏月，治疗一例15岁"病毒性脑炎"后遗症，证见：头脑昏昏沉沉，微有胀痛，神呆目滞，默默不语，心中懊憹，坐立不安，身微热，汗不出，不欲食，舌苔黄腻，脉濡滑等症状。初用栀子、芦根、藿佩、郁金、石菖蒲、法半夏、黄连、竹茹、钩藤、谷芽等4剂病如故。后取三甲散加菖蒲、远志、杏仁、钩藤、竹茹、丝瓜络、忍冬藤，连服4剂而愈。

再次印证三甲散用治"脑炎"后遗症，疗效确切。

二十二、血精自溢

王某，男，38岁，住中和镇。1990年11月17日诊。

病历摘要：患者素体瘦弱，两月前因劳以入房，次晨即见前阴窍口有血液溢出，粘湿内裤及床褥。及时求医，多处服药，苦无稍效。经人介绍，于1990年11月17日来校求治。方入座，便谓：前阴漏血两月，服药均未见效，请开止血效方。随出所服药方一叠。阅之，或从尿血立法、或从血淋用药。乃细察患者脉症。

患者面色㿠白，形体羸瘦，啬啬畏寒，精神萎靡，腰膝酸软，举步沉重；胸闷短气，深深吸气方舒；动辄心悸，少气懒言，嗜睡多梦；口淡乏味，纳谷呆滞，唇舌淡白而润。察其前阴萎缩，龟头清冷，淡红血液，涓涓浸出，血液黏腻。为避血污，常以塑料袋兜罩前阴。自云：偶尔出血自止，但移时茎中胀痛，痛剧则有凝结血丝排出，茎痛顿止，出血继之。询其大便稀溏，小便频数清长，畅通而无淋涩之苦。切脉沉细而迟，应指无力，两尺沉伏不显。据其脉症，当属血精自溢，乃脾肾阳虚，血不化精，统摄无权，精关不固所致。治当益气温肾，止血固精，方用升陷汤、天雄散、固精丸三方加减化裁。

黄芪20g　党参15g　升麻10g　白术12g　附片（先煎）15g　桂枝10g　龙牡各30g　淮山药15g　莲须12g　阿胶（烊兑）15g　金樱子12g　菟丝子12g　芡实12g　仙鹤草30g　血余炭（分次兑服）6g。水煎温服。2剂。

11月19日二诊。

血精夜间减少，白昼仍然外溢，但嘴唇稍有血色，纳谷知味，食量有增，精神稍振，嗜睡减少，余症如前。原方黄芪增至30g，另加鹿角胶（烊化兑服）15g　炮姜12g，以增益气止血固精之力。

11月21日三诊。

上方2剂，血精偶有少量溢出，精神转佳，纳谷大增，唇转淡红，唯舌仍偏淡，尚畏风寒。脉虽沉细，但已有神，是药已中病，无须更方，续进二诊方。至11月23日，出血全止，至29日，上方共进6剂。精神振作，行动有力，纳谷已复，唇、舌、颜面均见血色，二便亦调。乃疏十全大补汤加减善后。并嘱注意饮食调摄，及忌房事月余。半年后随访，康复甚佳。

按：血精自溢，临床上颇为少见，其证多责之于脾肾双虚，脾虚则统摄无权，而血液离经外溢，肾虚则血不化精，且封藏失固而外滑。故治疗本证，当益气以摄血，补肾以化精、固精。本例患者素体虚弱，又劳累入房，脾失于固摄，肾失于封藏，血液既不能统摄，复不能转化为精，遂自前阴滑脱而出。本方取升陷汤益气升阳以止血；天雄散补阳敛阴以摄血；固精丸补肾固精，以涩其滑脱；再加血肉有情之品阿胶、鹿角胶止血补精；炮姜、血余炭、仙鹤草俱为止血之品，复方配伍，切中病机，故能数剂奏功。

二十三、阻塞性慢性肺气肿急性加重期（虚喘）

方某某，男，72岁，退休军人。住成都某军干休所。2015年10月4日初诊。

病历摘要：患者罹咳喘多年，近年来病情日重，喘咳频发。发则抬肩呼吸，气息难续，不能平卧。痰咳费力，痰稀黏喉难咯，胸憋心累。动辄汗出畏风，频频感冒,感冒后咳喘加重。时有恍惚,妄见谵语。伴口淡乏味,纳少艰化。今年1—9月,八进医院,每次均住重病监护室,抢救脱险。其子见父病危重,久治难愈,在渝联系某医院,于9月中旬,转来重庆医治。经多项检查,诊断为:1. AECOPD(阻塞性慢性肺气肿急性加重期),2. 糖尿病,3. 脑梗塞,4. 冠状动脉粥样硬化心脏病,5. 颈动脉粥样硬化,6. 老年痴呆等,7. 前列腺增生症,8. 骨质疏松症。经治半月,病仍未减。主管医生谓其妻曰:"方翁之病,各种抗生素均已施用,仍无法控制病情,不如请中医调治。"遂于10月3日办理出院,联系来诊。

次日中午,车停诊所街边,轮椅送入诊所,虽仅下车走上轮椅,便抬肩喘息,不能言语。其妻即将随带"家庭制氧机",插上电源,吸氧后喘息方得渐平。

见患者颜面无华,形体消瘦,说话费力,语言低微,稍动如此喘息。乃谓患者夫妻曰:"此病如此严重,需费时调治,方能缓解。"其妻闻言即曰:"苟能缓解病情,费时亦可,我们就住宾馆,请您代为煎药调治。"余悯而同意一试,方妻遂就近旅馆住下。

刻诊:症如上述,且增午夜发热,心烦闷乱,频频登圊,二便不出,必待头胸大汗,热退渐安。夜夜如此,已历旬日。口舌干燥,频欲小饮。切脉浮滑而数,重按无力,两尺不显。唇舌淡红,苔薄白,中部稍腻,舌下无明显青筋。又察两地《出院证明》,及部分处方。诊断如上。用药亦大同小异,均不离消炎、祛痰、活血药物,又兼吸氧,并"沙美特替卡松粉吸入剂"、"塞托溴铵粉雾剂"每日轮番吸入,呼吸方得短暂顺畅。其活血药中,灯盏细辛注射液、红花黄色素注射液,为每日常用之品。

中医辨证:虚喘。属痰浊阻肺于上,土不生金于中,肾不纳气于下,乃虚实夹杂之证。

治法:祛痰止咳、调补脾肾,纳气平喘。

处方:用金水六君煎、苏子降气汤、六君子三方加减。

药用:法半夏15g 茯苓15g 紫苏子15g 白芥子15g 沉香(后下)10g 干地龙12g 熟地黄20g 当归15g 桂枝15g 炒白术15g 党参15g 太子参15g 麦冬15g 北五味10g 葶苈子15g 远志肉10g 厚朴12g 丹参10g 瓜蒌仁15g 干姜12g 大枣10g。水煎日三夜一服。1剂。

10月6日二诊。

轮椅来诊。上方服后,痰涎减少,且易咯出,胸憋缓解。午夜11—12点间,仍发热心烦,二便欲出,登厕虚坐,并无屎尿,直至头胸冷汗出后,心烦欲便方除,但发热时间较前缩短,汗量亦少。仍口淡乏味,纳少艰化。舌淡红苔薄白,脉象浮滑。上方加黄芪、淫羊藿，以增益气温肾之力。

处方：熟地黄20g 当归15g 法半夏15g 茯苓15g 陈皮15g 光杏仁12g 紫苏子12g 白芥子12g 萝卜子12g 黄芪30g 党参15g 太子参15g 麦冬15g 北五味10g 白果（打破）15g 干地龙10g 射干12g 紫菀15g 干姜12g 炒白术15g 防风12g 瓜蒌壳15g 葶苈子15g 制南星15g 淫羊藿12g 楂曲各20g。水煎温服，日三夜一服。

10月10日三诊。

上方每日一剂，日三夜一服，连进4剂，其妻陪同步行来诊，咳嗽显著减轻，咯出痰涎甚多，色白而稀，呼吸顿畅，已少吸氧，饭量增加，进食知味。可缓慢上到二楼，但上楼仍气喘心累，且中间需站息片时。舌淡红苔薄黄腻，脉弦滑，尺脉应指。上方再合阳和汤意加减。

处方：熟地黄20g 当归15g 枣皮15g 怀山药15g 苏芥各12g 炒萝卜子12g 杏仁12g 厚朴12g 白果（打破）15g 地龙12g 陈皮15g 肉桂10g 紫菀15g 太子参15g 麦冬15g 北五味10g 黄芪30g 干姜10g 葶苈子15g 制南星15g 僵蚕15g 麻黄2g 鹿角霜12g 法半夏15g 瓜蒌仁15g 桃仁10g 茯苓15g。水煎温服。间日一剂。2剂。

10月15日四诊。

今日感冒，微恶风寒，喉痒，频频咳嗽，胸紧喉痒，痰如丝状，难于咯吐，动辄心累气喘，不能行走，又坐轮椅来诊，脉浮滑数，舌淡红苔薄黄稍腻。治宜疏风解表，止咳平喘，略加扶正。

处方：二胡各15g 法半夏15g 黄芩15g 太子参15g 麦冬12g 防风15g 白术15g 黄芪15g 荆芥15g 桂枝15g 干姜12g 五味子10g 南星15g 光杏仁10g 厚朴10g 苏芥子各12g 炒萝卜子12g 熟地15g 僵蚕15g 射干12g 冬花12g 白芍12g 麻黄6g. 水煎温服。

10月16日五诊。

服上方1剂后，表解咳止，胸廓宽松，已无憋闷，纳谷知味，仍厌油腻，已少吸氧。今步行来诊，行走百余米，不觉心累气喘，脉转沉弦，时有促象，舌红苔薄白。病情缓解，扶正为主，间日一剂，缓以图治。

处方：熟地黄20g 当归15g 法半夏15g 茯苓15g 焦白术15g 党参15g 炙黄芪30g 制黄精15g 枣皮15g 麦冬15g 北五味10g 太子参15g 瓜蒌仁15g 楂曲各20g 淫羊藿12g 防风12g 干地龙12g 射干10g 光杏仁12g 苏芥子各12g 炒萝卜子12g 干姜15g 南星15g 桃仁10g 甘草

下篇 重症篇

217

6g。水煎温服。

10月24日六诊。

上方连进4剂，咳已喘平，胸宽气畅，未再吸氧。纳谷知味，饭量大增，睡眠亦好，面有血色，精神转佳。今随妻子上街购物，行走约一小时，不觉心累气喘。舌红润，苔薄白，脉弦稍数。病虽缓解，仍当益气扶正为主。

处方：炙黄芪30g　太子参15g　制黄精15g　怀山药15g　炒白术15g　麦门冬15g　北五味10g　熟地20g　当归15g　防风12g　法半夏15g　茯苓15g　厚朴12g　光杏仁10g　白果（打破）15g　陈皮15g　地龙10g　射干10g　麻黄5g　苏芥子各12g　天竹黄15g　炒萝卜子12g　制南星15g　甘草6g。水煎温服。

10月26日七诊。

未再咳喘，偶咯痰涎，平路行走不觉心累气喘。眠食均佳，二便正常。自觉恢复超出预期，遂按24日方配10剂，又拟丸药一剂，请人加工，并带回家，按法服用。

服法：汤药3日煎服1剂，早晚各服1次，午饭后服丸药1次。一月后，单服丸药。早晚各一次

丸药方：红参60g　大蛤蚧10对　黄芪150g　北沙参75g　麦冬60g　北五味50g　熟地黄100g　当归75g　法半夏75g　茯苓75g　制南星75g　苏芥子各60g　制黄精75g　瓜蒌壳75g　干姜75g　怀山药80g　防风60g　炒白术80g　地龙60g　厚朴60g　射干60g　光杏仁60g　淫羊藿75g　鹿角霜80g　麻黄30g　佛手片60g　陈皮75g。

又为其预拟感冒服用方：

二胡各15g　黄芩15g　法半夏15g　泡参15g　麻黄8g　射干15g　紫菀15g　款冬花15g　茯苓15g　当归15g　白果15g　地龙12g　陈皮15g　苏芥子各15g　炒萝卜子15g　厚朴15g　干姜15g　北五味12g　瓜壳15g　甘草6g。水煎温服。

此后电话联系，两月后在附近公园观看下棋过久，曾感冒一次，喘咳又作，住某医院数日，未能控制病情，患者之子专来接余赴蓉诊治。仍用金水六君煎和苏子降气汤加减予服，一剂喘咳即平。连服数剂诸症渐除。此后注意调摄，随访一年，喘咳未曾复发。

按：患者久患咳喘，肺气必虚，肺虚则气无所主，故短气喘咳，咯痰无力，说话费力，语言低微。肺合皮毛，虚则卫外失固，故动辄汗出，频发感冒。每经

感冒，病情加重，如此恶性循环，"穷必及肾"。肾为气之根，与肺同司气之出纳，故肾虚下元不固，气不归元，阴阳不相接续，气逆于肺而喘咳益剧。再者，肺虚子盗母气，脾土受累，脾虚失于健运，不但口淡乏味，纳少艰化，还内生痰湿，由中焦上干于肺，肺为痰壅，不得宣肃，胀满壅实作喘，因而出现标实本虚的证候。且患者高龄久病，正气本虚，却累用灯盏细辛注射液、红花黄色素注射液等药活血祛瘀，诛罚无过（舌下并无青筋，唇舌未见发绀，是无瘀滞内阻之明证），元气阴血徒受折伤，虚喘安得平乎？故当祛痰平喘，泄其上焦标实，培土生金，固肾纳气，补其中下本虚，方为正治。因病情复杂，故制大剂复方投之，选金水六君煎、苏子降气汤、六君子汤等方合用加减。方中金水六君煎用归地滋阴养血，二陈燥湿化痰湿，是治肺肾两虚，阴血不足，痰湿内阻之名方。张景岳认为："凡属阴虚少血，或脾肺虚寒之辈，则最易感邪，但察其脉体稍弱，胸膈无滞，或肾气不足，水泛为痰，或心嘈呕恶，饥不欲食，或年老中衰，血气渐弱而咳嗽不能愈者，悉宜金水六君煎加减主之。足称神剂。"苏子降气汤，降气疏壅，纳气归元，是治上实下虚喘咳的有效方剂。六君子健脾益气，培土生金，并祛痰涎。加麦冬五味，即有益气养阴，扶正止汗之生脉饮意。再据症状加入相应药物，守方缓进，终获痰祛正扶喘平之功。

值得期待的中医临床力作
中国科技版广受欢迎的中医原创作品
（排名不分先后）

书 名	作者	定价
针灸经外奇穴图谱（超值彩色精装典藏版）	郝金凯	182.00元
人体经筋循行地图（超值彩色精装典藏版）	刘春山	59.00元
杏林薪传——一位中医师的不传之秘（修订版）	王幸福	29.50元
医灯续传——一位中医世家的临证真经（修订版）	王幸福	29.50元
杏林求真——跟诊王幸福老师嫡传实录（修订版）	王幸福	29.50元
用药传奇——中医不传之秘在于量（典藏版）	王幸福	29.50元
朱良春精方治验实录（修订版）	朱建平	26.50元
印会河理法方药代教录（修订版）	徐 远	29.50元
印会河脏腑辨证代教录（修订版）	徐 远	29.50元
王光宇精准脉学带教录（修订版）	王光宇	29.50元
脉法捷要——带您回归正统脉法之路（修订版）	刘建立	26.50元
中医脉诊秘诀——脉诊一通百通的奥秘（修订版）	张湖德	29.50元
医道求真之壹——临床医案笔记（修订版）	吴南京	29.50元
医道求真之贰——临床心得笔记（修订版）	吴南京	29.50元
医道求真之叁——用药心得笔记（典藏版）	吴南京	29.50元
医道求真之肆——中医学习笔记（典藏版）	吴南京	29.50元
中医薪传录——华夏中医拾珍（第一辑）（修订版）	王家祥	29.50元
中医薪传录——华夏中医拾珍（第二辑）（修订版）	樊正阳	29.50元
中医薪传录——华夏中医拾珍（第三辑）（典藏版）	孙洪彪	29.50元
中医薪传录——华夏中医拾珍（第四辑）（典藏版）	孙洪彪	29.50元
医门凿眼——心法真传与治验录（修订版）	樊正阳	29.50元
医门锁钥——《伤寒论》方证探要（修订版）	樊正阳	29.50元
医门微言——凤翅堂中医讲稿（第一辑）（修订版）	樊正阳	29.50元
医门微言——凤翅堂中医讲稿（第二辑）（典藏版）	樊正阳	29.50元
医门推敲——中医鬼谷子杏林实践录（典藏版）	张胜兵	26.50元
医方拾遗——一位基层中医师的临床经验（修订版）	田丰辉	26.50元
医术推求——用药如用兵杂感（修订版）	吴生雄	29.50元
医海存真——医海之水源于泉随诊实录（典藏版）	许太海	29.50元
杏林碎金录——30年皮外科秘典真传（修订版）	徐 书	29.50元
杏林心语——一位中医骨伤医师的临证心得（修订版）	王家祥	26.50元
杏林阐微——三代中医临证心得家传（修订版）	关 松	29.50元
杏林发微——杂案验案体悟随笔（修订版）	余泽运	29.50元
医林求效——杏林一翁临证经验集录（典藏版）	王 军	26.50元
药性琐谈——本草习性精研笔记（修订版）	江海涛	29.50元
伤寒琐论——正邪相争话伤寒（修订版）	江海涛	29.50元
深层针灸——四十年针灸临证实录（修订版）	毛振玉	26.50元
悬壶杂记——民间中医屡试屡效方（修订版）	唐伟华	29.50元
谦雪堂医丛——百治百验效方集（修订版）	卢祥之	29.50元